Hipotálamo- Hipófisis
Ovarios
Testículos

Endocrinología 360

Una trilogía para el estudio de la Endocrinología

Volumen III.

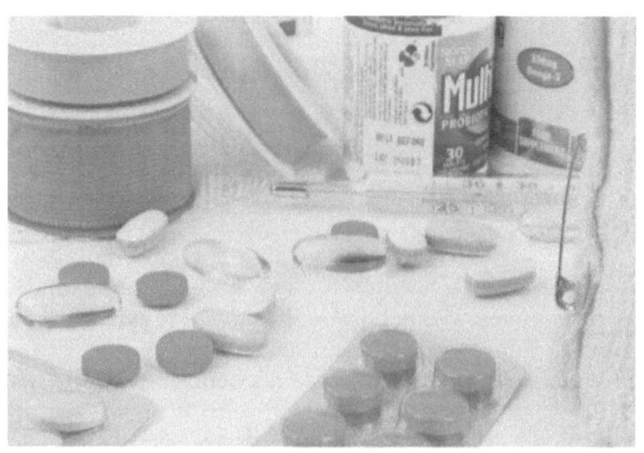

Dr. Mario Vega Carbó
Endocrinólogo

Edición, 2021

A mis padres, Lucía y Nicolás, a mis hermanos Angela, Nicolás y Manuel, a mis hijos Luiba, Fidel, Mario y Rocío, a mis nietos Richard y Andy.

A mis dos grandes amigos del **Instituto Preuniversitario de Ciencias Exactas "Vladimir I. Lenin"** de La Habana, ellos influyeron tanto como mis padres, en mi formación ética y humanista: José Raúl Lorenzo Sánchez, hoy gran filatelista, profesor y cibernético, y Benito Andrés Saínz González eminente profesor y cardiólogo.

A los doctores José Fernández Sotolongo, gastroenterólogo, y Carlos Valmaña Sánchez, microbiólogo, ambos excelentes especialistas e investigadores, con los cuales compartí toda la formación médica en el **Hospital "Salvador Allende" de La Habana**.

A mi tutora formal Silvia Marín, pediatra experta en nutrición, y mi tutora informal Maite Cabrera, endocrinóloga y experta en biología de la reproducción, que en su consulta me regalaron todas sus experiencias en mi paso por la residencia en el **"Instituto de Endocrinología"**.

Mi mayor gratitud, a cada profesional que se sienta servido con este texto

Contenido

Presentación

La endocrinología es una de las áreas médicas que más avances experimentado en los últimos años. Gracias a los avances tecnológicos y a los descubrimientos científicos, podemos reconocer que el delicado equilibrio que mantiene de manera eficiente las funciones en el organismo depende, en gran parte, de comunicaciones químicas entre las células, que se producen por interacciones hormona/sustancia química con receptores celulares.
De esta manera, es mandatorio que los médicos de cualquier área, especialmente los de subespecialidades clínicas, conozcan las nociones básicas de los mecanismos endocrinos y sus alteraciones, dado que las consecuencias de éstas están relacionadas con diversas enfermedades, desde afecciones cardiovasculares hasta síndromes neurológicos. Idealmente, todo profesional de salud debería estar familiarizado con los principios de a endocrinología para ofrecer una mejor atención a los pacientes.
A continuación se presenta una trilogía para el estudio de esta subespecialidad médica, *Endocrinología 360*, es una colección de tres textos que invitan a un viaje a través de las principales subdivisiones de la endocrinología, partiendo del entendimiento fisiológico de los sistemas del organismo, para poder reconocer sus alteraciones patológicas, las enfermedades endocrinas y sus consecuencias, hasta llegar a las medidas terapéuticas, considerando tanto las

medicaciones como las modificaciones en el estilo de vida y las nuevas opciones de tratamientos innovadores.

Para estudiar la endocrinología, se divide esta especialidad en tres grandes áreas, que a su vez agrupan ocho secciones correspondientes a los órganos del sistema endocrino, sus funciones, sus alteraciones, las opciones de tratamiento; además de presentar una nueva visión del ejercicio médico, con capítulos que hablan sobre la importancia de la nutrición y dietética para abordar diferentes condiciones de salud y potenciar los beneficios del tratamiento.

Este viaje académico comienza abordando *Dietética, Nutrición, Metabolismo y Diabetes mellitus*. Las tres primeras son ciencias auxiliares de la endocrinología que ayudan a comprender cómo funcionan en condiciones fisiológicas los procesos que mantienen la homeostasis del organismo, las funciones celulares (respiración, producción de ATP y calor), y cómo se mantienen los sistemas reguladores que coordinan estos procesos.

Este primer volumen resalta la importancia de las medidas no farmacológicas para el éxito de la terapéutica, principalmente aquellas que involucran cambios positivos en los hábitos de vida relacionados a la alimentación, nutrición y dietética. Conoceremos la composición de los nutrientes presentes en los alimentos, y cómo lo que ingerimos modifica el curso de las enfermedades; al igual que las recomendaciones dietéticas específicas para cada patología.

Del mismo modo, se exponen las más recientes evidencias sobre la diabetes mellitus, nuevas nomenclaturas y clasificaciones, mecanismos fisiopatológicos, y revisa las opciones terapéuticas tradicionales, presentando también las alternativas modernas.

Seguidamente se discuten los temas relacionados al eje metabólico y al equilibrio hidroelectrolítico en el segundo volumen: *Tiroides, Paratiroides y Suprarrenales*. La función de estas glándulas es crucial para activas las reacciones bioquímicas en todas las células del cuerpo, y mantener el equilibrio del medio interno con una composición estable de iones que actúan como cofactores en muchas reacciones celulares y que mantienen los potenciales de membrana en las células a través del flujo equilibrado y constante por las bombas iónicas.

Las patologías que afectan estas glándulas, tanto por deficiencia como por exceso en la producción de sus respectivas hormonas, se manifiestan con un conjunto de signos y síntomas sistémicos que a su vez comprometen la función de otros aparatos y sistemas del organismo. Estas enfermedades constituyen síndromes cuyas causas pueden ser alteraciones fisiopatológicas propias de las glándulas, u otras (intoxicaciones, factores ambientales, otras enfermedades) que repercuten en su función.

La última vuelta del viaje por la endocrinología invita a conocer el eje *Hipotálamo-Hipófisis-Gonadal (ovarios y testículos)*. Se trata de un volumen dedicado al estudio de la endocrinología de los órganos reproductivos, sus funciones, partiendo desde el inicio de las señales hormonales que llevan a la aparición de caracteres femeninos y masculinos y la sexualidad somática, hasta las condiciones que modifican y alteran la regulación de estos sistemas, desencadenando disturbios del ciclo menstrual y problemas de fertilidad, entre otros.

Endocrinología 360 es una colección integral que agrupa las subáreas de estudio de la endocrinología de acuerdo a sus interacciones y funciones en común, presentando una revisión de los conceptos y definiciones ya conocidos en conjunto con las nuevas actualizaciones que han resultado de las últimas investigaciones en esta área, para favorecer la práctica de la medicina basada en las mejores evidencias.

A continuación… comencemos el estudio de la Endocrinología.

Introducción

La tercera parte de esta trilogía se centra en el estudio de la glándula responsable por controlar y regular la síntesis y secreción de, prácticamente, la totalidad de las demás hormonas, estamos hablando de la hipófisis, así como también aborda las relaciones que la coordinan mediante los péptidos liberadores del hipotálamo, y los efectos de su secreción en los distintos órganos, especialmente en las gónadas, que ocupan la última parte de este libro.

La hipófisis fue una de las primeras glándulas descritas, con un origen embriológico que llevó a la fusión de dos lóbulos, uno posterior, íntimamente relacionado al sistema nervioso y con función de almacenamiento de hormonas hipotalámicas (oxitocina y ADH), y un lóbulo anterior (adenohipófisis) encargado de la producción de siete hormonas principales que actúan como factores promotores y/o reguladores de la síntesis del resto de las hormonas endocrinas, actuando sobre la tiroides, el crecimiento, las glándulas adrenales, y las gónadas.

Además de conocer su constitución anatómica y su función, igualmente importante es discutir acerca de las principales patologías que pueden comprometer la función hipofisaria. Tal es el caso de algunas enfermedades congénitas, síndromes adquiridos a partir de condiciones sistémicas tales como enfermedades cardiovasculares o procesos autoinmunes, que secundariamente afectan la función hipofisaria.

Por su parte, el descubrimiendo del hipotálamo como una glándula ha sido un hallazgo relativamente reciente que ha ampliado los conocimientos y avances en el campo de la neuroendocrinología. El hipotálamo es una región diencefálica situada inferiormente al surco subtalámico, compuesta por una serie de núcleos formados por neuronas especializadas que secretan factores liberadores y reguladores de las hormonas hipofisarias, y además, cumplen con funciones en el mantenimiento de la homeostasis interna a través del control de la temperatura, el ciclo de vigilia-sueño, el apetito, entre otras funciones. Discutiremos también las posibles alteraciones de la función hipotalámica desde el punto de vista de la endocrinología, donde encontraremos que los factores ambientales, tales como el estrés y el estilo de vida, tienen un papel importante en dichas afecciones.

Como sección final de este libro y del recorrido a través de las grandes áreas de la endocrinología, presentamos una sección dedicada al estudio de las gónadas, ovarios y testículos, considerando su función endocrina fisiológica, su papel en el desarrollo y diferenciación sexual, tanto desde el punto de vista físico como psíquico, discutiendo no solo las enfermedades que afectan el desarrollo sexual y la fertilidad, también se traen temas que son punto de debate en la actualidad, tales como la disforia de género y otros aspectos de la identidad sexual.

De esta manera presentamos el *volumen III de Endocrinología 360*, una trilogía de libros que condensa las grandes áreas de esta subespecialidad médica, presentando aspectos anatómicos, fisiológicos, patológicos y terapéuticos, soportados en las evidencias actuales, comentados con la experiencia profesional del autor.

A continuación *Hipotálamo-Hipófisis, Ovarios y Testículos.*

Dr. Mario Vega Carbó
Endocrinólogo

Parte VII. Hipotálamo- Hipófisis

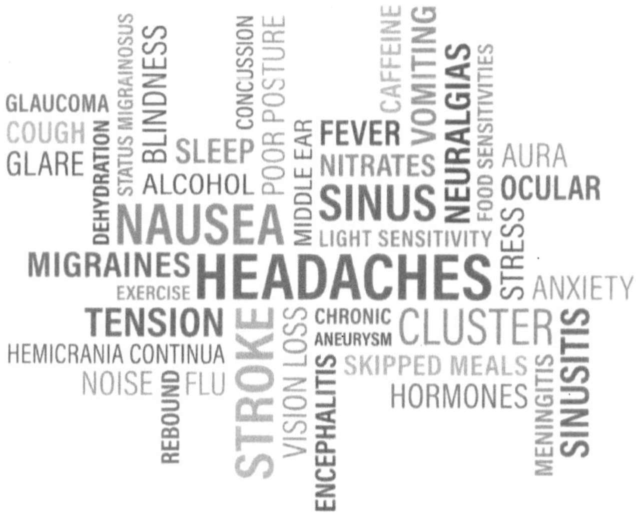

Capítulo 252. Glándula pineal, hipotálamo e hipófisis

La glándula pineal, el hipotálamo y la glándula hipofisaria son importantes elementos de la neurofisiología. Estas tres glándulas ubicadas a nivel intracraneal, son elementos fundamentales de la regulación corporal, gracias a sus acciones que funcionan de manera sinérgica hacia la orientación del equilibrio endocrino y metabólico.

Embriología

Glándula pineal	Hipotálamo	Hipófisis
Desde el techo del tercer ventrículo. El parénquima glandular forma túbulos que son transformados en células inervadas por nervios en desarrollo y separadas mediante tejido conectivo.	En el desarrollo embrionario, se deriva del diencéfalo, durante el primer trimestre específicamente en la semana 8 de gestación.	Surge dentro de la placa neural rostral. El lóbulo anterior se origina a partir de la bolsa de Rathke, mientras que el divertículo origina al lóbulo posterior.

Tabla 214 – 1. Embriología de la glándula pineal, hipotálamo e hipófisis.

Glándula pineal

También conocido como cuerpo pineal o epífisis, se trata de un órgano endocrino impar de forma cónica, cuyas relaciones son: superiormente el cuerpo calloso (aspecto esplenio), superolateral con el plexo coroideo del tercer ventrículo e inferiormente con los colículos inferiores y superiores.

Inervación: nervios adrenérgicos. La inervación simpática proveniente del ganglio cervical superior, inervación

parasimpática proveniente de ganglios ópticos y pterigopalatino.
Irrigación: derivada de la arteria cerebral posterior de sus ramas coroideas.
Drenaje venoso: vena cerebral interna.
Histología: células conocidas como pinealocitos y células de soporte. La glándula contiene una estructura conocida como *Corpora arenacea* (arena del cerebro), la cual incrementa la calcificación con la edad y son visibles a los rayos X.
Fisiología: la función principal es producir 5-metoxiindol y la melatonina. Estas son hormonas antigonadotróficas. La melatonina por su parte, ayuda a modular el ritmo circadiano del sueño, su producción es regulada con las variaciones de luz (aumenta su producción con la oscuridad y se reduce a la exposición de luz).

Hipotálamo

Consiste en la región del cerebro ventral, la cual se encarga de coordinar el sistema endocrino mediante la recepción de muchas señales en distintas regiones cerebrales, con las cuales libera hormonas liberadoras e inhibidoras que estimulan a la glándula hipófisis.
Situado ventralmente en relación con los tálamos derecho e izquierdo, constituyendo el suelo y la porción inferior de las paredes laterales del tercer ventrículo. Se conecta con la hipófisis mediante el infundíbulo.

Regiones hipotalámicas e irrigación

Región	Irrigación	Descripción
Anterior o	Ramas de las arterias	Se extiende entre la

quiasmática	comunicantes anterior cerebral y anterior.	lámina terminal y el receso infundibular anterior.
Mediana o tuberal	Irrigado por la arteria comunicante posterior	Avanza hacia la columna anterior del fondo de saco
Posterior o mamilar	Arterias comunicante posterior, basilar y cerebral posterior.	Se extiende hasta los cuerpos mamilares.

Núcleos hipotalámicos

Núcleo	Función
Núcleos hipotalámicos anteriores	
Núcleo preóptico medial	Produce hormona liberadora de gonadotropina GnRH.
Núcleo supraóptico	Produce vasopresina y oxitocina (liberado desde la glándula pituitaria posterior).
Núcleo paraventricular	Secreta vasopresina y oxitocina. Alberga neuronas neurosecretoras parvocelulares las cuales se proyectan hacia la eminencia media en donde los terminales de los axones liberan a la hormona liberadora de hormona del crecimiento (GhRH), hormona liberadora de corticotropina (CRH), hormona liberadora de corticotropina (CRH) y somatostatina.
Núcleo hipotalámico anterior	Termorregulación. Regulación de los ritmos circadianos.
Núcleo supraquiasmático	Recibe información aferente de la retina, proyecciones del núcleo geniculado lateral y del colículo superior. Actúa como regulador dominante de ritmos circadianos.
Núcleo preóptico lateral	Media el inicio del sueño mediante los movimientos oculares no rápidos.
Núcleos hipotalámicos tuberales	

Núcleo dorsomedial	Regula hambre y saciedad
Núcleo ventromedial	Regula hambre y saciedad. Interviene en reacciones del miedo y la agresión.
Núcleo arqueado	Produce GhRH y dopamina
Núcleos hipotalámicos posteriores	
Núcleo posterior	Interviene en la termorregulación
Núcleos mamilares	Componentes del sistema límbico e hipotalámicos. Actúan como conducto para las señales que se originan en la amígdala ipsilateral del hipocampo. Transmiten estas señales al tálamo mediante el tracto mamilotalámico. Intervienen en la memoria de reconocimiento.
Tuber cinereum	Interviene en el estado de alerta mediante secreción de histamina.

Hipófisis

También conocida como glándula pituitaria, comprende al lóbulo anterior predominante, un lóbulo posterior y un lóbulo intermedio vestigial. Esta glándula se encuentra ubicada en una estructura ósea conocida como la silla turca del esfenoides, la cual se encuentra cubierta por un diafragma dural.

Anatomía: pesa alrededor de 600 mg, con el diámetro transversal más largo de 13 mm, 6 a 9 mm de altura vertical y alrededor de 9 mm anteroposterior. Se encuentra ubicada en la silla turca, una estructura ósea de la base del cráneo.

Irrigación: arterias hipofisarias superiores, ramas de las arterias carotideas internas, irrigan a la pituitaria anterior, luego de formar una red capilar hipotalámica. Vasos portales hipofisarios se originan en plexos infundibulares y el tallo y en conjunto con la arteria hipofisaria inferior riegan la pituitaria posterior.

Inervación: la pituitaria posterior está inervada por tractos nerviosos supraóptico hipofisario y túber hipofisiario del tallo posterior. El riego sanguíneo arterial sistémico se conserva mediante las ramas arteriales hipofisarias inferiores

Histología:

Glándula pituitaria anterior		
Célula	**Expresan**	**Aspectos fisiológicos**
Corticótropas	Péptidos proopiomelanocortina (POMC), incluye hormona adrenocorticotrópica (ACTH).	Estimula la secreción de las hormonas de la corteza suprarrenal (especialmente glucocorticoides).
Somatótropas	Hormona del crecimiento (GH)	Dimerización de receptores de la GH (GHR) Activación de la tirosina quinasa JAK2 asociada a GHR. Fosforilación de tirosilo de JAK2 y GHR. Provocando: Reclutamiento o activación de moléculas de señalización (MAP quinasas, diacilglicerol, proteína C, entre otras), contribuyendo a cambios inducidos por GH en actividad enzimática, función de transporte y expresión génica ocasionando cambios en el metabolismo y crecimiento, como: funciones anabólicas, estimulación de la

		producción de IGF-1, entre otras.
Tirotropas	Subunidad alfa de glucoproteína común y subunidad beta específica de hormona estimulante de tiroides (TSH, tirotropina).	Estimulan la síntesis y secreción de hormonas tiroideas. Mantienen integridad estructural tiroidea.
Gonadrotropas	Expresan subunidad alfa y beta tanto de la hormona estimulante del folículo (FSH) como la luteinizante (LH)	Hombres: la FSH es necesaria para espermatogénesis, mientras que la LH estimula secreción de testosterona por células Leydig. En mujeres: la FSH estimula el crecimiento y desarrollo de folículos en preparación para ovulación y secreción estrogénica por folículo de Graaf maduro. La LH, desencadena la ovulación y estimula secreción de progesterona por el cuerpo lúteo.
Lactotropas	Prolactina (PRL).	Estimular el crecimiento y desarrollo de glándulas mamarias. Producción de leche. Puede inhibir la secreción pulsátil de GnRH hipotalámico.

También contiene células de soporte conocidas como pituicitos o células folículo-estelatas.

Hipófisis posterior

Conectada por un tracto nervioso directamente al hipotálamo, este tracto se conoce como tracto nervioso hipotálamo-hipofisario.

Célula precursora	**Expresan**	**Aspectos fisiológicos**
Núcleos paraventricular y supraóptico en el hipotálamo	Oxitocina	Estimula eyección la leche en respuesta a la succión. Estimula contracción uterina durante el trabajo de parto.
	Vasopresina (hormona antidiurética o ADH).	ADH se una a receptores V2 en el túbulo distal y conductos colectores del riñón con lo cual regula al laza la expresión del canal de acuoporina en la membrana basolateral, aumentando la reabsorción de agua.

Referencias bibliográficas

1. Shlomo Melmed, Richard J. Auchus, Allison B. Goldfine, Ronald J. Kowning, Clifford Rosen. Williams Textbook of Endocrinology 14Th edition. ELSEVIER, 2020.
2. Bloise E, Ciarmela P, Dela Cruz C, Luisi S, Petraglia F, Reis FM. Activin A in Mammalian Physiology. Physiol. Rev. 2019 Jan 01;99(1):739-780.
3. Ilahi S, Beriwal N, Ilahi TB. Physiology, Pineal Gland. Stat Pearls Publishing; 2020 Jan

Capítulo 253. Neuroendocrinología

La neuroendocrinología se trata de la rama de la medicina que se encarga de estudiar las relaciones entre las glándulas endocrinas y el sistema nervioso.

Un principio fundamental de la neuroendocrinología consiste en que la secreción se encuentra regulada por hormonas, neurotransmisores o neuromoduladores, mediante células especializadas.

Neurosecreción

Se trata de cualquier producto secretor neuronal de una neurona. Las neuronas son células excitables, las cuales liberan neurotransmisores y neuromoduladores a través de sus axones en sinapsis químicas especializadas.

Principio clave

La secreción de hormonas desde la hipófisis anterior y la expresión fe genes que codifican estas hormonas, se encuentran reguladas específicamente por factores liberadores e inhibidores. Estos son producidos en las neuronas hipotalámicas hipofisiotrópicas y son secretados al torrente sanguíneo mediante el sistema de vasos porta encontrados en la eminencia media.

Células neurohumorales o neurosecretoras: subconjunto único de neuronas en las cuales los terminales axónicos no se encuentran asociadas a sinapsis clásicas. Secretan directamente en el torrente sanguíneo.

Las células hipofisiotrópicas: comprenden neuronas secretoras en los vasos porta pituitarios en la eminencia media.

Sistema nervioso autónomo y control endocrino

Un precepto fundamental en la neuroendocrinología consiste en que el sistema nervioso se encarga de modificar y controlar la función de las glándulas, tanto endocrinas como exocrinas. Este control se logra mediante a la acción de la glándula pituitaria anterior y la acción de las hormonas del factor de liberación.

Además, otros órganos como el páncreas y las glándulas suprarrenales, reciben inervación directa de estímulos colinérgicos y noradrenérgicos, mediante los cuales son regulados.

Unidad hipotalámico-hipofisaria

El hipotálamo integra diferente entradas sensoriales y hormonales y proporciona a su vez, respuestas coordinadas mediante salidas motoras a sitios reguladores clave, como la glándula hipófisis, corteza cerebral, neuronas motoras y premotoras del tronco encefálico y médula espinal, así como estructuras del sistema límbico y las neuronas preganglionares parasimpáticas y simpáticas. Estas salidas hipotalámicas, dan como resultado respuestas endocrinas, autónomas y conductuales coordinadas, las cuales permiten el mantenimiento de la homeostasis.

Regulación

La glándula hipófisis, recibe la regulación de 3 elementos sinérgicos:

- ✓ Entradas hipotalámicas (hormonas hipofisiotrópicas o factores de liberación).
- ✓ Efecto de retroalimentación de hormonas circulantes.

- ✓ Secreciones autocrinas y paracrinas de la propia glándula.

Principio clave

Cada eje hipotalámico-hipofisario respectivo, es mantenido mediante la compleja integración de bucles de retroalimentación positiva y negativa, los cuales involucran a las propias hormonas hipofisarias, señales descendentes así como entrada sináptica desde otras áreas cerebrales a las neuronas hipofisiotrópicas.

Los neuropéptidos del hipotálamo, son expresados en neuronas de todo el cerebro para modular la actividad de los circuitos neurales y coordinar un conjunto de saludas de comportamiento que complementan a las acciones hormonales de los ejes hipotálamo-hipofisario.

Por otro lado, además de la regulación hipofisaria, el hipotálamo se encarga de regular funciones homeostáticas fundamentales como el ciclo sueño-vigilia y la termorregulación.

Referencias bibliográficas

1. Shlomo Melmed, Richard J. Auchus, Allison B. Goldfine, Ronald J. Kowning, Clifford Rosen. Williams Textbook of Endocrinology 14Th edition. ELSEVIER, 2020.
2. Shlomo Melmed. The Pituitary 4th Edition. Academic Press, Elsevier, 2017.

Capítulo 254. Oxitocina

Se trata de una hormona no peptídica conocida por su papel en la lactancia y el parto, funciones de las cuales es derivado su nombre del griego (*ω k ν ξ, τ ο k οx ζ*) que significa "parto rápido". Se compone de 9 aminoácidos, con un puente de azufre entre las dos cisteínas.

Indicaciones

Aprobadas por la FDA
Fortalecer las contracciones uterinas con el objetivo de un parto vaginal exitoso. Situaciones preparto en madres con: Preeclampsia. Rotura prematura de membrana. Diabetes materna. Úteros inactivos que necesitan estimulación para iniciar el trabajo de parto. Abortos inevitables o incompletas durante el segundo trimestre. Periodo posparto Al momento de extraer la placenta durante la tercera etapa del parto. Para controlar hemorragias posparto. Estimular la eyección de leche posparto.
No aprobadas por la FDA
Tratamiento del orgasmo tardío. Inducción de la excitación sexual. Tratamiento del autismo.

Mecanismo de acción

Almacenada y liberada de la glándula pituitaria posterior, pero creada en hipotálamo. Presenta ciclos de retroalimentación positiva (la liberación de oxitocina conduce a acciones que ocasionan mayor liberación de oxitocina).

Produce la estimulación de las contracciones uterinas en el miometrio al ocasionar que los receptores acoplados a la proteína G estimulen un incremento del calcio intracelular en las miofibrillas del útero. Cuando se activa el receptor de oxitocina ocasiona muchas señales que causan la estimulación de la contracción del útero y aumentan el calcio intracelular en donde tiene lugar la retroalimentación positiva.

Provoca además contracciones en las células mioepiteliales en los senos femeninos a nivel de los conductos alveolares, como resultado, las contracciones promueven la expulsión de leche. Este mecanismo es relevante como mecanismo reflejo para la eyección de la leche mediante la succión del bebé en el pezón materno.

La oxitocina, tiene además efectos vasodilatadores y antidiuréticos ocasionando un incremento del flujo sanguíneo cerebral, renal y coronario.

Administración

Es administrada vía intravenosa utilizando un método de goteo.

Hemorragia posparto	***Inducción de labor de parto***	***Aborto incompleto***
10 unidades intramusculares luego el parto de placenta. Agregue entre 10 a 40 U a 1000 ml	0,5 a 1 mUnit/min IV. Titular 1 a 2 mUnit/min cada 15 a 60 minutos hasta que se alcance el patrón de contracción similar al encontrado en el trabajo de parto normal (alrededor de	10 a 20 m Unidades/min. No exceda las 30 unidades en 12 horas.

de solución IV no hidratante e infundir a la velocidad que se requiera para controlar la atonía del útero.	6 mUnit/min). Si es necesario, puede reducir la dosis una vez que alcance la frecuencia esperada de contracción y trabajo de parto ha evolucionado a 5 o 6 cm de dilatación.	

Efectos adversos

- ✓ Eritema en lugar de inyección.
- ✓ Contracciones intensificadas.
- ✓ Contracciones más frecuentes.
- ✓ Náuseas y vómitos.
- ✓ Dolor de estómago y pérdida de apetito.
- ✓ Arritmias cardiacas.
- ✓ Convulsiones.
- ✓ Anafilaxia.
- ✓ Confusión.
- ✓ Alucinaciones.
- ✓ Incremento de la presión arterial extrema.
- ✓ Visión borrosa.

Referencias bibliográficas

1. Lee, H. J., Macbeth, A. H., Pagani, J. H., & Young, W. S., 3rd (2009). Oxytocin: the great facilitator of life. Progress in neurobiology, 88(2), 127–151. https://doi.org/10.1016/j.pneurobio.2009.04.001
2. Ellis JA, Brown CM, Barger B, Carlson NS. Influence of Maternal Obesity on Labor Induction: A Systematic

Review and Meta-Analysis. J Midwifery Womens Health. 2019 Jan;64(1):55-67

3. Osilla EV, Sharma S. Oxytocin. [Updated 2020 Aug 11]. In: Stat Pearls [Internet]. Treasure Island (FL): Stat Pearls Publishing; 2020 Jan.

Capítulo 255. Melatonina, serotonina, dopamina

La melatonina (N-acetil-5-metoxitriptamina),se trata de un metoxiindol sintetizado en la glándula pineal. La misma es secretada durante la noche ycumple con diversos efectos biológicos beneficiosos en el organismo.

La serotonina o 5-hidroxitriptamina, es un neurotransmisor de gran importancia en la fisiología de los sistemas corporales, debido a que se encarga de regular aspectos como el comportamiento, estado de ánimo, memoria, entre otros. Clínicamente, se emplea como tratamiento de trastornos psiquiátricos y neurológicos.

Por su parte, la dopamina, es un neurotransmisor producido por la sustancia negra, el área tegmental ventral y también en el hipotálamo del cerebro. La disfunción de la dopamina se asocia a diversos trastornos de sistema nervioso.

Síntesis y aspectos biológicos

Melatonina y Serotonina

La melatonina y serotonina comparten una vía de síntesis común.

La producción endógena comienza con triptófano, el cual luego de vario pasos se convierte en serotonina en otras regiones cerebrales.

La serotonina se convierte en melatonina mediante la regulación del núcleo supraquiasmático (SCN) del hipotálamo.

La estimulación simpática de la glándula pineal (debido a información sobre las condiciones de luz que viaja a lo largo del tracto retinohipotalámico hasta el SCN), regula al alza la producción de la enzima arilalquilamina N-acetiltransferasa (AA-NAT), la cual convierte serotonina en N-acetil-serotonina, el paso que regula la velocidad para la formación de melatonina.

Fuentes extrapineales de la melatonina: retina, células de la médula ósea, piel, plaquetas, linfocitos, glándulas de Harder, cerebelo, tracto gastrointestinal.

La melatonina se encuentra regulada por los ciclos de luz-oscuridad.

Dopamina

Su biosíntesis ocurre siguiendo la vía enzimática de la norepinefrina.

El paso inicial para la síntesis de dopamina limita la velocidad e implica conversión de L-tirosina en la L-DOPA (mediante la enzima tirosina hidroxilasa).

El proceso requiere como cofactor del hierro y tetrahidrobiopterina.Da como resultado la adición de un grupo hidroxilo al anillo aromático ocasionando la formación de L-DOPA, la cual pasa a convertirse posteriormente en dopamina, mediante la descarboxilasa aromática de L-aminoácido, lo cual implica la eliminación del grupo carboxilo.

Una vez sintetizada la dopamina, es transportada hacia las vesículas sinápticas mediante el transportador vesicular monoaminas 2 (CMAT2), hasta las terminales sinápticas.

Funciones biológicas

Melatonina	Serotonina	Dopamina
Adaptación a cambios externos e internos. Implicada en la regulación cardiovascular autónoma. Regulación del sistema inmunológico: estimula la producción de citocinas especialmente de IL-2, IL-6 e IL12, mejora la respuesta inmunitaria de las células T helper. Desintoxicación de radicales libres. Acciones antioxidantes (mediante la acción sobre los receptores MT3 los cuales protegen al cerebro del estrés oxidativo). Su función antioxidante protege al tracto gastrointestinal de ulceraciones mediante la	Regula lasfunciones biológicas como: Función cardiovascular. Regula la motilidad intestinal (vaciamiento gástrico, peristalsis intestinal, tono colónico, secreción pancreática, otros). Latencia eyaculatoria. Control de la vejiga. Podría estar asociada en procesos de agregación plaquetaria mediante enlace covalente dependiente de la transglutaminasa independiente del receptor. Regula el nodo AV. Vasoconstricción/dilatación de acuerdo al lecho vascular. Vasoconstricción uterina. Contracción del músculo liso uterino. Desarrollo de la glándula mamaria. Modula centralmente la micción (facilita el reflejo protector, papel en la incontinencia de esfuerzo). Involucrado en la patogenia de la hipertensión pulmonar. Otros.	En el SNC participa en la regulación de funciones motoras, afectividad y emotividad. En el sistema nervioso periférico, modula la función cardiaca, motilidad gastrointestinal, y tono vascular. Se encuentra implicado en patologías como: síndrome de Tourette, trastorno de hiperactividad con déficit de atención, esquizofrenia, psicosis, enfermedad de Parkinson. Modula la actividad de la adenil-ciclasa. Regula la prolactina neuroendocrina.

reducción del ácido clorhídrico y mediante el incremento de la secreción de bicarbonato por la mucosa duodenal. Regulación a la baja de la expresión de genes de GnRH en un patrón cíclico en unperiodo de 24 horas.		

Indicaciones terapéuticas

Melatonina	**Serotonina**	**Dopamina**
Tratamiento a corto plazo del insomnio primario en mayores de 55 años. Sincronización de ritmos circadianos con medio ambiente. Tratamiento del desfase horario. Antioxidante. Terapia aditiva en el cáncer. Protección contra la carcinogénesis. Trastornos neurodegenerativos (Enfermedad de Alzheimer).	Se emplean inhibidoresselectivos de la recaptación de serotonina. Depresión. Ansiedad. Antiemético. Supresión del apetito (controversial).	Se usa para tratar la frecuencia cardíaca baja, la hipotensión y el paro cardiaco. Las velocidades bajas de infusión, es decir 0,5 a 2 microgramos/kg x minuto: Actúan en la vasculatura visceral e inducen vasodilatación. Incrementa el flujo urinario. Velocidades de infusión intermedias (2 a 10

		microgramos/kg/min) Estimulan la contractibilidad del miocardio. Aumentan conductividad eléctrica del corazón. Aumenta el gasto cardíaco. Dosis más elevadas ocasionan vasoconstricción y aumento de presión arterial. *Indicaciones* Mantenimiento de la presión arterial en: Insuficiencia cardíaca congestiva crónica. Traumatismos. Insuficiencia renal. Cirugía a corazón abierto. Shock por infarto de miocardio o septicemia.

Referencias bibliográficas

1. Berger, M., Gray, J. A., & Roth, B. L. (2009). The expanded biology of serotonin. Annual review of medicine, 60, 355–366. https://doi.org/10.1146/annurev.med.60.042307.110802
2. Berke J. D. (2018). What does dopamine mean?.Nature neuroscience, 21(6), 787–793. https://doi.org/10.1038/s41593-018-0152-y

3. Tordjman, S., Chokron, S., Delorme, R., Charrier, A., Bellissant, E., Jaafari, N., & Fougerou, C. (2017). Melatonin: Pharmacology, Functions and Therapeutic Benefits. Current neuropharmacology, 15(3), 434–443. https://doi.org/10.2174/1570159X14666161228122115

Capítulo 256. Tumores pineales

Son un grupo de neoplasias desarrolladas a partir de las células encontradas dentro y alrededor de la glándula pineal. Principalmente el tipo de célula encontrado en la glándula pineal, es la célula parenquimatosa pineal o pinocito, la cual es una neurona especializada que tiene relación con los conos y los bastones de la retina. El pinocito se encuentra rodeado por estroma de astrocitos fibrilares, los cuales interactúan con los vasos sanguíneos adyacentes formando parte de la barrera hematopial.

Estadísticas y epidemiologia

Constituyen entre el 0,4 al 1% de los tumores intracraneales en adultos y alrededor del 3 al 8% de los tumores cerebrales en niños.

El rango de edad de incidencia más frecuente es entre los 10 a los 20 años de edad, siendo la media de 13 años de edad. En los adultos, la incidencia ocurre en mayores de 30 años principalmente. En los niños se relacionan con frecuencia con un desarrollo puberal anormal.

Etiología

La mayoría de los tumores pineales ocurren como resultado del tejido embrionario desplazado como resultado de una transformación maligna de las células del parénquima pineal o por la transformación de astroglía adyacente.

Hasta el momento no se han asociado mutaciones genéticas específicas responsables del desarrollo tumoral pineal.

Elementos fisiopatológicos

Las manifestaciones clínicas ocurren como consecuencia de la compresión anatómica de las estructuras adyacentes ocasionada por los tumores pineales.

La infiltración local de las estructuras neurales podrían también explicar la fisiopatología de las manifestaciones clínicas en los casos donde existan tumores muy invasivos.

Histológicamente, los tumores en la región pineal son heterogéneos. Pueden surgir a partir de:

- ✓ Células germinales: coriocarcinoma, germinomas, teratomas, tumores del seno endodérmico, tumores mixtos de células germinales.
- ✓ Células del parénquima pineal: pineocitoma y pineoblastoma.
- ✓ Estroma del sostén: gliomas.

Criterios diagnósticos

Clínica	Las manifestaciones clínicas dependen de la compresión y la invasión a las estructuras adyacentes por parte del tumor pineal. Dolor de cabeza, náuseas y vómitos (compresión acueductal). Hidrocefalia. Debilidad y pérdida de sensibilidad en la mitad del cuerpo (debido a invasión del tálamo). Trastornos del sueño, termorregulación y agua corporal (debido a invasión hipotalámica). Letargo. Obnubilación. Síndrome de parálisis de la mirada vertical (compromiso del colículo superior). Nistagmo de convergencia o refractario, midriasis, espasmos de convergencia, anisocoria (compresión

	mayor de la región gris periacueductal). Diabetes insípida. Anomalías reproductivas.
Paraclínicos	Marcadores tumorales en el líquido cefalorraquídeo (LCR) y suero. Alfa-fetoproteína Beta-hCG. Citología. Isoenzimas de lactato deshidrogenasa (menos específicos). Fosfatasa alcalina placentaria (menos específicos). Estudios de imagen Resonancia magnética de alta resolución con gadolinio.

Opciones de tratamiento

Extirpar quirúrgicamente los tumores pineales es difícil de acuerdo a su ubicación y las estructuras adyacentes a la glándula. No obstante, puede ser considerada una técnica mínimamente invasiva antes de recurrir a otras opciones.

En caso de hidrocefalia el bloqueo del flujo del LCR como consecuencia del agrandamiento de la glándula pineal, hace que sea considerable la tercera ventriculostomía por vía endoscopia. En caso de fallar debe considerarse realizar una derivación.

La mayoría de los tumores pineales, son sensibles a la radioterapia. Se emplea en pacientes mayores de 3 años. La quimioterapia, es empleada solo cuando esta sea necesaria, de acuerdo al tipo de tumor.

Pronóstico y seguimiento

La supervivencia a 5 años para los germinomas fue del 62%, no obstante, la supervivencia a 5 años para otros tumores malignos fue del 14%. La metástasis espinal de los germinomas, oscila entre el 11%, mientras que para los tumores del seno endodérmico, la incidencia de metástasis espina es del 23%. Cuando se establece un diagnóstico mediante una citología obtenida de forma intraoperatoria, el médico debe evaluar la presencia de metástasis espinal.

El seguimiento de los niños con tumores pineales se debe realizar de por vida ya que estos pueden reaparecer local o distalmente hasta 5 años después del diagnóstico inicial. Deben solicitarse estudios de imagen de forma periódica, en función a los resultados obtenidos en la biopsia y si fue establecido el diagnóstico de metástasis espinal al momento del diagnóstico. De igual manera, deben ser solicitados periódicamente estudios de marcadores tumorales de forma regular en estos pacientes.

Referencias bibliográficas

1. Shlomo Melmed, Richard J. Auchus, Allison B. Goldfine, Ronald J. Kowning, Clifford Rosen. Williams Textbook of Endocrinology 14Th edition. ELSEVIER, 2020.
2. Yelamanchi SD, Kumar M, Madugundu AK, Gopalakrishnan L, Dey G, Chavan S, et al. Characterization of human pineal gland proteome. MolBiosyst. 2016 Nov 15. 12 (12):3622-3632.
3. Awa R, Campos F, Arita K, Sugiyama K, Tominaga A, Kurisu K, et al. Neuroimaging diagnosis of pineal region tumors-quest for pathognomonic finding of germinoma. Neuroradiology. 2014 Jul. 56 (7):525-34.
4. Arendt J. The Pineal Gland and Pineal Tumours. [Updated 2011 Jan 1]. In: Feingold KR, Anawalt B,

Boyce A, et al., editors. Endotext. South Dartmouth (MA): MDText.com, Inc.; 2000.

Capítulo 257. Síndromes endocrinos – hipotalámicos

Todos aquellos trastornos que afectan al hipotálamo pueden ocasionar disfunción hipofisaria, trastornos del comportamiento y neuropsiquiátricos. También puede ocasionar trastornos de la regulación metabólica y autonómica.

Sin embargo, los síndromes endocrinos hipotalámicos son un conjunto de trastornos ocurridos por la alteración del eje hipotálamo-hipofisario-glandular, los cuales dependen de la extensión de la lesión hipotalámica, el impacto fisiológico y la causa específica.

Epidemiología

Los craneofaringiomas son tumores principalmente pediátricos que representan entre el 5 al 15% de los tumores intracraneales en este grupo de edad. Tan solo el 25% de los craneofaringiomas ocurren en pacientes mayores de 25 años. La pubertad precoz ocurre antes de los 9 a 10 años en los niños y entre los 7 u 8 años en las niñas.
Alrededor de dos tercios de las lesiones hipotalámicas influyen en la pubertad humana y pueden ser responsables de la pubertad precoz neurogénica.

Etiología de los síndromes endocrinos hipotalámicos

<table>
<tr><td colspan="2">Deficiencia de hormonas hipofisiotrópicas
Hipotiroidismo hipotalámico.
Craneofaringioma.
Tumor hipotalámico: infundirme, astrocitoma, teratoma (pinealoma ectópico).
Enfermedad inflamatoria: osteomielitis esfenoidal, meningitis y granuloma basilar, sarcoidosis, tuberculosis.
Sección quirúrgica del tallo hipofisario.
Insuficiencia hipofisiotrópica.
Deficiencia aislada de GHRH</td></tr>
<tr><th colspan="2">Trastornos de la regulación de la secreción de GnRH</th></tr>
<tr><th>Femenino</th><th>Masculino</th></tr>
<tr><td>Pubertad precoz: germinoma secretor de hCG, hamartoma secretor de GnRH.
Pubertad tardía.
Amenorrea neurogénica.
Anorexia nerviosa.
Síndrome de Kallman.
Mutación de GPR54 (KISS1R).
Amenorrea funcional y oligomenorrea.
Amenorrea inducida por fármacos.</td><td>Pubertad precoz.
Síndrome de Fröhlich.
Hipogonadismo inducido por fármacos.
Mutación genética de GPR54 (KISSR1).
Síndrome de Kallmann.</td></tr>
<tr><td colspan="2">Trastornos de la regulación de los factores reguladores de la prolactina
Narcoidosis por dióxido de carbono.
Reflejo inducido por fármacos.
Herpes zóster de la pared torácica.
Sarcoidosis
Manipulación del pezón.
Postoracotomía.
Tumor de la médula espinal.
Hipotiroidismo psicógeno.</td></tr>
<tr><td colspan="2">Trastornos de la regulación de la CRH
Secreción paroxística de corticotropina (síndrome de Wolff).</td></tr>
</table>

Pérdida de la variación circadiana. Gangliocitoma secretor de CRH. Depresión.

Elementos de la fisiopatología

Las lesiones hipotalámicas a menudo ocasionan una secreción reducida de la mayoría de las hormonas hipofisarias, no obstante, pueden también causar hipersecreción de las hormonas que se encuentran reguladas normalmente con un control inhibitorio hipotalámico, por ejemplo, en la hipersecreción de PRL, como consecuencia del daño del tallo hipofisario.
Cada etiología puede incluir elementos diagnósticos diversos como resultado de la alteración endocrina que esta desencadene.

Criterios diagnósticos y tratamientos

La etiología de los trastornos neuroendocrinos hipotalámicos, puede ocasionar una amplia variedad de manifestaciones clínicas e incluir criterios diagnósticos diversos. La edad del paciente y sus antecedentes, son elementos fundamentales al momento para establecer sospecha diagnóstica.

Referencias bibliográficas

1. Shlomo Melmed, Richard J. Auchus, Allison B. Goldfine, Ronald J. Kowning, Clifford Rosen. Williams Textbook of Endocrinology 14Th edition. ELSEVIER, 2020.

Capítulo 258. Imágenes de la región selar

La región selar se trata de un área anatómica compuesta por la silla turca, la hipófisis y las estructuras adyacentes. Limitado inferiormente por el cuerpo del esfenoides, su límite superior es la cara posterior de los lóbulos frontales del cerebro, el piso del tercer ventrículo, y los pedúnculos del cerebro.

Esta región constituye el tercer lugar más frecuente para el desarrollo de lesiones tumorales intracraneales. Las principales neoplasias de la región selar, son los adenomas hipofisarios aunque pueden incluir otro tipo de lesiones o hallazgos incidentales a menudo sin significación clínica.

La resonancia magnética por imágenes (RMI), es considerada un pilar para la evaluación de la patología selar, gracias a la resolución de alto contraste y disponibilidad de secuencias avanzadas.

Hallazgos en imágenes de la región selar

- ✓ Neoplasias
- ✓ Adenoma pituitario.
- ✓ Meningioma.
- ✓ Craneofaringioma.
- ✓ Cordoma.
- ✓ Condrosarcoma.
- ✓ Schwannoma.
- ✓ Glioma de la vía óptica.
- ✓ Tumor de células germinales.
- ✓ Plasmacitoma.
- ✓ Metástasis.
- ✓ Congénitos

- ✓ Quiste de hendidura de Rathke.
- ✓ Tumor dermoide y epidermoide.
- ✓ Quiste aracnoideo.
- ✓ Hamartoma hipotalámico.
- ✓ Vascular
- ✓ Aneurisma gigante.
- ✓ Trastornos inflamatorios o granulomatososos
- ✓ Sarcoidosis
- ✓ Hipofisitis linfocítica.

Imágenes hallazgos de la región selar

Imagen	Descripción
Microadenoma 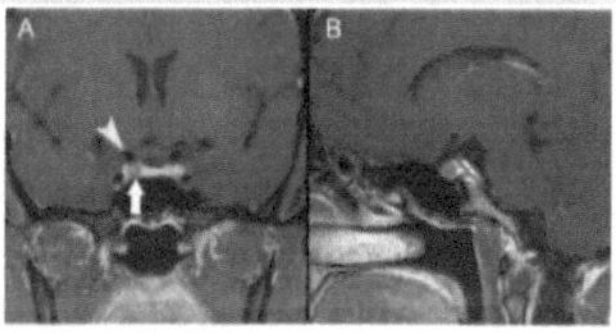	Tienen menos de 10 mm de diámetro. Se localizan en la glándula pituitaria. Se observa una convexidad hacia arriba de la superficie pituitaria superior derecha, así como un ligero abultamiento en la cisterna supraselar. No hay compresión de quiasma óptico o nervios. En una exploración sin contraste, es posible identificar hasta un 70% de los microadenomas. Administrar gadolinio puede reducir en un 15 a 30% los falsos negativos.
Macroadenoma 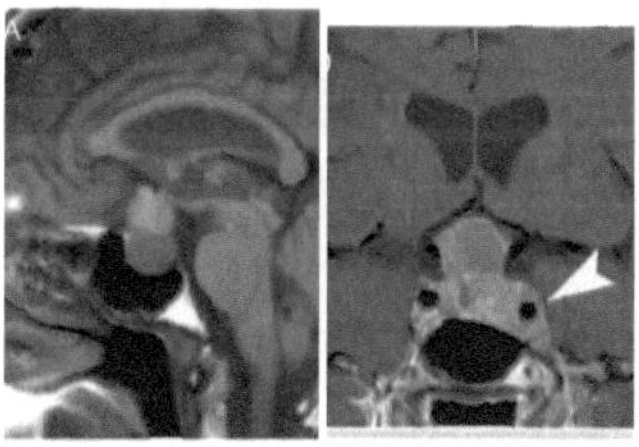	Tienen más de 10 mm de diámetro. Son lesiones blandas y sólidas que crecen de abajo y luego crecen hacia arriba. Pueden presentar áreas de necrosis o hemorragia al aumentar de tamaño. Su configuración es de "muñeco de nieve". Se caracteriza por

	el agrandamiento de la silla turca.
Meningioma 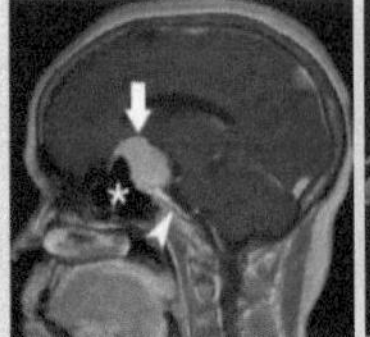 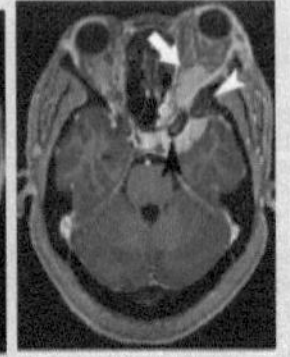	Puede confundirse con un macroadenoma, no obstante, en un meningioma, no hay constricción diafragmática y presenta un realce uniforme, posterior a la administración de gadolinio. Puede presentar una cola dural asociada y pneumosinus dilatans (estrella). Puede evidenciarse en la imagen axial ponderada en T1, un meningioma que invade la órbita izquierda y el etmoides posterior. El ala esfenoidal mayor presenta hiperostosis y proceso clinoide anterior (flecha negra). El origen de la lesión se encuentra por encima de la silla turca.
Craneofaringioma 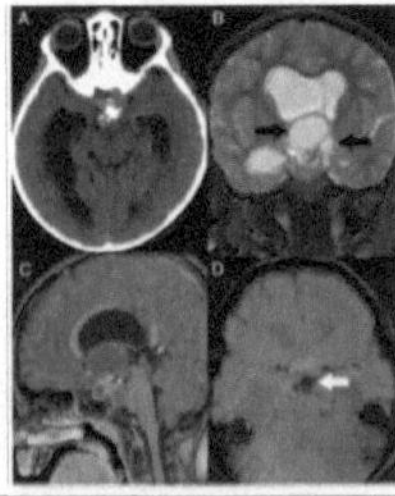	Se presenta como una masa grande supraselar, con componentes quísticos y realzadores, así como también puede presentar calcificaciones. Hay evidencia de hidrocefalia obstructiva.
Schwannoma del trigémino 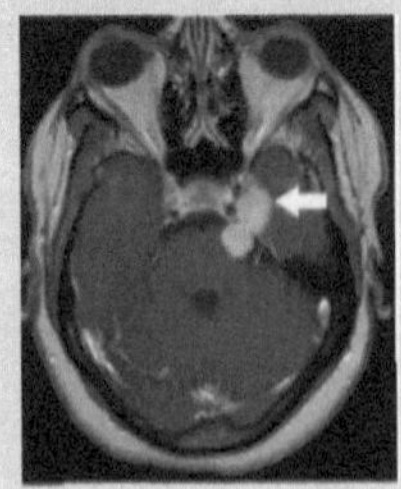	Son masas benignas de lento crecimiento las cuales surgen de células de Schwann. Imagen posterior a la administración de contraste, muestra un ávido realce (flecha), el cual afecta al ganglio trigémino, en el interior de la cueva de Meckel y en el segmento cisternal del nervio. Su heterogeneidad varía de acuerdo a la presencia de cambios quísticos, hemorrágicos o calcificaciones. Muestra hiperintensidad en T1 y

	pueden confundirse con lipomas, aunque estos últimos suprimen las secuencias de grasas saturadas.
Quiste de la hendidura de Rathke 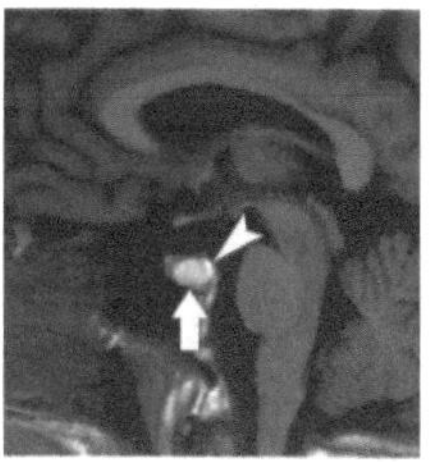	Los quistes de la hendidura de Rathke, suelen aparecer en la silla turca o por encima de esta. La glándula pituitaria y el quiasma óptico pueden ser normales, así como la arteria carótida. La imagen es ponderada en T1. Sin la administración de contraste muestra un quiste hiperintenso (flecha), la cual desplaza a la pars distalis anteriormente.
Cordoma 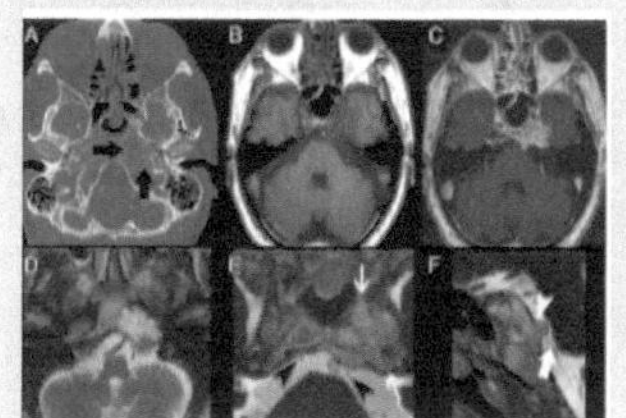	Son las lesiones más comunes del clivus. Las flechas negras de la imagen A, muestran una lesión erosiva que afectan la fisura petroclival izquierda y el conducto carotideo. En la imagen B, se evidencia un corte axial ponderado en T1, el cual muestra una imagen levemente hiperintensa sin contraste. Puede haber calcificaciones en esta zona. Los cordomas, suelen ocurrir en la línea media, a diferencia de los condrosarcomas, los cuales suelen aparecer fuera de la línea media.
Germinoma 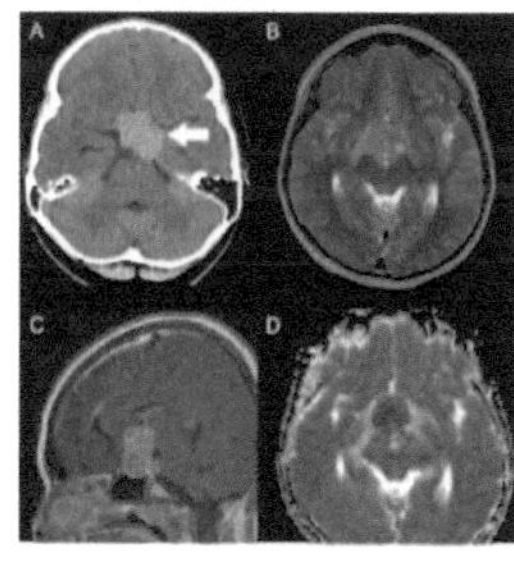	Sin contraste, se muestra como masa supraselar hiperdensa. La imagen ponderada en T2 en la imagen B, muestra una masa isointensa o levemente hiperintensa en la corteza sagital. La imagen C ponderada en T1, muestra un realce heterogéneo de la

	masa posterior a la administración del contraste.

Referencias bibliográficas

1. Carlos Zamora, MD, PhD. Mauricio Castillo, MD. Sellar and Parasellar Imaging. Congress of Neurological Surgeons.Neuroradiology review series. Volume 80, Nº 1, January, 2017. DOI:10.1093/neuros/nyw013.
2. Criales JR, Palacios E, Dimitri IG. Hipófisis y tumores periselares. En: Pedrosa CS. Diagnóstico por imagen. Tratado de Radiología Clínica. 2 ed. Madrid: McGraw-Hill Interamericana; 2010. p. 1159-73.

Capítulo 259. Incidentaloma hipofisario

Son lesiones ocupantes de espacio ubicadas en la zona selar, las cuales son identificadas de forma casual o incidental, al momento de realizar una prueba de imagen craneal para el estudio de otro tipo de patología no asociado a la hipófisis. Con los avances tecnológicos en estudios de imagen, el diagnóstico de los incidentalomas hipofisarios a incrementando en los últimos años.

Estadísticas y epidemiologia

- ✓ Alrededor del 10% de los estudios en autopsias presentan tumores hipofisarios no sospechados en vida.
- ✓ La prevalencia media de incidentaloma hipofisario, es alrededor del 10,7%.
- ✓ La distribución entre sexos es homogénea.
- ✓ La prevalencia de macroadenomas en autopsias es menor al 1%.
- ✓ La incidencia de los incidentalomas es ligeramente superior en los adultosmayores.
- ✓ Estudios de resonancia magnética en poblaciones no seleccionadas, han identificado tasas de microincidentalomas entre un 10 al 38%.

Etiología y elementos fisiopatológicos

Las causas que desencadenan tumorigenesis hipofisaria son múltiples, y a su vez pueden estar asociadas diversas anomalías oncogénicas no detectadas.

Han sido descritas anomalías de la proteína G, mutaciones del gen *ras,* mutaciones, deleciones y reordenamientos del gen *p53*. También se ha asociado como factor desencadenante de la tumorigenesis hipofisaria al síndrome de neoplasia endocrina múltiple, específicamente en el desarrollo de adenomas pituitarios.

De acuerdo al tipo de neoplasia incidentalmente descubierto, los mecanismos fisiopatológicos y etiológicos, pueden ser diversos.

Criterios diagnósticos

Por definición, un incidentaloma hipofisario es diagnosticado en forma incidental en ausencia de manifestaciones clínicas o en ausencia de sospecha de trastorno hipofisario. El diagnóstico se establece mediante estudios de imagen (tomografía computarizada o resonancia magnética). No obstante, una vez identificado un incidentaloma, los pacientes deben ser estudiados de forma exhaustiva.

Realice una historia clínica y un examen físico completo, en el cual sea incluida evaluación de hipopituitarismo y síndrome de hipersecreción hormonal. Realice los estudios bioquímicos requeridos.

Todos los pacientes que presenten incidentaloma hipofisario colindante con el quiasma óptico o los nervios ópticos, debe ser realizado un examen formal del campo visual (FV).

Cuando el diagnóstico haya sido establecido mediante una tomografía computarizada, es recomendable que el paciente sea sometido a una resonancia magnética para obtener una mejor evaluación del incidentaloma.

Opciones de tratamiento

Criterios para terapia quirúrgica de incidentaloma hipofisario

Hipersecreción de tumores distintos de los prolactinomas.
Déficit de FV debido al incidentaloma.
Alteraciones visuales como oftalmoplejía o evidencia de compromiso neurológico por compresión de la lesión.
Lesión que comprime nervios o quiasma óptico.
Apoplejía hipofisaria con presencia de alteración visual.

Otros hallazgos pertinentes para considerar intervención quirúrgica:

- ✓ Dolor de cabeza incesante.
- ✓ Pérdida de función endocrinológica.
- ✓ Crecimiento del incidentaloma, clínicamente significativo.
- ✓ Lesión cercana al quiasma óptico y plan de fertilidad para embarazo.
- ✓ Peculiaridades del seguimiento

Aquellos pacientes que no cumplan con criterios para una extirpación quirúrgica, deben recibir tratamiento no quirúrgico, en conjunto con evaluaciones clínicas y pruebas pertinentes:

- ✓ Imagen de resonancia magnética hipofisaria 6 meses posterior a la exploración inicial (en presencia de un macroincidentaloma) o 1 año después (microincidentaloma). Aquellos pacientes, donde no se evidencie modificación de tamaño, sugiera repetir la resonancia magnética anualmente (para macroincidentalomas) o cada 1 o 2 años (para microincidentalomas).

- ✓ Realice estudios clínicos y bioquímicos para hipopituitarismo a los 6 meses del diagnóstico inicial. Repita anualmente a partir de entonces en pacientes con macroincidentalomas.

Referencias bibliográficas

1. Freda, P. U., Beckers, A. M., Katznelson, L., Molitch, M. E., Montori, V. M., Post, K. D., Vance, M. L., & Endocrine Society (2011). Pituitary incidentaloma: an endocrine society clinical practice guideline. The Journal of clinical endocrinology and metabolism, 96(4), 894–904. https://doi.org/10.1210/jc.2010-1048.
2. Vladimir Vasilev, Liliya Rostomyan, Adrian F Daly, et al. Pituitary 'incidentaloma': neuroradiological assessment and differential diagnosis. European Journal of Endocrinology (2016) 175, R171–R184.

Capítulo 260. Disfunción hipotálamo hipofisaria

La función apropiada del eje hipotálamo hipofisario puede verse afectada por un conjunto de trastornos y condiciones, los cuales pueden condicionar a una alteración hormonal o a la pérdida de la función hipotálamo hipofisaria. Esto puede ocurrir como consecuencia de un trastorno primario o como resultado de efectos indirectos y distantes sobre la función hormonal hipotalámica hipofisaria.

Estadísticas y epidemiologia

La incidencia clínicamente significativa de tumores es de 20 a 30 por cada millón por año. Los tumores que ocasionan disfunción hipotálamo hipofisaria rara vez forman parte de la neoplasia endocrina múltiple tipo 1. La incidencia del síndrome de Kallmann, es de 1 caso por cada 10.000 personas. La incidencia del aneurisma de la arteria carótida interna, representa el 0,3% de todos los aneurismas.

Etiología

Déficit idiopático de GnRH	Síndrome de Kallmann. Síndrome de Prader-Willi. Síndrome de Laurence-Moon-Biedl (múltiples).
Lesión tisular	Traumatismo. Postcirugía Posradioterapia
Vascular	Infarto hipofisario. Aneurisma carotídeo.

Neoplasia	Adenoma. Craneofaringioma. Otros.
Infiltrante	Sarcoidosis, Infección micótica. Hemocromatosis. Tuberculosis.
Fármacos	Hiperprolactinemia inducida por fármacos. Esteroides sexuales.
Otros	Enfermedad sistémica. Malnutrición. Anorexia nerviosa. Déficit hipotalámico. Hipoplasia hipofisaria. Hipófisis autoinmunitaria.

Elementos fisiopatológicos

Alteración del mecanismo de retroalimentación positivo y negativo del eje hipotalámico-hipofisaria ocasionado como consecuencia de factores primarios o secundarios.

Criterios diagnósticos y tratamientos

De acuerdo a la etiología que se sospeche, se recomienda indicar pruebas de imagen como tomografía computarizada o resonancia magnética, especialmente cuando se sospeche la presencia de neoplasias. Los estudios de imagen, permitirán determinar la extensión y naturaleza del mismo.
Deben solicitarse estudios bioquímicos hormonales completos, priorizando la función hormonal de la parte

anterior de la hipófisis, ya que habitualmente presenta manifestaciones de hipopituitarismo.

De acuerdo al resultado obtenido en los estudios bioquímicos, puede orientar terapia de reemplazo específica a la deficiencia observada, siempre que esto sea permitido.

Evalúe la concentración de PRL, ya que las lesiones hipotalámicas frecuentemente ocasionan hiperprolactinemia, bien sea por la lesión del hipotálamo o como resultado del daño al tallo hipofisario.

En caso de tumor, considere la resección quirúrgica siempre que esto sea posible. Los craneofaringiomas pueden ser manejados mediante la extirpación neuroquirúrgica limitada del tumor accesible y la descompresión de quistes con radioterapia posterior.

Peculiaridades del seguimiento:

Realice el seguimiento apropiado conforme a los aspectos individualizados de su paciente en función a su estado general y la causa subyacente desencadenante de la disfunción hipotalámica-hipofisaria.

Referencias bibliográficas

1. Shlomo Melmed. The Pituitary 4th Edition. AcademicPress, Elsevier, 2017.
2. Lavin N, editor. Manual of endocrinology and metabolism. 4th ed. Philadelphia: Wolters Kluwer/Lippincott Williams & Wilkins Health; 2009. 837 p.

Capítulo 261. Síndrome poliúrico polidípsico

Se trata de un problema a menudo difícil de diferenciar en la práctica clínica, el cual se define como por la producción anormal de grandes volúmenes de orina (más de 3 litros al día en adultos y más de 2 L/m^2 en niños), en conjunto con la ingesta persistente de grandes cantidades de líquido. El síndrome poliúrico polidípsico abarca una amplia gama de trastornos.

Estadísticas y epidemiología

- ✓ Las formas congénitas representan menos del 10% de los casos.
- ✓ Puede ocurrir hasta en el 22% de los pacientes que han sufrido lesión cerebral traumática aguda o hasta un 30% de estos en un seguimiento a largo plazo.
- ✓ Alrededor del 50% los pacientes con diabetes insípida de origen hipotalámica, tienen un tumor subyacente o una malformación del sistema nervioso central.

Etiología y elementos fisiopatológicos

Diabetes insípida central	Afectación del hipotálamo o la glándula pituitaria (secreción insuficiente de vasopresina) Por ejemplo: craneofaringioma, síndrome de Sheehan, traumatismos, Síndrome de Guillain-Barré, Sarcoidosis, inducida por drogas, síndrome de Alström, entre otros.

Diabetes insípida nefrogénica	Resistencia a la vasopresina a nivel renal. Origen metabólico (hipopotasemia, hipercalcemia), inducido por fármacos, enfermedad renal, enfermedades sistémicas como la sarcoidosis, trastornos vasculares, congénitos, entre otros.
Diabetes insípida gestacional	Inducida por el embarazo Ocurre como consecuencia del aumento del metabolismo de la vasopresina inducido por la cisteína aminopeptidasa placentaria.
Polidipsia primaria	Disminución del umbral hipotalámico para la sed (DI dipsogénica), polidipsia psicógena, inducida por fármacos, entre otros.

Criterios diagnósticos

Clínica	- Aumento del volumen urinario (poliuria). - Aumento de la ingesta de líquido de forma persistente (polidipsia). - Nicturia. - Letargo, fatiga. - Mialgias. En niños los síntomas pueden ser inespecíficos e incluir: - Deshidratación grave. - Estreñimiento. - Retraso del crecimiento. - Irritabilidad. - Vómitos. - Fiebre. Pueden además presentarse los siguientes síntomas en causas neoplásicas: - Dolor de cabeza.

	- Trastornos visuales.
Paraclínico	✓ Calculo de la osmolalidad plasmática: o $2 [Na^{+}] + [Glucosa] / 18 + [BUN] / 2,8$ ✓ Calculo del volumen total de orina de 24 horas. ✓ Valores basales de electrolitos plasmáticos, suero aleatorio y osmolalidad urinaria. ✓ Prueba de desmopresina (DDAVP) ✓ Medición de Copeptina basal ✓ Mayor a 21,4 pmol/L (sin privación de fluidos previos): sugiere causa nefrogénica. ✓ Inferior a 21,4 pmol/L (sin privación de fluidos previos): se debe realizar estimulación de copeptina (cuando el sodio plasmático sea superior a 150 mmol(L). Si el resultado postestimulación a la copeptina es inferior a 4.9 pmol/L sugiere causa central completa o parcial. Cuando el resultado postestimulación a la copeptina es superior a 4,9 pmol/L, sugiere polidipsia primaria. ✓ Prueba de privación de agua. Debe suspenderse cuando se alcance una de las siguientes condiciones: - Cuando la osmolalidad de la orina alcance el rango referencial normal. - Cuando el sodio plasmático sea superior a los 154 mEq. - Cuando la osmolalidad de la orina es estable en 2 o 3 mediciones horarias consecutivas (incluyendo cuando se encuentre la osmolalidad plasmática en aumento). - Cuando la osmolalidad plasmática sea superior a los 295 a 300 mOsmol/kg.

Opciones de tratamiento

La causa subyacente implica las opciones terapéuticas disponibles para el síndrome poliúrico polidípsico.

La DDAVP, un análogo de la ADH, puede ser administrada por vía oral, subcutánea, intranasal o endovenosa. En adultos, la dosis es 10 mcg por insuflación nasal. También pueden emplearse 4 mcg por vía subcutánea o vía intravenosa. En lactantes o recién nacidos, la dosis es 1 mcg por vía subcutánea o endovenoso durante 20 minutos con dosis máxima de 0,4 mcg por kilo de peso.

Es fundamental reponer las pérdidas de líquidos y tratar la deshidratación siempre que existan signos o síntomas sugerentes de ella. Asimismo, corrija las alteraciones electrolíticas presentes.

Peculiaridades del seguimiento:

El pronóstico depende de la causa. Aquellas causas de curso benigno, tienen un pronóstico favorable y el seguimiento puede establecerse de acuerdo al estado metabólico del paciente, por el contrario, las causas malignas, tienen un pronóstico reservado y pueden requerir seguimiento estrecho.

Pacientes posoperatorios deben recibir un control de la densidad urinaria antes de iniciar el tratamiento con desmopresina. Además, debe ser medido con regularidad, el nivel de los electrolitos séricos.

Es fundamental informar apropiadamente al paciente, acerca de las medidas especiales en caso de viajes y cómo prepararse cuando se presenten vómitos o diarreas a fin de evitar la deshidratación.

Referencia bibliográfica

1. Christ-Crain M. (2019). EJE AWARD 2019: New diagnostic approaches for patients with polyuria polydipsia syndrome. European journal of endocrinology, 181(1), R11–R21. https://doi.org/10.1530/EJE-19-0163
2. Nigro N, Grossmann M, Chiang C, Inder WJ. Polyuria-polydipsia syndrome: a diagnostic challenge. Intern Med J. 2018;48(3):244-253. doi:10.1111/imj.13627
3. Ball S. Diabetes Insipidus. [Updated 2018 Jun 13]. In: Feingold KR, Anawalt B, Boyce A, et al., editors. Endotext [Internet]. South Dartmouth (MA): MDText.com, Inc.; 2000-.

Capítulo 262. Diabetes insípida central

Es un síndrome poliúrico polidípsico, que consiste en el incremento de la pérdida de volumen urinario en conjunto con el aumento de la ingesta persistente de líquido. No obstante, la diabetes insípida central la manifestación clínica originada como consecuencia de una gran variedad de afecciones genéticas, y estructurales que alteran la función hipotalámica o central asociada a la liberación de la vasopresina

Estadísticas y epidemiologia

La diabetes insípida central familiar, puede ocurrir en alrededor del 5% de los casos.

Puede ser el resultado de un evento agudo (lesión traumática cerebral) hasta en un 22% de los pacientes y hasta un 50% con evaluación a largo plazo.

Alrededor del 50% de los pacientes con diabetes insípida central tienen un tumor subyacente o una malformación del sistema nervioso central.

Las afecciones neuroquirúrgicas son las causas más comunes de las diabetes insípidas centrales.

Las cirugías transesfenoidales o transcraneales ocasionan diabetes insípida central hasta en un 50 a 60% de los pacientes, aunque la mayoría de los pacientes se recupera, no obstante, un pequeño número de pacientes tendrá diabetes insípida permanente.

Grupos o factores de riesgos

- ✓ Antecedente familiar de diabetes insípida central de causa genética.
- ✓ Craneotomía para tumores grandes.
- ✓ Cirugía transesfenoidal o transcraneal.
- ✓ Traumatismo craneoencefálico.
- ✓ Radioterapia.
- ✓ Estado inmunodeprimido.

Etiología

Primario	
Genético	Síndrome de Wolfram (diabetes insípida, diabetes mellitus, atrofia óptica y sordera). Autosómico dominante. Autosómico recesivo.
Síndrome del desarrollo	Displasia séptico-óptico.
Secundario/adquirido	
Trauma	Traumatismo craneoencefálico. Postradioterapia. Postcirugía.
Vascular	Trombosis del seno cavernoso. Aneurisma carotídeo.
Inflamatorio	Sarcoidosis. Hipofisitis linfocítica. Infundibulo-neurohipofisitis Histiocitosis de células de Langerhans. Meningitis / encefalitis. Síndrome de Guillain-Barré.
Tumor	Adenomas hipofisarios. Metástasis. Germinoma. Craneofaringioma.

Infección	Enfermedades fúngicas. Tuberculosis.
Posparto	Apoplejía hipofisaria. Síndrome de Sheehan.

Elementos fisiopatológicos

Implica la pérdida entre el 80 al 90% de la producción de la vasopresina como resultado de la destrucción de las neuronas magnocelulares vasopresinérgicas del hipotálamo o como resultado de la interrupción del transporte o procesamiento interaaxonal de la vasopresina.

Dentro de las primeras 24 horas posteriores a una cirugía intracraneal, puede ocurrir un choque axónico en conjunto con la incapacidad de los potenciales de acción para propagarse desde el cuerpo celular a las neuronas ubicadas en la hipófisis posterior.

Posteriormente, se ingresa en una fase antidiurética caracterizada por la liberación sin regulación de la vasopresina por parte de las neuronas neurohipofisarias afectadas. Ocurre entre 5 a 7 días posterior a la cirugía y suele enmarcarse con hiponatremia, especialmente cuando se administran líquidos hipotónicos intravenosos.

Las neuronas dañadas pueden sufrir gliosis y pérdida de la función secretora, desencadenando diabetes insípida central permanente.

El daño a los axones dependerá de la función regulatoria de la vasopresina. Cuando existan axones intactos restantes, pueden tener suficiente función de vasopresina para evitar la manifestación clínica de la diabetes insípida.

Criterios diagnósticos

Manifestación clínica

- ✓ Poliuria.
- ✓ Polidipsia.
- ✓ Nicturia.
- ✓ Síntomas inespecíficos (cefalea, náuseas, vómitos, debilidad, mialgias, somnolencia, letargo, fatiga, entre otros).

Prueba de privación de agua

Fase de deshidratación (Paso1)	
Procedimiento	Debe restringirse la ingesta de todos los líquidos desde las 8:00 a.m. hasta las 4:00 p.m. El paciente debe encontrarse en un ambiente controlado. Realice mediciones basales y cada 2 horas del volumen de la orina, la osmolalidad de la orina, osmolalidad plasmática y peso corporal. La prueba debe suspenderse si el paciente presenta sed insoportable o cuando haya pérdida del peso corporal superior al 5% del inicial.
Análisis	*Diabetes insípida central (IDH) y nefrogénica (NDI):* Osmolalidad urinaria <300mOsm / kg Osmolalidad plasmática> 290mOsm / kg *Diabetes insípida dipsogénica (DDI):* Osmolalidad plasmática y urinaria normal.
Fase de respuesta a la desmopresina (DDAVP)(Paso 2)	
***Objetivo*: diferencia entre la diabetes insípida central de la nefrogénica.**	
Procedimiento	A las 4:00 p.m (posterior al paso 1) debe ser administrado un bolo de desmopresina a 1 mcg intramuscular. Permita la ingesta de líquidos hasta el doble de volumen de producción de orina alcanzado en el paso1. Realice medición de volumen de orina,

	olsmolalidad plasmática y urinaria cada hora hasta las 8:00 p.m. Finalmente, mida la osmolalidad plasmática y el sodio sérico a las 9:00 a.m del día siguiente.
Análisis	Diabetes insípida central: Osmolalidad urinaria> 750 mOsm / kg Diabetes insípida nefrogénica: Osmolaridad urinaria permanece baja.

Tabla 222 – 2.

Otros estudios

Pruebas de función hipofisaria.
Resonancia magnética craneal (puede repetirse a los 12 meses, cuando no se evidencie alteración estructural, pero se sospeche masa de crecimiento lento).

Opciones de tratamiento

Las formas leves no requieren tratamiento. Cuando exista manifestación sintomática de diabetes insípida, puede emplearse desmopresina:

- ✓ Spray intranasal de 5 a 100 mcg por día.
- ✓ Tabletas de 100 a 1000 mcg por día.
- ✓ Vía parenteral a dosis de 0,1 a 2,0 mcg por día.

La hiponatremia por dilución de plasma, puede evitarse al omitir la administración del tratamiento durante un período corto de forma regular, es decir, omitir una dosis por semana.

Peculiaridades del seguimiento

Debe considerarse el seguimiento a largo plazo. Evalúe a los miembros familiares siempre que se sospeche de causa familiar, tenga presente que las manifestaciones pueden ser diversas.

Referencias bibliográficas

1. Shlomo Melmed, Richard J. Auchus, Allison B. Goldfine, Ronald J. Kowning, Clifford Rosen. Williams Textbook of Endocrinology 14Th edition. ELSEVIER, 2020.
2. Shlomo Melmed. The Pituitary 4th Edition. Academic Press, Elsevier, 2017.
3. Ball S. Diabetes Insipidus. [Updated 2018 Jun 13]. In: Feingold KR, Anawalt B, Boyce A, et al., editors. Endotext [Internet]. South Dartmouth (MA): MDText.com, Inc.; 2000-

Capítulo 263. Diabetes insípida nefrogénica

Se trata un proceso patológico que se caracteriza por el exceso de la producción de orina diluida que ocurre como consecuencia de una resistencia parcial o total al efecto de la hormona antidiurética o vasopresina a nivel renal.

Estadísticas y epidemiologia

- ✓ Más del 90% de los casos son recesivos y ligados al cromosoma X en los hombres.
- ✓ Se han informado alrededor de 200 mutaciones distintas del receptor V_2.
- ✓ La incidencia de la diabetes insípida nefrogénica causada por mutación de *AQP2,* ocurre en 1 de cada 20 millones de nacimientos.
- ✓ Alrededor del 10% de los trastornos genéticos responsables de la diabetes insípida nefrogénica ocurren *de novo*.
- ✓ La mayoría de las mujeres que portan la mutación genética del receptor V2 ligado al X, son asintomáticas.
- ✓ Los casos graves heterocigotos ocurre principalmente en varones, y raramente en mujeres.
- ✓ Grupos o factores de riesgos: Antecedentes familiares.

Etiología o causas más frecuentes

Genético	Recesivo ligado al cromosoma X (Defecto de V2-R). Autosómico recesivo (Defecto *AQP2).* Autosómico dominante.

Idiopático	
Enfermedad renal crónica	Riñones poliquísticos. Uropatía obstructiva.
Enfermedad metabólica	Hipopotasemia. Hipercalcemia.
Inducido por drogas	Demeclociclina. Litio.
Diuréticos osmóticos	Manitol. Glucosa.
Trastornos sistémicos	Mielomatosis. Amiloidosis.

Elementos fisiopatológicos

Resistencia renal a la vasopresina.
La diabetes insípida familiar ligada al cromosoma X, resulta de las mutaciones de pérdida de la función en el receptor de vasopresina renal.
La diabetes insípida nefrogénica autosómica recesiva es ocasionada por mutaciones asociadas a la pérdida de función en el canal de agua renal dependiente de vasopresina, acuoporina 2.

Categorías generales de mutaciones del receptor V2.
Tipo 1: caracterizado por la alteración de la unión a la vasopresina.
Tipo 2: tipificado por el transporte defectuoso.
Tipo 3: donde los receptores inestables se degradan rápidamente.

Criterios diagnósticos

Clínica: Poliuria, Polidipsia, Nicturia.

Paraclínicos:

- ✓ Prueba de privación de agua y prueba de desmopresina (Ver capítulo 222).
- ✓ Prueba de copeptina (ver capítulo 221).
- ✓ Solicite pruebas bioquímicas renales.
- ✓ Pruebas de imagen renal requeridas.

Opciones de tratamiento

- ✓ Ingesta adecuada de agua.
- ✓ Siempre que pueda ser tratada la causa subyacente, elimine el agente causal (corrección de hipopotasemia o detener administración de litio).
- ✓ No tiene buena respuesta frente a la desmopresina, aunque puede responder a la administración de altas dosis de esta (4 mcg intramuscular dos veces al día).
- ✓ Indique dieta baja en sodio especialmente en causas congénitas.
- ✓ Indique diurético tiazídico (puede ser hidroclorotiazida a 25 mg/día).

Peculiaridades del seguimiento

El seguimiento se realiza anualmente para evaluar la efectividad del tratamiento en función a la reaparición de los síntomas, así como para valorar la concentración plasmática de sodio, de modo que se evite la administración excesiva de tratamiento.

Referencias bibliográficas

1. Shlomo Melmed, Richard J. Auchus, Allison B. Goldfine, Ronald J. Kowning, Clifford Rosen. Williams

Textbook of Endocrinology 14Th edition. ELSEVIER, 2020.

2. Shlomo Melmed. The Pituitary 4th Edition. Academic Press, Elsevier, 2017.
3. Ball S. Diabetes Insipidus. [Updated 2018 Jun 13]. In: Feingold KR, Anawalt B, Boyce A, et al., editors. Endotext [Internet]. South Dartmouth (MA): MDText.com, Inc.; 2000.

Capítulo 264. Polidipsia primaria

También conocida como diabetes insípida dipsogénica, consiste en una poliuria secundaria a la ingesta elevada e inapropiada de líquidos. Puede ser resultado de un conjunto de patologías sistémicas, aunque también se asocia a trastornos psiquiátricos.

Estadísticas y epidemiologia

Alrededor del 42% de los pacientes ingresados a hospitales psiquiátricos presentan alguna forma de polidipsia. Al menos la mitad de los pacientes psiquiátricos con polidipsia primaria, no presentan una explicación obvia de la polidipsia.

Grupos o factores de riesgos

- ✓ Ingesta de fármacos que provoquen sequedad en la boca.
- ✓ Trastornos psiquiátricos.
- ✓ Hábito de ingesta de líquido elevado.

Etiología o causas más frecuentes

- ✓ Beber agua compulsivamente.
- ✓ Trastornos afectivos o psiquiátricos.
- ✓ Inducido por fármacos.
- ✓ Sarcoidosis del hipotálamo.
- ✓ Craneofaringioma.
- ✓ Trastornos periféricos que aumentan la renina y/o angiotensina.

Elementos fisiopatológicos

La ingesta de líquidos de forma elevada y persistente, conduce a una poliuria adecuada a la ingesta exacerbada. No obstante, cuando la ingesta supera el límite de la excreción renal de agua libre puede conducir a hiponatremia.

La polidipsia primaria, puede asociarse a anomalías relacionadas con la percepción de la sed:

- ✓ Incapacidad para suprimir la sed con osmolalidades plasmáticas bajas.
- ✓ Umbral bajo de sed.
- ✓ Respuesta exagerada de sed al desafío osmótico.

Criterios diagnósticos

La clínica es similar a la diabetes insípida y síndromes poliúricos polidípsicos (Ver capítulo 222, 223), por lo tanto se recomienda indicar las pruebas y estudios pertinentes para descartas causas nefrogénicas o centrales.

Interrogue acerca de la medicación que el paciente se encuentra tomando evaluando aquellos que puedan provocar sequedad en la boca. Ofrezca alternativas terapéuticas siempre que sea posible.

La prueba de privación de agua en la polidipsia primaria, refleja una osmolalidad urinaria y plasmática normal.

Se recomienda valoración psiquiátrica cuando no sea posible identificar causas orgánicas que expliquen la polidipsia.

La falta de supresión de la sed, luego de beber más del 50% de los niveles estimulados, es un fuerte indicador diagnóstico.
La osmolalidad urinaria aleatoria superior a 700 mOsm/Kg confirma el diagnóstico de polidipsia primaria.
Resonancia magnética de la región hipotálamo-neurohipofisaria. Al ser ponderadas en T1, muestran una mancha brillante clásica, correspondiente a la hipófisis posterior. En la diabetes insípida nefrogénica puede estar ausente o presente, mientras que puede estar alterada en la diabetes insípida de causa central.

Opciones de tratamiento

El enfoque terapéutico está dirigido a reducir la ingesta exagerada de líquido. No se recomienda el tratamiento con desmopresina (DDAVP), debido al riesgo elevado de hiponatremia.
La reducción de líquidos debe hacerse de forma escalonada para que el paciente consiga reducir el volumen urinario, por debajo del criterio poliúrico (50 ml/kg peso corporal).
Aliente a sus pacientes para que incluyan medidas para reducir la sequedad en la boca como tomar trocitos de hielo o caramelos duros para estimular el flujo de saliva.

Referencia bibliográfica

1. Shlomo Melmed, Richard J. Auchus, Allison B. Goldfine, Ronald J. Kowning, Clifford Rosen. Williams Textbook of Endocrinology 14Th edition. ELSEVIER, 2020.
2. Shlomo Melmed. The Pituitary 4th Edition. Academic Press, Elsevier, 2017.

3. Ball S. Diabetes Insipidus. [Updated 2018 Jun 13]. In: Feingold KR, Anawalt B, Boyce A, et al., editors. Endotext [Internet]. South Dartmouth (MA): MDText.com, Inc.; 2000.

Capítulo 265. Síndrome de secreción inadccuada ADII

También conocido por las siglas SIADH, consiste en una condición caracterizada por la secreción o liberación no suprimida de la hormona antidiurética (ADH), bien sea por la glándula hipófisis o como resultado de fuentes no hipofisarias. También puede ocurrir como consecuencia de la acción continua sobre los receptores de la vasopresina.

Estadísticas y epidemiologia

La incidencia del SIADH se incrementa con la edad. Cuando la hiponatremia es definida como menor a 135 mEq/L, se observa una prevalencia entre el 15 al 38%. El SIADH es la causa más común de hipoosmolalidad euvolémica, con una prevalencia entre el 20 al 40% de los pacientes hipoosmolares. Entre el 10 al 20% de los pacientes con SIADH, no tienen concentraciones de vasopresina plasmática elevadas de forma considerable.

Grupos o factores de riesgos:

- ✓ Antecedentes familiares de SIADH hereditario.
- ✓ Trastornos endocrinos subyacentes.
- ✓ Cáncer.
- ✓ Polifarmacia.
- ✓ Drogas de abuso.

Etiología y elementos de la fisiopatología.

Condiciones que conducen frecuentemente al SIADH		
Etiología		Fisiopatología
Alteraciones del sistema nervioso central	Derrame cerebral. Hemorragia. Infección. Traumatismos. Enfermedad mental y psicosis.	Aumento de la liberación de ADH hipofisaria
Neoplasias	Cáncer de pulmón de células pequeñas (SCLC). Carcinomas extrapulmonares de células pequeñas. Canceres de cabeza y cuello. Neuroblastomas olfatorios.	Producción ectópica de ADH.
Fármacos y drogas	Carbamazepina. Oxcarbazepina. Ciclofosfamida. Inhibidores selectivos de la recaptación de serotonina. Clorpropamida. Éxtasis (metilendioximetanfetamina). Otros	Mejora la liberación o el efecto de la ADH.
Enfermedad pulmonar	Neumonía (vira, bacteriana, tuberculosa). Asma. Atelectasia. Insuficiencia respiratoria aguda. Neumotórax.	Mecanismos desconocidos.
Deficiencia hormonal	Hipopituitarismo. Hipotiroidismo.	Pueden cursar con hiponatremia y un cuadro de SIADH corregible con

		reemplazo hormonal
Administración exógena hormonal	Vasopresina exógena (como terapia para hemorragia gastrointestinal). Desmopresina (para tratar enfermedad de von Willebrand, hemofilias u otras). Oxitocina (para inducir el parto).	Aumentan la actividad de los receptores de vasopresina-2 (V2, antidiurético)
Infección viral	Virus de inmunodeficiencia humana (VIH).	Hiponatremia secundaria a SIDA, infecciones oportunistas, insuficiencia adrenal u otro.
SIADH hereditario	Mutación de ganancia de función en el gen de receptores renales V2 (en el cromosoma X).	Bloqueo de los receptores renales V2 en un estado activo continua, ocasionando absorción excesiva de agua e hiponatremia. A su vez, presenta resistencia a los antagonistas del receptor de vasopresina.

Criterios diagnósticos

	Las manifestaciones clínicas pueden deberse a la hiponatremia, así como a la reducción de la osmolalidad.

Clínica	Náuseas y malestar general (puede aparecer cuando el sodio se reduce a menos de 125 o 130 mEq/L). Dolor de cabeza, letargo, obnubilación y puede conducir a convulsiones cuando el sodio cae de forma más severa. Coma o paro respiratorio (sodio inferior a 115 mEq/L). Puede haber calambres musculares, confusión, temblor, asterixis, disartria, respiración de Cheyne-Stokes, reflejos patológicos, irritabilidad, debilidad.

Criterio clínico de Schwartz y Bartter
Sodio sérico inferior a 135 mEq/L. Sodio urinario superior a 40 mEq/L (por la absorción de agua libre mediada por ADH de los túbulos colectores de los riñones). Osmolalidad sérica menor a 275 mOsm/kg. Osmolalidad urinaria superior a 100 mOsm/kg. Ausencia de evidencia clínica de depleción de volumen (presión arterial dentro del rango de referencia, turgencia cutánea normal). Ausencia de otras causas de hiponatremia (enfermedad hepática, insuficiencia suprarrenal, insuficiencia cardíaca, hipotiroidismo, otros). Corrección de hiponatremia por restricción de líquidos.

Opciones de tratamiento

Corrección y mantenimiento de la corrección del sodio plasmático así como corrección de trastornos subyacentes (hipotiroidismo, infección pulmonar, entre otros). El objetivo de la corrección del sodio sérico es mantenerlo en niveles superiores a los 130 mEq/L.

En pacientes con síntomas leves a moderados, puede indicarse restricción de la ingesta de agua oral (menos de 800 mL al día). En caso de persistencia de hiponatremia, administre cloruro de sodio en forma de tabletas orales o solución salina intravenosa. Puede emplearse diuréticos como furosemida (20 mg dos veces al día).

La corrección mediante solución salina, debe hacerse mediante una solución salina hipertónica al 3% cuya osmolalidad sea de 513 mOsm/kg. Esta debe utilizarse cuando la sintomatología hiponatremia sea severa o resistente. Este se administra en un bolo de 100 ml durante las primeras 3 o 4 horas, midiendo el nivel de sodio a las 2 o 3 horas para ajustar la dosis.

No debe excederse más de 8 mE1/L por 24 horas o entre 0,5 a 1 mEq/L por hora. Una corrección más rápida podría ocasionar desmielinización osmótica del sistema nervioso central y conducir a complicaciones graves y potencialmente mortales como el síndrome de desmielinización osmótica.

Pueden emplearse antagonistas del receptor de vasopresina como el conivaptán (vía intravenosa) o el tolvaptán (vía oral).

Referencias bibliográficas

1. Shlomo Melmed, Richard J. Auchus, Allison B. Goldfine, Ronald J. Kowning, Clifford Rosen. Williams Textbook of Endocrinology 14Th edition. ELSEVIER, 2020.
2. Lockett J, Berkman KE, Dimeski G, Russell AW, Inder WJ. Urea treatment in fluid restriction-refractory hyponatraemia. Clin. Endocrinol. (Oxf). 2019 Apr;90(4):630-636

Capítulo 266. Baja estatura

Desde el punto de vista clínico, se define como baja estatura, a la condición en la cual la altura de una persona se encuentra en el percentil 3 de acuerdo a la altura media de la edad, sexo y población determinada del sujeto. El diagnóstico puede establecerse en base a diversos instrumentos antropométricos y puede ser ocasionada por diversos factores etiológicos.

Estadísticas y epidemiologia

Se estima que alrededor del 97,5% de la población presenta estatura normal y estatura elevada, mientras que se estima que el 2,5% tienen baja estatura. No obstante, la prevalencia varía de acuerdo a factores geográficos.

En Arabia Saudita se estima que la prevalencia de baja estatura en niños es del 11,3% y alrededor del 1,8% en adolescentes. En Jordania la prevalencia de baja estatura fue del 4,9%. En España se estima una prevalencia del 1% de baja estatura en niños por desnutrición. Un estudio en la India, registró una tasa de prevalencia del 2,86% en niños de edad escolar. Alrededor del 66,67% de las causas fue la genética y el retraso constitucional del crecimiento.

Puede ser predominante en hombres o en mujeres de acuerdo a la población. De acuerdo con un estudio en Argentina, la prevalencia de baja estatura fue superior en mujeres (16,4%) que en hombres (8,4).

Etiología

Trastornos del eje GH-IGF1	Deficiencia de GH	Hipotálamo Trastornos congénitos. Trastornos adquiridos. Pituitaria Trastornos congénitos (deficiencias combinadas de hormonas hipofisarias, deficiencia aislada de GH). Trastornos adquiridos (neoplasias como el craneofaringioma, histiocitosis X).
	Insensibilidad a la GH	Mutaciones en las proteínas de señalización GHR y la subunidad lábil en ácido (ALS).
	Anormalidades de la señalización de los receptores IGF1	
Trastornos del crecimiento fuera del eje GH-IGF1	Desnutrición	
	Enfermedad crónica	
	Desorden endocrino	
	Osteocondrodisplasias	
	Anomalías cromosómicas	
	Pequeño para la edad gestacional	
	Factores maternos y placentarios	
Estatura baja idiopática		

Elementos fisiopatológicos

Cada etiología tiene elementos fisiopatológicos precisos que conducen a un retardo de crecimiento o baja estatura. Pueden reunirse los trastornos del crecimiento en:

- ✓ Trastornos del eje hipotálamo-pituitario (deficiencia de GH).

- ✓ Trastorno que ocasiona deficiencia o resistencia a la acción de IGF1.
- ✓ Trastornos de crecimiento que afectan especialmente a la placa de crecimiento o son ocasionadas por enfermedades crónicas.
- ✓ Talla baja idiopática (la cual puede tener una base patogénica en el eje GH-IGF1 o en la placa de crecimiento).

Criterios diagnósticos

Para establecer un diagnóstico preciso de baja estatura, se requiere realizar una entrevista médica exhaustiva, así como emplear mediciones antropométricas apropiadas para la población y otras peculiaridades asociadas al individuo (sexo, edad). El diagnóstico puede requerir pruebas bioquímicas cuando exista la sospecha de trastornos subyacentes que expliquen la baja estatura.

Guía para el diagnóstico

Medidas antropométricas:

- ✓ Deben ser evaluadas las siguientes mediciones en función de la edad, sexo y población del paciente.
- ✓ Medición del el vértice de la altura.
- ✓ Medición del peso corporal.
- ✓ Medición de altura del tronco y longitud de las extremidades.

Historial médico:

- ✓ Evaluación de antecedentes relevantes (desde el periodo gestacional hasta el nacimiento).
- ✓ Aparición de hitos desde la primera infancia y hasta la adolescencia incluyendo la aparición de pubertad.

- ✓ Historia de enfermedad.
- ✓ Tabla de dieta nutricional y descripción de hábitos alimenticios.
- ✓ Antecedentes familiares pertinentes asociados al desarrollo y estatura familiar.

Aspectos psicosociales: Cambios de comportamiento; y relaciones sociales y familiares.

Paraclínicos de interés:

- ✓ Evaluación bioquímica de las hormonas del crecimiento; y en relación a los niveles del factor de crecimiento similar a la insulina sanguíneo.
- ✓ Hemograma completo.
- ✓ Radiografías (para estimar y correlacionar la edad ósea en conjunto con la edad cronológica).
- ✓ Indique estudios adicionales asociados a trastornos genéticos, nutricionales u endocrinos que sospeche, en función a la clínica y antecedentes del paciente.

Opciones de tratamiento

Principalmente, el tratamiento debe ser dirigido a corregir o tratar la condición subyacente del paciente que condicione a la baja estatura. Entre las opciones de tratamiento se encuentran:

- ✓ Análogos de la hormona liberadora de gonadotropina (en caso de pubertad precoz para permitir más tiempo antes de la maduración ósea).
- ✓ Terapia de andrógenos en dosis bajas como la oxandrolona (aumenta el potencial de crecimiento).

- ✓ Metformina materna (incrementa la sensibilidad fetal a la insulina para mejorar el desarrollo mediante el aprovechamiento de glucosa).
- ✓ Inhibidores de la aromatasa (reduce la conversión de andrógenos en estrógenos, la androstenediona en estrona y la testosterona en estradiol para conseguir el retardo puberal).
- ✓ Péptido C-natriurético recombinante (incrementa la velocidad de crecimiento en el tratamiento de la acondroplasia).

Tratamiento con hormona del crecimiento

Indicación **Deficiencia de GH**	**Dosis (mg/ kg/semana)**
Niños pre-puberales	0,16 a 0,35
Puberal	0,16 a 0,70
Adultos con deficiencia de GH	0,04 a 0,08
Síndrome de Turner	0,375
Insuficiencia renal crónica	0,35
Síndrome de Prader-Willi	0,24
Talla baja idiopática	0,3 a 0,37
Deficiencia de SHOX	0,35
Síndrome de Noonan	0,23 a 0,46

Peculiaridades del seguimiento

Las condiciones del seguimiento durante la terapia de reemplazo con GH, deben realizarse a largo plazo siguiendo las siguientes recomendaciones:

Parámetros	Evaluación
Edad ósea	Medir a intervalos de 12 meses para evaluar la altura objetivo.
Prueba de función tiroidea	Medición a intervalos de 12 meses. Debe medirse inmediatamente al identificar reducción de la velocidad de crecimiento.
IGF1 e IGBP-3 plasmáticas	Medición cada 12 meses. El objetivo consiste en mantener el nivel de IGF1 dentro del rango medio normal.
Panel metabólico (ESR, CBC, HbA1C).	Realice cada 12 meses.
Ajuste de dosis	En función al peso, respuesta del tratamiento, nivel de IGF1, comparación con la altura deseada y etapa puberal.

Referencias bibliográficas

1. Shlomo Melmed, Richard J. Auchus, Allison B. Goldfine, Ronald J. Kowning, Clifford Rosen. Williams Textbook of Endocrinology 14Th edition. ELSEVIER, 2020..
2. Lavin N, editor. Manual of endocrinology and metabolism. 4th ed. Philadelphia: Wolters Kluwer/Lippincott Williams & Wilkins Health; 2009. 837 p.
3. Rani D, Shrestha R, Kanchan T, et al. Short Stature. [Updated 2020 Apr 15]. In: StatPearls [Internet]. Treasure Island (FL): StatPearls Publishing; 2020 Jan-.
4. Ergun-Longmire B, Wajnrajch MP. Growth and Growth Disorders. [Updated 2018 Jul 14]. In: Feingold KR, Anawalt B, Boyce A, et al., editors. Endotext

Capítulo 267. Deficiencia de GH en el niño

Se trata de la deficiencia hormonal pituitaria más frecuente en la edad pediátrica. Esta puede encontrase de forma aislada o acompañada por una deficiencia de otro tipo de hormona hipofisaria. La deficiencia de la GH en los niños, se asocia con un crecimiento anormalmente lento y una baja estatura pero conservando las proporciones adecuadas corporales.

Estadísticas y epidemiologia

La baja estatura ocurre en un 2,5% de niños. La prevalencia de la deficiencia de GH en niños se estima alrededor de 1 por cada 4000 a 1 por cada 10.000 niños. Los casos por déficit relativos son más habituales. La resistencia a la GH es una causa de retraso del crecimiento relativamente baja.

Grupos o factores de riesgos:

- ✓ Exposición a más de 30 Gy de radiación a nivel craneal.
- ✓ Traumatismos craneoencefálicos.
- ✓ Antecedentes familiares de hipopituitarismo.
- ✓ Antecedente de tumor cerebral.
- ✓ Hallazgo casual de anomalías hipofisarias mediante resonancia magnética.
- ✓ Antecedente de alteración hipofisaria orgánica.

Etiología o causas más frecuentes

Anomalías estructurales de la hipófisis y de la región hipotalámica (holoprosencefalia, displasia septoóptica).

Defectos genéticos en el desarrollo hipofisario o en la liberación de GH.
Lesiones adquiridas de la región hipotalámica-hipofisaria (tumores como el craneofaringioma, infiltrados inflamatorios como la sarcoidosis, histiocitosis, entre otros, traumatismo, radiación y quimioterapia.
Déficit idiopático.
Disfunción neurosecretora de GH.

Elementos fisiopatológicos

La síntesis y liberación de la hormona del crecimiento, es realizada mediante la intervención de un neuropéptido hipotalámico conocido como la hormona liberadora de la hormona del crecimiento o GHRH. Esta hormona hipotalámica es controlada por neuroquímicos los cuales median el control neuroendocrino de la biosíntesis de la hormona del crecimiento. Sin embargo, todas aquellas anomalías funcionales o del desarrollo hipotalámico, así como trastornos genéticos o adquiridos, pueden ocasionar alteración del control neuroendocrino y desencadenar hipopituitarismo, y como resultado la alteración de la síntesis y liberación de la GH. A su vez, la deficiencia de la GH, desencadena un conjunto de trastornos metabólicos y de crecimiento, característico de las manifestaciones clínicas del síndrome.

Criterios diagnósticos

Clínica	Las manifestaciones clínicas y la auxología, constituyen los factores principales para el diagnóstico. Talla debajo del percentil 3. Velocidad de crecimiento:

	Inferior a 6 cm por año antes de los 4 años. Inferior a los 5 cm por año entre los 4 y 8 años. Inferior a 4 cm por año antes de la pubertad. Proporción corporal normal entre las extremidades y segmentos superior e inferior del cuerpo. Altura inferior a 1,5 desviaciones estándar (DE) por debajo de la altura media de los padres. Altura inferior a 2 DE por debajo de la media. Pueden presentarse otras manifestaciones clínicas en función a la causa subyacente de la deficiencia. Signos de lesión intracraneal. Signos de deficiencia hipofisaria múltiple. Manifestaciones neonatales /hipoglucemia, ictericia prolongada, alteración de la línea media craneofacial, microcéfalo).
Paraclínicos	La maduración esquelética (evaluada por determinación de edad ósea), es superior a 2 años por detrás de la edad cronológica. Medición de niveles de IGF1 e IGFBP-3 (deben ser interpretados en función a la edad ósea más que con la edad cronológica). Prueba de provocación de la hormona de crecimiento. No debe confiar en esta prueba como único criterio. Prueba de secreción de GH (puede ser omitido cuando se identifique un claro factor de riesgo asociado al déficit de GH importante). Deben realizarse dos pruebas: GH máxima en ambas pruebas es inferior a 10 ng/ml (realizar evaluación de la hipófisis mediante RM, pruebas en el neonato). GH superior a 10 y estatura inferior a -2,25 DE, se considerará tratamiento con GH para talla baja idiopática. Otros estudios pertinentes: Pruebas de función tiroidea. Pruebas neuroendocrinológicas Hemograma completo.

	Creatinina y velocidad de sedimentación. Resonancia magnética Pruebas genéticas (se realiza cuando existan antecedentes familiares asociados a la deficiencia de GH). Indique los estudios bioquímicos pertinentes en función a las sospechas clínicas asociadas a la causa subyacente del retraso de crecimiento.

Opciones de tratamiento

Suplementación con GH recombinante, que está indicada para todos los niños que presenten baja estatura y deficiencia documentada de la GH. La dosis se administra vía subcutánea. Dosis inicial de 0,16 a 0,24 mg por kg peso corporal a la semana.

El incremento de la velocidad de altura, es de 10 a 12 cm de crecimiento por año (durante el primer año), a menudo disminuye, aunque permanece por encima de la tasa de crecimiento previa al inicio del tratamiento.

Se recomienda que el tratamiento con GH no continúe más allá del logro de la velocidad de crecimiento por debajo de 2 a 2,5 cm al año.

Peculiaridades del seguimiento

Debe establecerse seguimiento a largo plazo con valoración regular de medición antropométrica y paraclínicos pertinentes asociados a factores de riesgo.

Referencia bibliográfica

1. Lavin N, editor. Manual of endocrinology and metabolism. 4th ed. Philadelphia: Wolters

Kluwer/Lippincott Williams & Wilkins Health; 2009. 837 p.

2. Shlomo Melmed, Richard J. Auchus, Allison B. Goldfine, Ronald J. Kowning, Clifford Rosen. Williams Textbook of Endocrinology 14Th edition. ELSEVIER, 2020.
3. Grimberg A., DiVall S.A., Polychronakos C., Allen D.B., et al, on behalf of the Drug and Therapeutics Committee and Ethics Committee of the Pediatric Endocrine Society.Hormone and Insulin-Like Growth Factor-I Treatment in Children and Adolescents: Growth Hormone Deficiency, Idiopathic Short Stature, and Primary Insulin-Like Growth Factor-I Deficiency. Horm Res Paediatr 2016;86:361-397.

Capítulo 268. Deficiencia de GH en el adulto

Consiste en una afección clínica caracterizada por la reducción de la masa muscular del cuerpo, en conjunto con una reducción de la densidad mineral ósea (DMO) en presencia de un incremento de la adiposidad visceral y alteración del perfil lipídico.

La deficiencia de la hormona del crecimiento (GH) o somatotropina, puede ocasionar en el adulto un aumento del riesgo cardiovascular y un incremento del riesgo de mortalidad por las enfermedades cerebrovasculares y cardíacas. La hormona de crecimiento se produce en la pituitaria anterior y esta es estimulada o inhibida por la somatostatina hipotalámica. De modo que la deficiencia de GH en adultos, puede ser ocasionada por un grupo de trastornos.

Estadísticas y epidemiologia

Alrededor de 6000 adultos son diagnosticados con deficiencia de GH cada año en los Estados Unidos.

Se estima que alrededor de 1 de cada 100.000 personas al año es afectada con la deficiencia de la GH y al menos 2 casos por cada 100.000 personas al año cuando se consideran los pacientes con deficiencia de GH iniciada en la niñez.

Aproximadamente entre el 15 al 20% de los casos ocurren como transición de la deficiencia de GH en la niñez a la edad adulta.

La edad de inicio de la deficiencia de GH adquirida en los adultos, a menudo coincide con el hallazgo de neoplasias hipofisarias. La edad más frecuente suele ser entre la cuarta y quinta década de la vida.

Factores de riesgos:

- ✓ Cáncer.
- ✓ Antecedente familiar de deficiencia de GH.
- ✓ Traumatismo craneoencefálico.
- ✓ Cirugía intracraneal.
- ✓ Radioterapia en cabeza.

Etiología

Causas de deficiencia de la hormona del crecimiento en adultos.

Adquirida: Neoplasias hipofisarias: las principales causas son debido al adenoma hipofisario y el craneofaringioma. Enfermedades infiltrativas (sarcoidosis, tuberculosis, histiocitosis). Infarto de la pituitaria o hipotálamo. Traumatismo craneoencefálico. Metástasis. Cirugía o radioterapia pituitaria o hipotalámica. *Afecciones congénitas:* Anomalías genéticas: defectos del gen del receptor de la hormona liberadora de GH, defectos del factor de transcripción (PIT-1, PROP-1, LHX3 / 4, HESX-1, PITX-2). Defectos estructurales cerebrales: las anomalías estructurales incluyen agenesia del cuerpo calloso, síndrome de la silla turca vacía, hidrocele, entre otras. *Idiopática.*

Elementos fisiopatológicos

La GH es sintetizada y secretada por las células somatótropas encontradas en la hipófisis anterior. Esta hormona se encarga de regular procesos fisiológicos complejos, entre los cuales destaca el control del metabolismo del crecimiento.

La GH es regulada por la estimulación de la hormona liberadora de GH, de igual manera, la ghrelina, una hormona peptídica secretada en el estómago, se une a los receptores de las células somatotrópicas de la hipófisis y estimula la secreción de la GH. Por su parte, su secreción es inhibida por el péptido hipotalámico conocido como somatostatina.

Los trastornos que ocasionan alteración en la síntesis y liberación de la GH, pueden desencadenar el déficit de esta hormona y causar un conjunto manifestaciones clínicas. Cada causa contiene elementos fisiopatológicos específicos que conducen a la deficiencia.

Criterios diagnósticos.

Clínica	Algunos pacientes son asintomáticos. Cambios de memoria y velocidad de procesamiento así como la atención. Inestabilidad emocional. Trastornos del sueño. Depresión y ansiedad. Fatiga. Disminución de fuerza. Fibromialgia. Adiposidad central. Disfunción neuromuscular. Disminución de la sensibilidad a la insulina. Disminución de la densidad ósea.

	Disminución de la sudoración y termorregulación. Disminución del contacto social. Reducción de la libido. Aumento de peso. Placas de ateroma en las arterias. Alteración de la función cardíaca. Aumento de la tensión arterial. Puede haber signos de otras deficiencias hipofisarias.
Paraclínicos	Incremento de lipoproteínas de baja densidad. Aumento de los marcadores de inflamación como la proteína C reactiva. Prueba de tolerancia a la insulina: medición del pico de GH de 3 µg/L o menos, indica deficiencia grave. Límite óptimo para GH de 5,1 µg/L. Hormona liberadora de hormona del crecimiento y prueba de arginina combinada. Prueba de estimulación con glucagón. Péptido liberador de la hormona del crecimiento 2: un valor de corte de 3 µg/L, representa a la deficiencia de GH grave, mientras que un valor de 5 µg/L, define la deficiencia de GH. Clonidina. Levodopa Arginina más levodopa. Puede emplearse otras pruebas diagnóstico auxiliares como: IGF-1. IGF-BP3. Resonancia magnética (útil para detectar etiología intracraneal).

Opciones de tratamiento y seguimiento

Tratamiento de reemplazo de hormona de crecimiento

Dosis inicial entre los 30 a 60 años: 300 µg/día. Esta puede incrementar de 100 a 200 µg cada 1 a 2 meses.

Los pacientes menores de 30 años, pueden obtener mayores beneficios con dosis más elevadas, entre 400 a 500 μg/día. La dosis puede ser mayor en pacientes que inician transición de tratamiento pediátrico a dosis de adulto.
La dosis en los adultos mayores de 60 años, puede ser inferior. La dosis inicial de estos inicia entre 100 a 200 μg y podrá incrementarse de acuerdo a la necesidad, pero con incrementos más pequeños.
Una vez obtenida la dosis apropiada de mantenimiento, deben establecerse controles regulares a intervalos de 3 a 6 meses. En dichos controles debe comprobarse que la concentración de IGF-1 sea apropiada para la edad. Además, las visitas de seguimiento deben incluir una valoración clínica completa y observación de efectos secundarios al tratamiento, valoración del perfil lipídico, glucemia en ayunas, determinación de cortisol, T4 y TSH. SI está indicado, valore la densidad mineral ósea.

Referencias bibliográficas

1. Shlomo Melmed, Richard J. Auchus, Allison B. Goldfine, Ronald J. Kowning, Clifford Rosen. Williams Textbook of Endocrinology 14Th edition. ELSEVIER, 2020.
2. Lavin N, editor. Manual of endocrinology and metabolism. 4th ed. Philadelphia: Wolters Kluwer/Lippincott Williams & Wilkins Health; 2009. 837 p.
3. Gupta V. (2011). Adult growth hormone deficiency. Indian journal of endocrinology and metabolism, 15

Suppl 3(Suppl3), S197–S202. https://doi.org/10.4103/2230-8210.84865.

Capítulo 269. Insuficiencia suprarrenal secundaria

Se refiere a la reducción de la estimulación de la corteza suprarrenal por parte de la hormona adrenocorticotrópica (ACTH), sin alteración de los niveles aldosterona. Las causas principales de este trastorno son las lesiones cerebrales traumáticas y el panhipopituitarismo.

Estadísticas y epidemiologia

Ocurre con más frecuencia que la insuficiencia suprarrenal primaria. La insuficiencia suprarrenal secundaria es más frecuente en hombres que en mujeres. La edad de diagnóstico ocurre con más frecuencia en la sexta década de la vida. Se estima que su prevalencia es entre 150 a 280 casos por millón de personas.

Grupos o factores de riesgos

- ✓ Antecedentes familiares de insuficiencia adrenal secundaria.
- ✓ Radioterapia en cabeza.
- ✓ Cirugía intracraneal.
- ✓ Neoplasias intracraneales.

Etiología y elemento fisiopatológico

Enfermedad	Elemento patogénico
Traumatismos o lesiones ocupantes de espacios	
Tumor hipofisario (craneofaringioma, adenoma, meningioma,	

carcinoma)	Disminución de la secreción de ACTH
Traumatismo (lesión del tallo hipofisario).	
Cirugía o irradiación hipofisaria	
Infecciones o procesos infiltrativos (hemocromatosis, meningitis, tuberculosis, otros)	
Apoplejía hipofisaria	
Síndrome de Sheehan	
Desórdenes genéticos	
Factores de transcripción asociados al desarrollo hipofisario	
HESX homeobox1	Mutación del gen HESX1.
Síndrome de Prader-Willi (PWS).	Deleción o silenciamiento de genes en el centro de impronta para PWS.
Homeobox ortodentical 2	Mutación del gen OTX2.
Deficiencia proopiomelanocortina congénita	Mutación del gen POMC.
LIM homeobox 4	Mutación del gen LHX4
SRY (región Y que determina el sexo)- box 3	Mutación del gen SOX3
T-box 19	Mutación del gen TBX19.

La deficiencia de la ACTH conduce a la reducción de la secreción de cortisol y andrógenos adrenales. No obstante, se mantiene la producción de mineralocorticoides normal.

En las primeras etapas, la secreción de la ACTH basal es normal, no obstante, la secreción de ACTH en respuesta al estrés es alterada. A medida que progresa la pérdida de secreción basal de la ACTH, ocurre atrofia de la zona fasciculada y reticular de la corteza de las glándulas suprarrenales, y como consecuencia reduce la secreción basal del cortisol conservando la liberación de aldosterona por la zona glomerulosa.

Criterios diagnósticos

Clínica	Las manifestaciones clínicas son similares a las primarias: vómitos, anorexia, pérdida de peso, fatiga, dolor abdominal, edema, pérdida de la libido, atrofia de la piel, estrías, atrofia muscular, entre otras (ver capítulo 184). No obstante, ya que no hay incremento de la ACTH, no se produce hiperpigmentación en la piel. Dado que la zona glomerulosa, permanece secretando mineralocorticoides, no hay deshidratación ni hiperpotasemia, además la hipotensión es discreta. La hipoglucemia es más común en la insuficiencia adrenal secundaria. Puede haber manifestaciones clínicas adicionales en función a la causa subyacente por ejemplo, en caso de neoplasias, puede ocurrir defectos visuales y dolor de cabeza.
Paraclínicos	Puede realizar estudios detallados en el capítulo 184. Concentración basal de cortisol sérico matutino: bajas. Niveles de ACTH: bajo o normal bajo. Prueba de estimulación con dosis estándar de ACTH: nivel inferior a 18 o 20 mcg/dl. No obstante, si se realiza en las primeras etapas de la enfermedad, y no ha ocurrido atrofia glandular, puede arrojar una respuesta normal a la estimulación. Prueba de estimulación de ACTH en dosis bajas. Prueba de hipoglucemia inducida por insulina. Otros estudios a considerar Resonancia magnética de hipotálamo y glándula pituitaria.

Opciones de tratamiento

- ✓ El tratamiento consiste en tratar la causa subyacente siempre que esto sea posible.
- ✓ Terapia de reemplazo de glucocorticoides (Ver capítulo 185).
- ✓ Puede ser necesario el reemplazo de otros déficits hormonales de la hipófisis anterior.
- ✓ En raras ocasiones se requiere reemplazo de mineralocorticoides (Ver capítulo 186).

Referencias bibliográficas

1. Shlomo Melmed, Richard J. Auchus, Allison B. Goldfine, Ronald J. Kowning, Clifford Rosen. Williams Textbook of Endocrinology 14Th edition. ELSEVIER, 2020.
2. Nicolaides NC, Chrousos GP, Charmandari E. Adrenal Insufficiency. [Updated 2017 Oct 14]. In: Feingold KR, Anawalt B, Boyce A, et al., editors.Endotext. South Dartmouth (MA): MDText.com, Inc.; 2000-.

Capítulo 270. Hipotiroidismo secundario

Consiste en una disminución de las hormonas tiroideas como resultado de una estimulación insuficiente por parte de la hormona estimulante de la tiroides (TSH) en una glándula tiroides normal. A menudo, se emplea el término de hipotiroidismo central para referirse al hipotiroidismo ocasionado por trastornos hipotalámicos o hipofisarios, especialmente, cuando no se logre establecer una distinción clara del agente etiológico, pero haya sido confirmada la deficiencia de TSH de origen central.

Estadísticas y epidemiologia

Se estima que su prevalencia es de alrededor de 1 caso por cada 80.000 personas hasta 1 caso por cada 120.000 personas, siendo una condición relativamente rara. No existe preferencia de incidencia entre el sexo femenino y el masculino.

Grupos o factores de riesgos:

- ✓ Antecedente personal de cirugía intracraneal.
- ✓ Traumatismo craneoencefálico.
- ✓ Cáncer.
- ✓ Enfermedades infiltrativas.
- ✓ Antecedente familiar de hipotiroidismo secundario.
- ✓ Radioterapia en cabeza.

Etiología o causas más frecuentes

Neoplasias	Adenoma pituitario. Meningioma. Craneofaringioma. Metástasis. Disgerminoma. Quistes de Rathke y otras lesiones de masa quística.
Infiltrativas	Sarcoidosis. Histiocitosis X. Granuloma eosinofílico.
Traumática	Radiación. Traumatismo craneoencefálico.
Infecciosas	Virus. Infecciones fúngicas. Tuberculosis.
Vasculares	Hemorragia. Apoplejía pituitaria. Interrupción del tallo. Aneurisma. Hemorragia subaracnoidea. Síndrome de Sheehan.
Defectos genéticos	Defectos de los factores de transcripción específicos de la pituitaria (HESX1, LHX3, PROP-1, PIT-1). Deficiencia aislada de TRH. Mutación en el gen de la subunidad TSH (beta): mutación G29R en el axón 2, mutación sin sentido en el gen de la subunidad beta de la hormona estimulante de la tiroides. Mutación inactivante en el gen del receptor TRH. Isoformas de TSH inactivas biológicamente.
Hipotiroidismo central transitorio	Síndrome eutiroideo enfermo. Reemplazo excesivo de T4 en hipotiroidismo primario.
Iatrogénico	Radioterapia postexterna. Cirugía posterior a la hipófisis.

Elementos fisiopatológicos

Los trastornos hipotalámicos son capaces de reducir la secreción adecuada de la TSH y de esta manera alterar la producción o el transporte de la TRH hacia la glándula pituitaria.

El hipotiroidismo puede ser resultado de la cantidad insuficiente de TSH secretado por la hipófisis con un anormal patrón de glicosilación, lo que ocasiona la disminución de la actividad biológica de la TSH.

Los casos cuya etiología se debe a trastornos congénitos, se deben a lesiones estructurales, por ejemplo, defectos de la línea media, hipoplasia hipofisaria, quistes de la bolsa de Rathke o trastornos funcionales en la biosíntesis de la TSH y su liberación.

En adultos, sin embargo, se debe frecuentemente al desarrollo de macroadenomas hipofisarios o como consecuencia de cirugías previas o irradiaciones hipofisarias.

Criterios diagnósticos

Clínica	Las manifestaciones clínicas son similares a la presentación clínica del hipotiroidismo primario, aunque tienden a ser más leves (Ver capítulo 118). Algunas de estas son: Ralentización del metabolismo corporal. Aumento de peso. Aumento de grasa corporal. Retención de líquido y sal. En niños: baja estatura, retardo de crecimiento y/o maduración ósea. Pueden presentarse variaciones en las manifestaciones clínicas asociadas a la causa subyacente.

Paraclínicos	Aumento del colesterol sérico. T3, T4 y TSH séricas. Medición de T4 en serie. Prueba de estimulación TRH: se mide la TRH y luego se mide la TSH sérica en serie a los 20 a 60 mts (puede emplearse el uso del valor de 180 tm). La respuesta normal es considerada cuando el valor de TSH sea de 20 a 60 mt de TSH. Una respuesta plana es observada en la enfermedad hipofisaria, así como una respuesta retardada con un valor de 60 mt más elevada que el valor de 20 mt como puede ser observado en la enfermedad hipotalámica. Otros marcadores bioquímicos. Anticuerpos antitiroideos negativos. Proteínas fijadoras de hormonas sexuales. Enzima convertidora de angiotensina. Telopéptido carboxilo-terminal del colágeno tipo 1. Proteína del agente hipoglucemiante ósea. Receptores de IL-2 solubles en suero. Estudios de imagen: Resonancia magnética. Tomografía computarizada.

Opciones de tratamiento

Reemplazo hormonal de TRH y TSH no se considera tratamiento de elección debido a los altos costos y limitada aplicabilidad.

Reemplazo hormonal con levotiroxina (tratamiento de elección). Dosis recomendada:

Niños: dosis inicial de 10 a 15 µg/kg por día, o 50 µg por día (para lactantes entre 3 a 4,5 kg de peso).

Adultos: 1,6 mcg/kg al día.

Edad avanzada: 1 mcg/kg al día

Peculiaridades del seguimiento

La terapia en lactantes debe controlarse a intervalos de 4 a 6 semanas durante los primeros 6 meses, luego se realiza cada 2 a 3 meses para las edades de 6 a 24 meses.

El seguimiento se realiza cada 3 a 6 meses a partir de los 2 años de edad.

Referencias bibliográficas

1. Shlomo Melmed, Richard J. Auchus, Allison B. Goldfine, Ronald J. Kowning, Clifford Rosen. Williams Textbook of Endocrinology 14Th edition. ELSEVIER, 2020.
2. Shlomo Melmed. The Pituitary 4th Edition. AcademicPress, Elsevier, 2017.
3. Gupta, V., & Lee, M. (2011). Central hypothyroidism. Indian journal of endocrinology and metabolism, 15(Suppl 2), S99–S106. https://doi.org/10.4103/2230-8210.83337

Capítulo 271. Hipogonadismo secundario

El hipogonadismo consiste en un estado de deficiencia de andrógenos absoluto o relativo. El hipogonadismo secundario o hipogonadotropo, ocurre debido al descenso de la producción de GnRH o LH.

Estadísticas y epidemiologia

El síndrome de Prader-Willi y el síndrome de Angelman, tienen una prevalencia de 1 caso por cada 20.000 personas y se caracterizan por una combinación de hipogonadismo secundario, hipotonía, hiposmia, entre otras manifestaciones.

La mayoría de los pacientes con base hipofisaria para hipogonadismo secundario muestran lesión expansiva en la resonancia magnética o tienen hiperprolactinemia.

El síndrome de Kallman tiene una prevalencia de 1 por cada 10.000 hombres.

En conjunto con el hipogonadismo primario, es responsable del 80 al 90% de las causas de infertilidad masculina.

Grupos o factores de riesgo:

- ✓ Antecedentes familiares de hipopituitarismo congénito.
- ✓ Antecedente familiar de hipogonadismo secundario.
- ✓ Antecedente personal de cirugía intracraneal.
- ✓ Traumatismo craneoencefálico.
- ✓ Enfermedad infiltrativa.
- ✓ Infección por VIH.
- ✓ Obesidad mórbida.

- ✓ Uso de drogas o fármacos (opioides, glucocorticoides, acetato de medroxiprogesterona, otros).

Etiología o causas más frecuentes

- ✓ Síndrome de Kallman.
- ✓ Virus de inmunodeficiencia humana.
- ✓ Cirugía.
- ✓ Traumatismo craneoencefálico.
- ✓ Hipogonadismo inducido por estrés.
- ✓ Hiperprolactinomas.
- ✓ Hipogonadismo hipogonadotrópico aislado.
- ✓ Adenomas pituitarios.
- ✓ Hemocromatosis, talasemias.
- ✓ Síndrome de Prader-Willi.
- ✓ Hipopituitarismo.
- ✓ Deficiencia de GnRH secundaria (fármacos, drogas, toxinas, enfermedades sistémicas.

Elementos fisiopatológicos

La señalización desde la pituitaria mediante la LH o desde el hipotálamo mediante GnRH hacia los testículos es inadecuada de modo que no puede estimular adecuadamente la producción de testosterona en las células de Leydig.

Criterios diagnósticos

Clínica	Signos y síntomas asociados a deficiencia androgénica: Reducción del volumen testicular. Disminución del vello corporal. Ginecomastia. Infertilidad por factor masculino. Disminución de la masa magra.

	Disminución de la fuerza muscular. Obesidad visceral. Resistencia a la insulina. Pérdida de la libido. Disminución de la actividad sexual. Disfunción eréctil. Erecciones nocturnas disminuidas. Sofocos. Cambios de humor. Fatiga. Trastornos del sueño. Depresión. Reducción de la función cognitiva. De acuerdo a la causa subyacente, pueden presentarse manifestaciones clínicas adicionales, por ejemplo, deficiencia de otras hormonas hipofisarias, dolor de cabeza, trastornos visuales, entre otras.
Paraclínicos	Realice cribado a pacientes masculinos con infección por VIH, enfermedad renal terminal, infertilidad, diabetes mellitus tipo 2, osteoporosis o EPOC. Prueba de deficiencia de andrógenos en hombres mayores (ADAM): cuestionario de 10 ítems diseñados para identificar a los hombres con clínica de deficiencia de testosterona. Mediciones de testosterona sérica (deben realizarse 2 mediciones). Prueba de FSH, LH. Prueba de prolactina. TSH y T4. Vitamina D. Hemograma completo. Panel metabólico completo (a menudo los pacientes presentan síndrome metabólico). Hierro, transferrina. Nivel de cortisol. Medición de globulina transportadora de hormonas sexuales.

Opciones de tratamiento

El tratamiento consiste en administrar terapia de reemplazo de testosterona: inyecciones intramusculares de testosterona con enantato de testosterona o cipionato de testosterona. La dosis a administrar oscila entre 50 a 100 mg por semana. También se puede considerar una terapia de 100 a 200 mg cada dos semanas.
Actualmente, existe una forma de testosterona inyectable de acción extra larga (undecanoato de testosterona), la cual se administra a una dosis inicial de 750 mg, seguida de una segunda dosis a las 4 semanas. No obstante, no se recomienda como tratamiento de primera línea.

Peculiaridades del seguimiento

Antes del tratamiento (pre-tratamiento) debe revisarse Hgb, HCT, DRE (examen rectal digital), dos niveles de testosterona temprano en la mañana, nivel de PSA.
Un mes luego de iniciar el tratamiento de testosterona, debe solicitarse un nuevo estudio del nivel de testosterona matutino.
Luego de 3 a 6 meses del inicio del tratamiento, se realiza nuevamente los estudios indicados en el pre-tratamiento, y se añade pruebas de función hepática y perfil lipídico.
El seguimiento se realiza anualmente, solicitando estudios bioquímicos pertinentes.

Referencias bibliográficas

1. Shlomo Melmed. The Pituitary 4th Edition. AcademicPress, Elsevier, 2017.

2. Lavin N, editor. Manual of endocrinology and metabolism. 4th ed. Philadelphia: Wolters Kluwer/Lippincott Williams & Wilkins Health; 2009. 837 p.
3. Shlomo Melmed, Richard J. Auchus, Allison B. Goldfine, Ronald J. Kowning, Clifford Rosen. Williams Textbook of Endocrinology 14Th edition. ELSEVIER, 2020.

Capítulo 272. Panhipopituitarismo

El panhipopituitarismo o hipopituitarismo consiste en la deficiencia de una o más hormonas producidas por la glándula hipófisis. Es decir, el hipopituitarismo se refiere a la insuficiencia total o parcial de la secreción de las hormonas de las hipófisis anteriores, posteriores o ambas. Puede ocurrir como resultado de múltiples etiologías, ya sea por causas adquiridas o congénitas.

Estadísticas y epidemiologia

Dado a la diversidad de las afecciones asociadas a este tipo de deficiencia hormonal, los datos son limitados en relación a tasa de frecuencia. Entre las causas más comunes, destaca la presencia de tumores hipofisarios.

En Estados Unidos, se considera como un trastorno raro. Se estima que en España tiene una prevalencia de 45,5 casos por 100.000 habitantes.

La deficiencia de la GH se estima que tiene una prevalencia aproximada a 9 casos por cada 1000 personas en algunas poblaciones pediátricas. Se estima que la frecuencia de la deficiencia congénita de TSH es de 1 caso por cada 29.000 nacidos vivos.

Grupos o factores de riesgo:

- ✓ Cáncer.
- ✓ Traumatismo craneoencefálico.
- ✓ Infecciones.
- ✓ Antecedente familiar de hipopituitarismo congénito.
- ✓ Antecedente de radioterapia craneal.

Etiología

Congénito	**Deficiencia de hormonas hipofisarias única o múltiple**	**Mutaciones PIT-1, PROP-1, HESX-1, SOX2.**
	Deficiencia aislada de la hormona pituitaria	Mutaciones de receptores DAX-1, KAL, GH-1, GnRH, TRH. Síndromes de Bardet-Biedl, síndrome de Prader-Willi
Neoplasia	Tumores perhipofisarios	Craneofaringioma, glioma, meningioma, quiste de la hendidura de Rathke, tumor de células germinales, metástasis (principalmente de pulmón, riñón, mama), histiocitosis de células de Langerhans.
	Adenoma pituitario	Funcionante o no funcionante
Infección	Tuberculosis, sífilis, micosis	
Vascular	Infarto	Apoplejía hipofisaria, aneurisma, síndrome de Sheehan.
Inflamatorio, infiltrativo, inmunológico	Sarcoidosis, hipofisitis linfocítica, granuloma de células gigantes, granulomatosis de Wegener, hemocromatosis, inhibidores de CTLA-4.	
Post-radiación	Pituitaria, nasofaríngea, craneal	
Otro	Silla turca vacía, lesión cerebrovascular, postcirugía.	

Elementos fisiopatológicos

La hipofunción de la glándula hipófisis, puede ser el resultado de un trastorno propio de la glándula como ocurrir debido a un trastorno hipotalámico. En ambos casos, la secreción de las hormonas de la pituitaria se reduce y de acuerdo al tipo de lesión, trastorno o extensión, puede ocurrir el descenso de una o más de las hormonas hipofisarias ocasionando las manifestaciones orgánicas atribuidas a la deficiencia:

- ✓ La deficiencia de TSH ocasiona hipotiroidismo sin bocio.
- ✓ La deficiencia de LH FSH ocasionan hipogonadismo.
- ✓ Deficiencias de ACTH ocasionan insuficiencia adrenal y escasa pigmentación de la piel.
- ✓ El déficit de PRL causa ausencia de lactación puerperal.
- ✓ La deficiencia de GH produce baja estatura e hipoglucemia en ayunas.

Criterios diagnósticos:

Déficit hormonal	**Forma de presentación**	**Presentación clínica**
Hormona adrenocorticotrófica	Agudo	Debilidad, mareos, náuseas, vómitos, fatiga, ausencia de hiperpotasemia. Similar a la enfermedad de Addison, pero sin la falta de hiperpigmentación.
	crónico	Mialgia, hipoglucemia, anorexia, náuseas, cansancio, palidez, pérdida de peso.
Hormona estimulante de la tiroides	Niños	Retraso del crecimiento
	Adultos	Intolerancia al frío, estreñimiento, aumento de peso, reflejos relajantes lentos, piel seca, fatiga.
Gonadotropinas	Niños	Retraso de la pubertad
	Hombres	Fertilidad alterada,

		disminución de la masa y fuerza muscular, disminución de la libido, reducción de la masa ósea, disminución de la eritropoyesis, arrugas finas, hipotrofia testicular, reducción del cabello.
	Mujer	Infertilidad, amenorrea, oligomenorrea, pérdida de la libido, arrugas finas, dispareunia, atrofia mamaria, osteoporosis, aterosclerosis prematura.
Hormona del crecimiento	Niños	Baja estatura, retraso del crecimiento, aumento de la adiposidad.
	Adultos	Aumento del riesgo cardiovascular, incremento de la obesidad central, reducción de la masa magra, reducción de la capacidad de ejercicio, deterioro del bienestar psicológico
Hormona antidiurética	Polidipsia, poliuria, incluida presentación nocturna.	
Prolactina	Falta de lactancia	

Paraclínicos

- ✓ Mediciones hormonales séricas basales.
- ✓ Pruebas dinámicas para el diagnóstico de deficiencias parciales.
- ✓ Prueba de tolerancia a la insulina.
- ✓ Prueba combinada moderna.
- ✓ Pruebas de imágenes (resonancia magnética con realce de gadolinio).

Investigación inicial de la función pituitaria
Eje adrenocortical: medir cortisol sérico matutino. **Eje tiroideo: Medir TSH y T4 Libre.** **Eje gonadal:** **Hombres: testosterona (en ayunas a las 9:00 am), SHBG, albumina, LH y FSH.** **Mujeres: estradiol, LH y FSH, progesterona (si está menstruando día 21).** **Prolactina.** **Factor de crecimiento similar a la insulina-1, GH.** **Osmolalidad pareada de plasma y orina.**

Opciones de tratamiento

El tratamiento depende de la causa del panhipopituitarismo, así como el tipo de deficiencia ocasionada. El tratamiento principal consiste en abordar la causa subyacente.

Terapia de reemplazo hormonal

Deficiencia hormonal	***Descripción***
Déficit de ACTH	Hidrocortisona en dosis de 10 mg a 20 mg (mañana) y 5 a 10 mg (noche).
Déficit de TSH	Levotiroxina comenzar con dosis baja a 25 ug/día y luego incrementar dosis de acuerdo a la necesidad.
Déficit de FSH/LH	En mujeres: terapia de reemplazo con estrógenos o progesterona vía oral, transdérmica o intramuscular. En hombres: terapia de reemplazo con testosterona. Puede añadirse terapia con gonadotropina coriónica humana para mejorar la fertilidad.
Déficit de GH	Si se requiere terapia de reemplazo, se emplea GH sintética y se titula en función de los niveles de IGF1. Debe establecerse seguimiento a largo plazo.
Déficit de ADH	Desmopresina intranasal.

Peculiaridades del seguimiento

De acuerdo a la causa, y deficiencia desencadenada, se establecerá el seguimiento apropiado individualizando al paciente en función a sus requerimientos particulares.

Referencias bibliográficas

1. Shlomo Melmed, Richard J. Auchus, Allison B. Goldfine, Ronald J. Kowning, Clifford Rosen. Williams Textbook of Endocrinology 14Th edition. ELSEVIER, 2020.
2. Lavin N, editor. Manual of endocrinology and metabolism. 4th ed. Philadelphia: Wolters Kluwer/Lippincott Williams & Wilkins Health; 2009. 837 p.
3. Shlomo Melmed. The Pituitary 4th Edition. Academic Press, Elsevier, 2017.
4. Chung TT, Koch CA, Monson JP. Hypopituitarism. [Updated 2018 Jul 25]. In: Feingold KR, Anawalt B, Boyce A, et al., editors. Endotext [Internet]. South Dartmouth (MA): MDText.com, Inc.; 2000-.

Capítulo 273. Síndrome de Sheehan

También se conoce como necrosis pituitaria postparto. Se trata de la necrosis de las células de la glándula pituitaria anterior posterior a una hemorragia postparto de importancia, hipovolemia y shock.

Estadísticas y epidemiologia

Es un síndrome poco común en países desarrollados. En la India, se estima una prevalencia alrededor del 3% para mujeres mayores de 20 años de edad. Algunos países presentan una incidencia del síndrome de Sheehan de 5 casos por cada 100.000 nacimientos. En Islandia la prevalencia se estima alrededor de 5,1 casos por 100.000 mujeres. La forma crónica es más común que la forma aguda.

Etiología

Ocurre cuando la glándula hipófisis anterior, se daña como consecuencia de una pérdida importante de sangre durante el postparto. Como resultado a esta pérdida de sangre, la glándula pituitaria no logra producir hormonas hipofisarias.

Elementos fisiopatológicos

Durante el embarazo, ocurre una hiperplasia hipofisaria principalmente por el aumento de las células lactotrofas en la glándula pituitaria anterior. Esta hiperplasia ocasiona un incremento en la demanda nutricional y metabólica de la hipófisis anterior, sin embargo, el suministro de sangre glandular hipofisario no aumenta. Dado que la irrigación hipofisaria consiste en un sistema de presión relativamente baja, se teoriza que en conjunto con una hemorragia postparto significativa, las células de la hipófisis anterior se vuelven más vulnerables a la isquemia.

Como consecuencia a la isquemia, ocurre necrosis de las células de la pituitaria anterior y puede conducir a la pérdida selectiva de alguna función hipofisaria o al panhipopituitarismo con pérdida de muchas funciones hipofisarias.

Criterios diagnósticos

Manifestación clínica	
Forma aguda	Forma crónica
Náuseas y vómitos	Piel seca.
Hipotensión	Aturdimiento.
Fatiga extrema.	Pérdida de la libido.
Hipoglucemia.	Ausencia de lactancia.
Falta de crecimiento del vello púbico afeitado	Fatiga
Taquicardia	Amenorrea persistente.
Ausencia de lactancia	Náuseas y vómitos
	Intolerancia al frío.

La presentación clínica crónica puede tardar meses o años posteriores al evento inicial de hipovolemia y shock antes de manifestarse. No obstante, la forma aguda se considera peligrosa cuando se manifiesta si esta no es reconocida y tratada rápidamente.

Paraclínicos

- ✓ Hemograma completo con recuento diferencial.

- ✓ Perfil metabólico básico.
- ✓ Pruebas de función tiroidea (TSH, T3 y T4).
- ✓ FSH y LH.
- ✓ Niveles de prolactina.
- ✓ Niveles de cortisol.
- ✓ Nivel de estrógeno.
- ✓ Nivel de la hormona de crecimiento.

El hallazgo de una alteración de nivel hormonal asociado a la hipófisis anterior, en conjunto con el antecedente clínico de hemorragia postparto, podría sugerir síndrome de Sheehan.

Pruebas de imagen: solicite una evaluación por imágenes de resonancia magnética de la hipófisis para confirmar el diagnóstico. Alrededor del 70% podría presentar silla turca vacía y alrededor del 30% presentan silla turca parcialmente vacía.

Opciones de tratamiento

La base del tratamiento consiste en el reemplazo hormonal de las hormonas deficientes como tratamiento de por vida. Cada deficiencia hormonal de la hipófisis anterior será abordada en el capítulo correspondiente. En raras ocasiones, puede haber afectación de la hipófisis posterior, por lo que se recomienda realizar una investigación completa de la clínica reciente que presente la paciente.

Peculiaridades del seguimiento:

De acuerdo con la deficiencia hormonal ocasionada por el síndrome de Sheehan, deberá realizarse un seguimiento específico en función a la valoración de la efectividad de la terapia de reemplazo y el ajuste de dosis, así como la evaluación de efectos secundarios al tratamiento.

Referencias bibliográficas

1. Shlomo Melmed, Richard J. Auchus, Allison B. Goldfine, Ronald J. Kowning, Clifford Rosen. Williams Textbook of Endocrinology 14Th edition. ELSEVIER, 2020.
2. Shivaprasad C. (2011). Sheehan's syndrome: Newer advances. Indian journal of endocrinology and metabolism, 15 Suppl 3(Suppl3), S203–S207. https://doi.org/10.4103/2230-8210.84869
3. Karaca Z, Laway BA, Dokmetas HS, Atmaca H, Kelestimur F. Sheehan syndrome. Nat Rev Dis Primers. 2016 Dec 22;2:16092.

Capítulo 274. Craneofaringioma

Se trata de tumores benignos del sistema nervioso central. Estas neoplasias se originan en normalmente en el área supraselar del cerebro y se extienden para involucrar al hipotálamo, quiasma óptico, nervios craneales y los principales vasos sanguíneos. Son considerados como un desafío terapéutico debido a su ubicación y capacidad de infiltración a las estructuras adyacentes y pueden ocasionar disfunción neuroendocrina importante.

Estadísticas y epidemiologia

- ✓ Tienen una incidencia entre 0,5 a 2 casos por millón de personas al año.
- ✓ Pueden aparecer a cualquier edad. No obstante se considera una enfermedad pediátrica representando entre el 5 al 15% de los tumores intracraneales de este grupo de edad.
- ✓ Alrededor del 25% se diagnostican en personas mayores de 25 años.
- ✓ Tiene una distribución de edad bimodal clásica.
- ✓ Tasa de incidencia aumentada entre los 5 a 14 años y a los 50 a 74 años.
- ✓ No hay distinción entre género, raza o ubicación geográfica.
- ✓ Tienen una tasa de recurrencia del 50%.
- ✓ La supervivencia a 5 años es de 83 a 96% y la supervivencia a 10 años es entre el 65 al 100%.

Etiología y elementos fisiopatológicos

Se presenta como tumores adamantinomatosos contienen componente quístico lleno de líquido turbio con abundante colesterol como componente sólido. Se caracteriza por células epiteliales organizadas. La mayoría de los craneofaringiomas adamantinomatosos, presentan mutaciones de genes que codifican β- catenina (CTNNB1 y APC)

La variedad papilar aparecen en adultos y se presentan como tumores sólidos con menor probabilidad quística o de calcificación. Los craneofaringiomas papilares presentan mutaciones de BRAF V600E.

Los craneofaringiomas son el resultado de modificaciones o cambios metaplásicos en restos de células epiteliales vestigiales, las cuales se originan en el conducto craneofaríngeo o en la bolsa de Rathke durante el desarrollo fetal.

La manifestación clínica se desarrolla debido a la lesión intracraneal masiva y al incremento de la presión intracraneal.

Criterios diagnósticos

Clínica	Signos de disfunción endocrina (80 a 90%): la principal deficiencia endocrina es la de GH y gonadotropinas, otra manifestación frecuente es la deficiencia de TSH y ACTH y el desarrollo de diabetes insípida. Síntomas visuales (62 a 84%): la más común es la hemianopsia temporal. Dolor de cabeza (50%). Obesidad. Desequilibrios de la temperatura corporal.
Paraclínicos	Realice los paraclínicos bioquímicos pertinentes para identificar deficiencias endocrinas.

	Resonancia magnética: se considera el estándar de atención. Realice cortes sagitales y coronales delgados ponderados en T1 en las regiones de la silla turca y supraselar. Debe obtenerse la imagen antes y después de la administración de contraste. También son útiles las imágenes ponderadas en T2 con recuperación de inversión de la atenuación de líquidos. Estas pueden delimitar aún más los quistes. La tomografía computarizada puede emplearse para determinar la existencia de calcificación. Los craneofaringiomas son de textura heterogénea, la combinación de componentes sólidos, calcificados y quísticos son una pista diagnóstica en modalidades de imagen. Los craneofaringiomas adamantinomatosos, son irregulares de gran tamaño con alrededor del 90% de calcificación y, un área quística. Mientras tanto los craneofaringiomas papilares, son mayormente sólidos y rara vez presentan calcificaciones o quistes.

Opciones de tratamiento.

La elección del tratamiento se realiza en función a las características del tumor (ubicación, invasividad, proximidad a estructuras adyacentes) y las características individuales del paciente (edad, comorbilidades, entre toras). Las opciones de tratamiento son:

Cirugía: abordaje endoscópico endonasal transesfenoidal o abordaje transcraneal. La resección total macroscópica es controversial, de acuerdo al mayor índice de déficits endocrinos posquirúrgicos.

Radioterapia: se emplea en pacientes con enfermedad residual o como prevención de recurrencias. Puede emplearse radioterapia externa convencional, haz de protones, radioterapia estereotáctica, braquiterapia y radiocirugía.

Terapia intraquística: se emplea para tratar craneofaringiomas quísticos puros. Se utilizan sustancias tóxicas como bleomicina, interferón alfa o isótopos radioactivos para ocasionar fibrosis tumoral y esclerosis tumoral.

Peculiaridades del seguimiento:

Debe seguirse una vigilancia neurológica estrecha postoperatorio para vigilar la figa de líquido cefalorraquídeo.

Debe iniciarse manejo de las deficiencias hormonales y monitorización hormonal cuidadosa, verificando niveles de cortisol.

Se recomienda seguimiento y evaluación de deficiencias hormonales posquirúrgicas.

Referencias bibliográficas

1. Shlomo Melmed, Richard J. Auchus, Allison B. Goldfine, Ronald J. Kowning, Clifford Rosen. Williams Textbook of Endocrinology 14Th edition. ELSEVIER, 2020.
2. Kiliç M, Can SM, Özdemir B, Tanik C. Management of Craniopharyngioma. J CraniofacSurg. 2019 Mar/Apr;30(2):e178-e183.
3. Lavin N, editor. Manual of endocrinology and metabolism. 4th ed. Philadelphia: Wolters Kluwer/Lippincott Williams & Wilkins Health; 2009. 837 p.

Capítulo 275. Tumor de hipófisis no funcionante

Se trata de tumores hipofisarios, desarrollados a partir de las células de la glándula pituitaria pero clínicamente silenciosos debido a que no secretan hormonas hipofisarias de forma activa. Entre los tumores hipofisarios no funcionales, los predominantes son los tumores de células gonadotrofas y corticótropas.

Estadísticas y epidemiologia

Comprenden entre el 25 al 35% de los tumores de la glándula hipófisis. La prevalencia es variable y frecuentemente se basa en autopsias o series de estudios de imagen (imágenes por resonancia magnética). El pico de edad ocurre entre la cuarta década y la octava de vida.
Se estima que la prevalencia de los adenomas hipofisarios no funcionantes clínicamente relevantes oscila entre los 7 a 41,3 casos por cada 100.000 habitantes.

Etiología y elementos fisiopatológicos

La mayoría de los tumores no funcionales o de comportamiento hormonalmente silencioso, se originan a partir de células gonadotrofas, son tumores monoclonales y pueden estar asociadas a mutaciones genéticas, las cuales contribuyen al desarrollo tumoral. Las mutaciones asociadas expresan mutaciones en el gen regulador GNAS, aunque también pueden ocurrir alteraciones en distintas regiones de genes supresores tumorales como en MEG3. Un oncogén permisivo de la formación de adenomas hipofisarios, podría ser responsable de su desarrollo.

Los tumores hipofisarios no funcionantes, se presentan como masas clínicamente no funcionales y no asociadas a elevados niveles de gonadotropinas séricas. No obstante, estas pueden expresar subunidades de gonadotropinas, las cuales pueden ser detectadas mediante la inmunohistoquímica.

Criterios diagnósticos

Síntomas neurológicos	Déficit del campo visual (61%). Parálisis de músculos extraoculares (14%). Dolor de cabeza (entre el 10 al 61%).
Síntomas endocrinos	Disminución de la libido (26). Amenorrea (10%). Apoplejía (2 al 12%).
Deficiencias hormonales	GH (36 a 61%). LH/FSH (40%). TSH (36%). ACTH (33%). Diabetes insípida (2%).
Inmunotinción	Subunidades de gonadotropinas (44%). POMC/ACTH (5 a 19%). GH (2 a 4%). PRL (2%). TSH (1%).

Debe llevarse acabo estudios de imagen y realizar un estudio exhaustivo de los incidentalomas hipofisarios. Además, debe llevarse a cabo el examen de campo visual y pruebas hormonales hipofisarias.

Opciones de tratamiento

Cirugía transesfenoidal endonasal microscópica o endoscópica (enfoque recomendando)
La cirugía se recomienda cuando los pacientes sean sintomáticos, es decir, afectación visual o en presencia de macroadenomas que amenacen estructuras vitales.

Radioterapia

Se emplea para reducir el riesgo posoperatorio de progresión del crecimiento tumoral. Puede indicarse radioterapia cuando la masa tumoral pueda expandirse.

Observación expectante

Debido al lento crecimiento que tienen los microadenomas no funcionales, puede iniciarse una terapia de observación. Se estima que solo el 10% de los microadenomas descubiertos de forma incidental continuarán agrandándose, no obstante, estudios afirman que después de 5 años la tasa de crecimiento puede aumentar. Otro 10% de los incidentalomas puede reducir su tamaño durante el seguimiento de 8 años.
Por lo tanto, el seguimiento debe llevarse a cabo mediante resonancias magnéticas seriadas a los 1, 2 y 5 años del diagnóstico inicial.

Peculiaridades del seguimiento

Luego del tratamiento de los macroadenomas debe realizarse pruebas hormonales cada 6 meses durante 2 años tras los cuales se realiza el seguimiento anualmente. Se inicia tratamiento de reemplazo hormonal de acuerdo a la necesidad.

Referencias bibliográficas

1. Shlomo Melmed, Richard J. Auchus, Allison B. Goldfine, Ronald J. Kowning, Clifford Rosen. Williams Textbook of Endocrinology 14Th edition. ELSEVIER, 2020.
2. Shlomo Melmed. The Pituitary 4th Edition. Academic Press, Elsevier, 2017.

Capítulo 276. Galactorreas

Consiste en la producción de leche de la glándula mamaria pero no relacionado con el embarazo o la lactancia. La producción de leche se encuentra afectada por varias hormonas como la prolactina, los estrógenos y la hormona liberadora de tirotropina.

Estadísticas y epidemiologia

La prevalencia de la galactorrea inducida por fármacos está en aumento y oscila entre el 30 al 80% de las causas en algunas poblaciones. Los prolactinomas son uno de los tumores hipofisarios secretores más frecuentes. La presentación clínica de la hiperprolactinemia es más obvia en mujeres que en hombres

Grupos o factores de riesgo

- ✓ Enfermedades sistémicas.
- ✓ Antecedente familiar de neoplasia endocrina múltiple.
- ✓ Polifarmacia.
- ✓ Trastornos psiquiátricos (en medicación).
- ✓ Antecedente de hipotiroidismo.

Etiología y elementos fisiopatológicos

La secreción de leche es estimulada y sintetizada debido a la hormona prolactina. Esta hormona se secreta en la glándula pituitaria anterior y es regulada por la dopamina como señal inhibitoria. Por su parte, la liberación de prolactina es estimulada por la TRH y el polipéptido intestinal vasoactivo. Todos los factores que interrumpen la apropiada señalización de la prolactina para conservar concentraciones adecuadas, pueden ocasionar hiperprolactinemia y galactorrea.

Causas hipotalámicas-hipofisarias	Prolactinoma: tumor secretor de prolactina. Tumor hipofisario no secretor de prolactina: interrumpen el flujo de dopamina desde el hipotálamo a la pituitaria anterior, reduciendo la inhibición de prolactina. Trastornos infiltrativos.
Causas no hipotalámicas-hipofisarias	Hipotiroidismo: el aumento de TRH estimula a los lactótrofos y provoca hiperprolactinemia y galactorrea. Medicamentos: fármacos como la risperidona actúan sobre los receptores D2 en las áreas tuberoinfundibulares del hipotálamo y ocasionan hiperprolactinemia. Otros como los opioides reducen la liberación de dopamina. Insuficiencia renal: disminución de la eliminación renal de prolactina. Lesiones en la pared torácica: las quemaduras, cirugías e infecciones por herpes zoster, se asocian con hiperprolactinemia. Se teoriza que las señales dolorosas provocan disminución de la secreción de dopamina. Hiperprolactinemia idiopática: causa y mecanismo desconocido. Suele resolverse espontáneamente.

Criterios diagnósticos

Clínica	Producción de leche en hombres o mujeres no asociado a embarazo o lactancia (o un año después del cese de lactancia). Realice una cuidadosa evaluación de la sintomatología asociada a la hiperprolactinemia (Ver capítulo 236). Interrogue acerca del uso actual de medicamentos asociados a hiperprolactinemia. La evaluación de la galactorrea debe realizarse con el paciente sentado e inclinado hacia adelante. Apriete la areola en dirección del pezón. La galactorrea puede ser de color blanco o verde y suele ser bilateral. La presencia de secreción sanguinolenta se asocia a tumores de mama y los paraclínicos deben orientarse hacia esa causa.
Paraclínicos	Tinción Sudán IV para las gotas de grasa (confirma si se trata de secreción de leche). Niveles de prolactina séricos (puede encontrarse hasta 5 veces superior a la normalidad). Elevación por medicamentos <100 ng / ml (excepto por antipsicóticos que pueden incrementar hasta 250 ng/ml). Concentración de tiroxina y TSH séricas. Resonancia magnética o tomografía computarizada.

Opciones de tratamiento

Oriente la terapéutica hacia la resolución de la causa subyacente. La hiperprolactinemia debe ser tratada cuando exista lesión en la glándula pituitaria o hipogonadismo con galactorrea problemática.

Bromocriptinadosis de 2,5 a 15 mg una o dos vez al día.

Cabergolina 0,25 a 1 mg dos veces por semana.

Microprolactinomas: pacientes asintomáticos con concentraciones de prolactina inferior a los 100 mcg/L o estudios de imagen normal, puede tratarse con tratamiento médico y seguimiento. Los macroadenomas pueden abordarse con resección quirúrgica y tratamiento con agonistas de la dopamina.

Peculiaridades del seguimiento

Control de hiperprolactinemia cada 3 meses.

Seguimiento de estudios de imagen (RM o TC) una vez al año durante al menos 2 años.

Referencias bibliográficas

1. Melmed S, Casanueva FF, Hoffman AR, Kleinberg DL, Montori VM, Schlechte JA, Wass JA., Endocrine Society. Diagnosis and treatment of hyperprolactinemia: an Endocrine Society clinical practice guideline. J. Clin. Endocrinol. Metab. 2011 Feb;96(2):273-88
2. Gosi SKY, Garla VV. Galactorrhea. [Updated 2019 Jan 30]. StatPearls Publishing; 2020 Jan-.

Capítulo 277. Hiperprolactinemia

La hormona conocida como prolactina es producida por la glándula pituitaria anterior a partir de los lactótrofos, los cuales son regulados a través de señales hipotalámicas. La hiperprolactinemia, consiste en el incremento exceso de hormona prolactina en sangre, superando el límite de normalidad (es decir, superior a 5 ng/ml en hombres y superior a 13 ng/ml en mujeres).
Las hiperprolactinemias pueden ser ocasionadas por diversas causas que incluyen situaciones fisiológicas, patológicas o inducidas por fármacos.

Estadísticas y epidemiologia

Ocurre en menos del 1% de la población general. Alrededor del 5 al 14% de los pacientes que presentan amenorrea secundaria, tienen hiperprolactinemia.
Los prolactinomas representan el 40% de todos los adenomas hipofisarios reconocidos clínicamente.
Se estima que la prevalencia media de un prolactinoma oscila alrededor de 30 casos por cada 100.000 mujeres y hasta 10 casos por cada 100.000 hombres. La prevalencia máxima en mujeres es de 25 a 34 años. Las manifestaciones clínicas se presentan en las mujeres antes que en los hombres.

Grupos o factores de riesgo:

- ✓ Polifarmacia.

- ✓ Traumatismo craneoencefálico.
- ✓ Antecedente familiar de hiperprolactinemias congénitas o idiopáticas.
- ✓ Trastornos sistémicos.

Etiología o causas más frecuentes

Enfermedad hipotalámica (daño del tallo)	Irradiación craneal. Granulomas (sarcoidosis, tuberculosis). Trastornos infiltrativos (histiocitosis). Quiste de Rathke. Neoplasias (craneofaringiomas, disgerminomas, metástasis hipotalámicas, entre otros). Corte transversal del tallo hipofisario (cirugía selar, traumatismo craneoencefálico).
Causas farmacológicas	Terapia de estrógenos. Agente colinérgico (fisostigmina). Antihistamínicos H2 (ranitidina, cimetidina). Hormona liberadora de tirotropina. Analgésicos opioides (metadona, apomorfina, morfina, heroína). Agentes bloqueadores antipsicóticos/receptores de dopamina (risperidona, flufenazina, haloperidol). Antihipertensivos (labetalol, metildopa, verapamilo). Agentes antieméticos /bloqueantes de receptores de dopamina (domperidona, proclorperazina, metoclopramida). Antidepresivo tricíclico, inhibidor del receptor de serotonina (Fluoxetina, clomipramina, amitriptilina). Anticonvulsivo (fenitoina)
Trastorno genético	Inactivación de la mutación del receptor de prolactina
Trastorno sistémico	Pseudocitosis. Hipotiroidismo primario. Falla renal crónica. Cirrosis hepática. Enfermedad de ovario poliquístico.

	Causas reflejas (herpes zóster, trauma de pared torácica, cirugía).
Producción ectópica	Carcinoma. Hipernefromas broncogénicos. Prolactinoma.
Idiopático	

Elementos fisiopatológicos

- ✓ El control hipotalámico de la secreción de prolactina es inhibido por la dopamina y por el factor inhibidor de la prolactina.
- ✓ La TRH es un factor potente capaz de estimular la liberación de prolactina.
- ✓ En el hipotiroidismo primario ocurre una elevada respuesta a la TSH como a la prolactina.
- ✓ Los antagonistas de la dopamina, el factor de crecimiento endotelial y el péptido intestinal vasoactivo son factores liberadores de dopamina.
- ✓ Los fármacos neurolépticos y similares, aumentan la prolactina debido a su propiedad antagonista del receptor de dopamina.
- ✓ Los antipsicóticos atípicos antagonizan las secreciones de serotonina como de dopamina.
- ✓ La prolactina inhibe a la GnRH, conduciendo a la inhibición de la LH y la FSH.

Criterios diagnósticos

Manifestación clínica de la hiperprolactinemia	
Mujer	**Hombre**
Trastornos menstruales (oligomenorrea, menorragia, amenorrea). Infertilidad.	Hipogonadismo hipogonadotrópico (secundario): disminución de la libido, infertilidad, oligospermia,

Galactorrea. Baja masa ósea.	impotencia. Ginecomastia. Disfunción eréctil. Galactorrea (rara). Masa ósea baja.
Causado por efecto de lesión ocupante de espacio Defectos del campo visual. Oftalmopléjico externo. Dolor de cabeza.	

Paraclínicos

- ✓ Prolactina sérica.
- ✓ Prueba de función tiroidea.
- ✓ Prueba de función renal.
- ✓ Factor de crecimiento similar a la insulina-1.
- ✓ Nivel de hormonas FSH, LH, ACTH.
- ✓ Niveles de testosterona /estradiol
- ✓ Prueba de embarazo.
- ✓ Estudios de imagen: resonancia magnética de la hipófisis con contraste.

Para establecer el diagnóstico, excluya causas fisiológicas, farmacológicas y solicite imagen neurorradiológica de la región hipotalámica-hipofisaria.

Opciones de tratamiento

El tratamiento de la hiperprolactinemia depende de la causa subyacente desencadenante. Algunas recomendaciones generales del tratamiento médico de las hiperprolactinemias incluyen:

Se recomienda tratamiento con agonistas dopaminérgicos para reducir los niveles de prolactina, el tamaño del tumor y normalizar la función gonadal en aquellos pacientes que presenten síntomas por microadenomas o macroadenomas secretores de prolactina.

Los agonistas dopaminérgicos recomendados son la cabergolina y bromocriptina.

La mayoría de los prolactinomas son tratados mediante terapia médica, no obstante, la cirugía o radioterapia, se reservan para pacientes cuya terapia médica con agonistas de la dopamina haya fracasado y persista hiperprolactinemia.

La radiocirugía estereotáctica con bisturí de rayos gamma, es considerada un tratamiento eficaz para prolactinomas resistentes o en pacientes intolerantes a los agonistas dopaminérgicos.

Peculiaridades del seguimiento

El seguimiento se establecerá en función de la causa subyacente en relación con las características individualizadas del paciente y estado general.

Referencias bibliográficas

1. Glezer A, Bronstein MD. Hyperprolactinemia. [Updated 2018 Oct 22]. In: Feingold KR, Anawalt B, Boyce A, et al., editors. Endotext. South Dartmouth (MA): MDText.com, Inc.; 2000-.
2. Thapa S, Bhusal K. Hyperprolactinemia. [Updated 2020 May 29]. In: StatPearls. Treasure Island (FL): StatPearls Publishing; 2020 Jan-

Capítulo 278. Hiperprolactinemia y embarazo

La hiperprolactinemia se trata de la elevación de los niveles de prolactina séricos por encima del nivel normal. Tanto el embarazo como la lactancia ocasionan la elevación de los niveles de prolactina de manera fisiológica. Un embarazo normal, puede alcanzar resultados entre los 80 a 400ng/ml de prolactina sérica. No obstante, la hiperprolactinemia previa al embarazo representa alrededor de 1/3 de las causas de infertilidad, aunque con el tratamiento apropiado, pueden lograr un embarazo (ver capítulo 236).

Por otro lado, los microadenomas secretores de prolactina sin significancia clínica previa al embarazo, debido a los cambios gestacionales, pueden incrementar de tamaño y requerir manejo particular.

Estadísticas y epidemiologia

Alrededor del 90% de los prolactinomas son interesellares. El 10% son macroadenomas (superior a 10 mm). Los prolactinomas son frecuentes entre las mujeres en edad reproductiva. La tasa de incidencia más alta en las mujeres oscila entre los 25 a 34 años de edad. Entre las mujeres con trastornos reproductivos, se estima que alrededor de 15% y 43% con anovulación y galactorrea, tienen hiperprolactinemia. El riesgo de agrandamiento de prolactinomas en el embarazo oscila entre el 4.8 al 32%.

Etiología y elementos fisiopatológicos

En el embarazo normal, el incremento marcado de los niveles de estrógeno mejora la síntesis y secreción de la prolactina mediante la estimulación y el incremento de tamaño de los lactotrofos. El estrógeno elevado ocasiona una hiperplasia pituitaria global.

Debido al crecimiento excesivo de los lactotrofos durante el embarazo, las neoplasias hipofisarias pueden ser diagnosticadas durante el embarazo y dado al incremento de glándula hipófisis que ocurre de forma normal en la gestación, una mujer con prolactinomas puede presentar complicaciones y manifestaciones clínicas compresivas y funcionales.

Otras causas asociadas a hiperprolactinemia han sido abordadas en el capítulo 236, no obstante, debido a que la hiperprolactinemia se asocia a infertilidad, es poco probable que pueda desarrollarse un embarazo sin tratamiento previo.

Criterios diagnósticos

Clínica	Investigue antecedentes de prolactinomas previamente tratados. Las manifestaciones clínicas habituales son: Alteraciones visuales. Dolor de cabeza. Diabetes insípida.
Paraclínicos	En caso de prolactinomas previos al embarazo, debe ser documentado mediante una resonancia magnética el tamaño del tumor. Perimetría del campo visual. Niveles de prolactina: pueden encontrarse elevados por encima del rango de normalidad para la mujer embarazada (80 a 400 ng/ml).

Opciones de tratamiento

De acuerdo a las manifestaciones clínicas y el tamaño delprolactinoma, puede seguirse una conducta de seguimiento expectante o indicar tratamiento farmacológico para la reducción del tumor.

El fármaco más utilizado durante el embarazo y previo al mismo, son los agonistas de dopamina, utilizados para reducir el tumor y mejorar la probabilidad de embarazos en mujeres en edad fértil con hiperprolactinemia.

Agonistas de dopamina más utilizados:

- ✓ Bromocriptina (de primera elección): requiere varias dosis diarias.
- ✓ Cabergolina administrado 2 veces por semana.
- ✓ Quinagolida.

Peculiaridades del seguimiento

La evaluación de seguimiento se realiza cada 2a3 meses, realizando un completo examen clínico y evaluando la perimetría del campo visual. No deben descuidarse los estudios básicos de seguimiento del control obstétrico.

Referencias bibliográficas

1. Shlomo Melmed, Richard J. Auchus, Allison B. Goldfine, Ronald J. Kowning, Clifford Rosen. Williams Textbook of Endocrinology 14Th edition. ELSEVIER, 2020.
2. Almalki, M. H., Alzahrani, S., Alshahrani, F., Alsherbeni, S., Almoharib, O., Aljohani, N., &Almagamsi, A. (2015). Managing Prolactinomas duringPregnancy. Frontiers in endocrinology, 6, 85. https://doi.org/10.3389/fendo.2015.00085

Capítulo 279. Prolactinomas

Se trata de tumores de la hipófisis anterior secretores de prolactina. Estas neoplasias hipofisarias secretoras, pueden causar una variedad de manifestaciones clínicas debido al efecto de la hipersecreción de prolactina o como resultado del efecto de masa del tumor.

Estadísticas y epidemiologia

Los prolactinomas tienen una incidencia anual de aproximadamente 30 casos por 100.000 personas. Alrededor del 11% de los microadenomas son descubiertos en autopsias, donde al menos el 46% inmuno-tiñen para PRL.

La proporción entre mujer y hombre es de 20:1 para microprolactinomas. La edad máxima oscila entre los 25 a 34 años en mujeres. El macroprolactinoma es común en hombres y mujeres por igual.

Grupos o factores de riesgo

- ✓ Antecedente familiar de prolactinomas.
- ✓ Radiación en cabeza o cuello.
- ✓ Antecedente familiar de MEN1.

Etiología o causas más frecuentes

- ✓ Surgen como expansión monoclonal de las células lactótrofas hipofisarias debido mutación somática.
- ✓ Sobreexpresión del gen transformador del tumor hipofisario (PTTG)

✓ Mutación de un receptor del factor de crecimiento de fibroblasto 4 (FGF4).

Elementos fisiopatológicos

Más del 99% de los prolactinomas son benignos, se encuentran bien delimitados y no presentan evidencia de invasión. No obstante, algunos prolactinomas podrían comportarse de forma agresiva con invasión hacia las estructuras adyacentes los tumores invasores presentan mayor actividad mitótica y pleomórficos. Los prolactinomas son mayormente de crecimiento lento y surgen de forma esporádica. Suelen ocurrir de forma individual.

Criterios diagnósticos

Manifestaciones clínicas

Asociado a la hiperprolactinemia	**Asociado a la masa tumoral**
Amenorrea. Infertilidad. Impotencia. Disminución de la libido. Eyaculación precoz. Oligospermia. Galactorrea. Osteoporosis	Trastornos del campo visual. Disminución de la agudeza visual o visión borrosa. Apoplejía hipofisaria. Dolor de cabeza. Síntomas de hipopituitarismo. Hidrocefalia (infrecuente). Convulsiones (compromiso de lóbulo temporal). Parálisis de los nervios craneales. Exoftalmos unilateral (raro).

Debe realizarse una historia clínica completa. Los prolactinomas pueden coexistir con otras causas desencadenantes de hiperprolactinemia, por ejemplo administración de neurolépticos.

Paraclínicos

- ✓ Niveles de PRL sérico.
- ✓ Niveles de IGF1 sérico (la clínica de prolactinomas puede ser similar en los tumores secretores de GH).
- ✓ Resonancia magnética.

Opciones de tratamiento

El objetivo del tratamiento consiste en normalizar la clínica asociada a hiperprolactinemia y reducir o extirpar el tumor, obteniendo alivio de síntomas de masa tumoral.

Tratamiento médico

El tratamiento con agonistas dopaminérgicos, se considera el tratamiento médico de elección.

Bromocriptina: dosis de 2,5 a 7,5 mg al día. La dosis de inicio puede oscilar entre los 1,25 mg al día. La abstinencia de las dosis puede promover el crecimiento tumoral.

Cabergolina: dosis de 0,5 a 1 mg dos veces por semana. La dosis de inicio es a menudo de 0,25 mg a la semana.

Terapia con radiación

La radioterapia con aceleración lineal, ha demostrado efectividad en la reducción y control de prolactinomas. La dosis habitual es de 4500 a 4600 cGy.

La radiocirugía estereotáctica, puede ser efectiva para prolactinomas resistentes o con intolerancia a la dopamina.

La terapia con radiación puede emplearse posterior a la cirugía cuando exista resistencia al tratamiento médico.

Tratamiento quirúrgico

El tratamiento habitual para resecar prolactinomas es la cirugía endoscópica transesfenoidal. Esta se indica cuando la terapia médica es infructuosa en la reducción de niveles de PRL o el fracaso en la reducción del tamaño tumoral luego de emplear el tratamiento médico a dosis máxima durante varios meses.

También puede indicarse en mujeres con prolactinomas mayores a 3 cm que deseen quedar embarazadas, debido a que los prolactinomas pueden crecer durante el embarazo.

Quimioterapia

Se indica en presencia de prolactinomas agresivos que no responden a otras terapias. Puede emplearse temozolomida.

Peculiaridades del seguimiento

Los macroprolactinomas invasivos requieren un seguimiento estrecho (semanal). Mientras tanto, los microprolactinomas pueden recibir un seguimiento con una mayor periodicidad de acuerdo al nivel de prolactina sérico y las características propias del tumor.

El tratamiento farmacológico puede interrumpirse en pacientes que tengan normoprolactinemia persistente, por al menos dos años consecutivos.

Se recomienda seguimiento a largo plazo debido a riesgo de recurrencia de hiperprolactinemia posterior al cese del tratamiento.

El seguimiento puede realizarse cada 3 meses durante el primer año luego de la cirugía, posteriormente se debe realizar seguimiento anual durante al menos 5 años, especialmente en pacientes con macroprolactinomas.

Referencias bibliográficas

1. Shlomo Melmed, Richard J. Auchus, Allison B. Goldfine, Ronald J. Kowning, Clifford Rosen. Williams Textbook of Endocrinology 14Th edition. ELSEVIER, 2020.
2. Shlomo Melmed. The Pituitary 4th Edition. AcademicPress, Elsevier, 2017.

Capítulo 280. Prolactinoma y embarazo

En las mujeres en edad fértil los prolactinomas son los tumores hipofisarios más frecuentes. Un tratamiento adecuado permite a la mayoría de las mujeres embarazadas con prolactinomas llevar a término un embarazo. Esto se logra mediante un equipo multidisciplinarios y en ocasiones la conducta expectante es suficiente para algunas mujeres.

Efectos del embarazo en los prolactinomas

Durante el embarazo, la glándula hipófisis sufre una hiperplasia global. Este crecimiento se inicia dentro de las primeras semanas del embarazo, ocasionando que la glándula pituitaria se expanda hasta casi 1,2 cm de diámetro en la etapa de posparto inmediato.

Este incremento de tamaño, es acompaño a su vez con el incremento concomitante en la población de células lactótropas y el tamaño de las mismas, así como un incremento progresivo de los niveles de prolactina sérica.

La actividad mitótica ocurrida en las células lactótropas, así como la síntesis de prolactina, se deben al aumento de los estrógenos placentarios. Por otro lado, las células tumorales expresan receptores de estrógeno, lo que representa el riesgo de agrandamiento tumoral durante el embarazo.

Microprolactinomas durante el embarazo

Consiste en tumores de tamaño inferior a 10 mm de diámetro, cuyo curso tiende a ser benigno entre las no embarazadas.

Recomendaciones

Suspender la terapia con agonistas de dopamina tan pronto sea diagnosticado el embarazo.
Explique a sus pacientes acerca del agrandamiento del tumor durante el embarazo.
Instruya a sus pacientes acerca de notificar cuando se presente síntomas como dolor de cabeza o cambios repentinos de visión.
Programe perimetría del campo visual y repita cada 2 meses.
Pacientes con microprolactinomas, ausencia de síntomas y perimetría visual estable, pueden recibir conducta expectante.
Pacientes con dolor de cabeza de nueva aparición, alteraciones en los campos visuales o alteraciones en los resultados de la perimetría visual, requiere evaluación urgente mediante estudios de imagen, preferiblemente mediante resonancia magnética y remisión al especialista. Estas pacientes pueden requerir cirugía durante el segundo trimestre de embarazo o iniciar tratamiento con agonistas de dopamina.

Macroprolactinomas durante el embarazo

Ocurren con menor frecuencia que los microprolactinomas. Estos adenomas tienen un tamaño superior a 10 mm de diámetro y se asocian a mayor morbilidad entre las embarazadas y no embarazadas.

Recomendaciones

Una paciente embarazada con Macroprolactinoma, debe ser referida al servicio de neurocirugía o endocrinología.
Debe explicar a su paciente acerca del riesgo de agrandamiento tumoral durante el embarazo y los posibles riesgos.
Realice una perimetría de campo visual a su paciente.
Evalúe las posibles opciones terapéuticas disponibles.
Cuando se trate de un tumor intraselar relativamente pequeño o el cual se extiende hacia abajo, y no linda el quiasma óptico, puede recibir una conducta similar a la de un microprolactinoma.

En presencia de un tumor intraselar de Lorger que linda con el quiasma óptico, aconseje a su paciente a evitar el embarazo hasta que el crecimiento tumoral sea controlado (en mujeres de edad fértil con prolactinoma previamente conocido que desea obtener un embarazo). En mujeres embarazadas con estos criterios, puede indicarse tratamiento con agonistas de la dopamina durante todo el embarazo cuando.
Los tumores grandes o refractarios a los agonistas de dopamina, pueden requerir intervención quirúrgica mediante cirugía hipofisaria transesfenoidal.

Referencias bibliográficas

1. Shlomo Melmed, Richard J. Auchus, Allison B. Goldfine, Ronald J. Kowning, Clifford Rosen. Williams Textbook of Endocrinology 14Th edition. ELSEVIER, 2020.
2. Imran, S. A., Ur, E., & Clarke, D. B. (2007). Managing prolactin-secreting adenomas during pregnancy. Canadian family physician Medecin de famille canadien, 53(4), 653–658.
3. Glezer A, Bronstein MD. Prolactinomas in pregnancy: considerations before conception and during pregnancy. Pituitary. 2020 Feb;23(1):65-69. doi: 10.1007/s11102-019-01010-5. PMID: 31792668.

Capítulo 281. Tirotropinomas

También conocidos como adenomas hipofisarios secretores de tirotropina (TSH) o TSH-omas, se trata de una causa rara de hipertiroidismo ocasionada por la secreción autónoma de TSH y refractaria a la retroalimentación negativa por parte de las hormonas tiroideas.

Estadísticas y epidemiologia

Consiste en un trastorno raro. Representa alrededor del 0,5 al 2% de todos los adenomas hipofisarios. La prevalencia en la población general es alrededor de 1 a 2 casos por millón de personas. Hombres y mujeres. La mayoría de los casos ocurre entre la quinta y sexta década de vida. Ocurren en igual frecuencia entre hombres y mujeres.

Grupos o factores de riesgos: Antecedente de neoplasia endocrina múltiple tipo 1.

Etiología y elementos fisiopatológicos

Varios mecanismos son responsables de la patogénesis de los tirotropinomas, probablemente, estos mecanismos interactúan entre sí para desencadenar la transformación celular y promover la proliferación de las células de la glándula hipófisis. Estos factores comprenden mutaciones genéticas asociados al desarrollo de tumores hipofisarios, sobreactivación de vías de señalización de las células proliferativas, alteraciones en la vía reguladora de hormonas y la expresión insuficiente de los genes supresores de tumores.

Este tipo de tumores, puede estar compuesto por dos tipos de células diferentes una secretante de subunidad alfa de las hormonas glucoprotéicas (alfa-GSU) y otra co-secretora de alfa- GSU y moléculas de TSH completas.

Tipos de tirotropinomas

- ✓ Tirotropinomas puros (más frecuentes).
- ✓ Tirotropinomas con hipersecreción asociada de otras hormonas pituitarias (mixtos).
- ✓ TSH/GH-omas mixtos.
- ✓ TSH/PRL-omas mixtos.
- ✓ TSH/FSH/LH-omas mixtos (raros).

Criterios diagnósticos

Clínica	Las manifestaciones clínicas dependen del tipo de tirotropinoma y su secreción hormonal, aunque también puede ocasionar clínica asociada al efecto de masa tumoral. Hipertiroidismo (frecuente). Acromegalia. Bocio multinodular. Hiperprolactinemia. Pérdida de visión o defectos del campo visual. Pérdida de la función de la hipófisis anterior. Cefalea.
Paraclínicos	Niveles de TSH elevados o no suprimidos. Niveles elevados de T4 y T3 libres y totales. Niveles de la subunidad alga de glucoproteína elevadas. Relación molar de subunidad alfa/TSH mayor a 1 (80% de los pacientes y descarta hipersecreción de TSH no tumoral). Cuando el hipertiroidismo secundario es crónico, y ha

	sido previamente tratado como hipertiroidismo primario, puede ocurrir un estado eutiroideo o hipotiroideo como resultado de ablación de la tiroides. *Pruebas dinámicas* Prueba de TRH. Prueba de ocreótido. Prueba de supresión de T3. Secreción circadiana de TSH. *Estudios de imagen* La mayoría de los tirotropinomas se presentan como macroadenomas de gran tamaño y, frecuentemente invaden las estructuras adyacentes como el esfenoides y los senos cavernosos. Pueden extenderse supraselarmente y comprimir el nervio óptico. Se emplean principalmente la resonancia magnética y la tomografía computarizada.

Opciones de tratamiento

La terapia quirúrgica es la opción terapéutica recomendada para los tirotropinomas para conseguir la restauración de la función hipofisaria y tiroidea normal. Los procedimientos más utilizados son la adenomectomía transesfenoidal o subfrontal.

En hipertiroidismo severo, puede ser administrado ácido iopanoico.

El tratamiento preoperatorio con análogos de somatostatina puede ayudar a reducir las manifestaciones clínicas hipertiroideas y podría reducir el tamaño de adenomas.

En caso de fracaso de cirugía hipofisaria y manifestación hipertiroidea potencialmente mortal, se indica tiroidectomía total o ablación tiroidea.

Puede emplearse radioterapia hipofisaria o tratamiento médico con análogos de somatostatina, cuando exista

contraindicación hipofisaria para la cirugía. La dosis recomendada para la radioterapia es no menos de 45 Gy fraccionados a 2Gy al día. También puede ser una dosis de 10 a 25 Gy en una sola dosis cuando sea posible emplear bisturí de rayos gamma estereotáctico.
En presencia de tirotropinomas mixtos PRL/TSH, puede ser beneficiosa la terapia con agonistas de dopamina, especialmente con la cabergolina.

Peculiaridades del seguimiento

- ✓ Los métodos de seguimiento no se han establecido claramente debido a tratarse de una patología infrecuente. No obstante, el seguimiento comprende la observación de los siguientes criterios:
- ✓ Remisión de signos y síntomas hipertiroideos, así como normalización bioquímica.
- ✓ Desaparición de manifestaciones neurológicas asociadas a compromiso visual por lesión de masa tumoral.
- ✓ Normalización de los niveles de alfa-GSU y relación molar de alfa-GSU/TSH.
- ✓ Prueba de supresión de T3 positiva con TSH no detectable y ausencia de respuesta a TRH.

Se han informado casos de recurrencia de los tirotropinomas, posterior a la curación, no obstante, no es usual. El paciente debe ser evaluado 2 o 3 veces durante el primer año posoperatorio y luego realice seguimiento anual, mediante estudios bioquímicos y clínicos. Los estudios de imagen hipofisarios deben ser realizados cada 2 o 3 años.

Referencias bibliográficas

1. Shlomo Melmed. The Pituitary 4th Edition AcademicPress, Elsevier, 2017.
2. Lavin N, editor. Manual of endocrinology and metabolism. 4th ed. Philadelphia: Wolters Kluwer/Lippincott Williams & Wilkins Health; 2009. 837 p.
3. Beck-Peccoz P, Persani L, Lania A. Thyrotropin-Secreting Pituitary Adenomas. [Updated 2019 Jan 11]. In: Feingold KR, Anawalt B, Boyce A, et al., editors. Endotext [Internet]. South Dartmouth (MA): MDText.com, Inc.; 2000-.

Capítulo 282. Adenomas gonadotropos

Se denomina adenomas gonadotropos puros a las neoplasias pituitarias capaces de secretar hormonas gonadotróficas produciendo concentraciones séricas basales supranormales de FSH, y con menor frecuencia LH.La FSH secretada por los adenomas gonadotropos presenta características normales o casi normales, confiriéndole propiedades biológicamente activas.

Los adenomas gonadotropos se consideran adenomas indistinguibles con los tumores pituitarios no funcionantes.

Estadísticas y epidemiologia

Son extremadamente raros. La mayoría de los adenomas gonadotropos confirmados por inhumohistoquímica son hormonalmente silenciosos (solo presentan efecto de masa). Representan alrededor del 64% de los adenomas hipofisarios clínicamente no funcionantes.

Etiología

Se originan a partir de una mutación somática de una célula progenitora que prolifera. Consiste en adenomas monoclonales. El crecimiento de los adenomas, podría responder al efecto de una estimulación hormonal externa del hipotálamo.

Se teoriza que los adenomas gonadotropos, podrían desarrollarse como resultado a la estimulación de las células gonadotróficas debido a la deficiencia de testosterona, como ocurre en el hipogonadismo primario de larga data.

Elementos fisiopatológicos

Morfológicamente idénticos a los tumores gonadotropos no funcionantes.

Macroscópicamente, se encuentra bien vascularizado, blando, con áreas necróticas o hemorrágicas. Microscópicamente se aprecian células cromófobas las cuales siguen un patrón trabecular, sinusoidal o papilar.

Pueden secretar y teñir positivamente para FSH y LH. Son secretores de subunidades alfa y beta de la gonadotropina coriónica humana (HCG).

Los macroadenomas gonadotropos, son capaces de producir concentraciones séricas de gonadotropinas 10 veces el nivel superior al normal, aunque frecuentemente o se encuentran elevadas por encima del nivel normal.

Criterios diagnósticos

Clínica	Mujeres: Dolor pélvico (hiperestimulación ovárica). Irregularidades menstruales. Infertilidad. Galactorrea. Hombres: Acné. Aumento de tamaño testicular. Efecto masa: Dolor de cabeza. Trastornos visuales
Paraclínicos	Mujeres: Estrógeno normal o fluctuante. FSH sérico normal o levemente aumentado. LH sérica suprimida o dentro del rango normal. Subunidad alfa sérica e inhibina normal o alta. *Estudios de imagen:* Imagen pélvica muestra quistes multiseptados y tamaño variable (anecoicos y con baja intensidad ponderada en T1 y T2 en RM. RM hipofisaria: macroadenomas frecuentes. Hombres:

	FSH sérica elevada. LH sérica ligeramente debajo del rango de referencia, normal o elevado. Subunidad alfa e inhibina en suero normal o aumentado. Aumento de recuento de espermatozoides. *Estudios de imagen:* Ecografía escrotal con evidencia de agrandamiento del volumen testicular. RM hipofisaria: macroadenomas. Respuesta de FSH a TRH común. Respuesta de LH beta a TRH común.

Opciones de tratamiento.

El tratamiento principal, consiste en la extirpación quirúrgica con la administración de radioterapia complementaria. La ruta de abordaje se hace generalmente transesfenoidal, rara vez se emplea abordaje transcraneal.
El tratamiento con agonistas de dopamina y análogos de somatostatina no han demostrado efectividad en la reducción tumoral, por lo tanto no se recomiendan como primera línea de tratamiento. Puede ser requerida terapia con temozolomida.

Peculiaridades del seguimiento

El seguimiento es similar al seguimiento de los tumores hipofisarios no funcionantes (ver capítulo 235). Priorice las peculiaridades de seguimiento en función a las cualidades individuales del paciente.

Referencias bibliográficas

1. Shlomo Melmed. The Pituitary 4th Edition. AcademicPress, Elsevier, 2017.
2. Shlomo Melmed, Richard J. Auchus, Allison B. Goldfine, Ronald J. Kowning, Clifford Rosen. Williams Textbook of Endocrinology 14Th edition. ELSEVIER, 2020.

3. Georgia Ntali, Cristina Capatina, Ashley Grossman, NikiKaravitaki, Functioning Gonadotroph Adenomas, The Journal of Clinical Endocrinology & Metabolism, Volume 99, Issue 12, December 2014, Pages 4423–4433, https://doi.org/10.1210/jc.2014-2362.

Capítulo 283. Enfermedad de Cushing

Consiste en un trastorno el cual se caracteriza por el incremento de la hormona adrenocorticotrópica (ACTH) por la hipófisis anterior, lo cual conduce a un incremento de la liberación excesiva del cortisol por las glándulas suprarrenales. Esto ocurre como resultado de la presencia de un microadenoma hipofisario o como consecuencia de una excesiva producción de la hormona liberadora de corticotropina (CRH) por el hipotálamo.

Estadísticas y epidemiologia

Es la segunda causa más común del síndrome de Cushing. La incidencia promedio de nuevos casos oscila entre 2,4 casos por millón de personas al año. La enfermedad es frecuentemente diagnosticada entre los 3 a 6 años después del inicio de la misma.

La incidencia máxima de ocurrencia es en mujeres entre los 50 a 60 años de edad. La prevalencia de las anomalías metabólicas de la glucosa y la hipertensión son predictores significativos sobre la morbilidad y lamortalidad en los casos que no han sido tratados.

La tasa de mortalidad oscila entre el 10 al 11% de los casos.

Factores de riesgos: Antecedentes familiares de enfermedad de Cushing.

Etiología

Adenoma hipofisario: microadenomas frecuentemente (tumores con tamaño inferior a 5 mm), aunque entre el 5 al

10% pueden ocurrir debido a macroadenomas. La mutación más frecuente involucrada en el desarrollo de este tipo de adenomas es la USP8 (peptidasa 8 específica de ubiquitina) Hiperplasia corticotropina difusa.

Elementos fisiopatológicos

La mutación de USP8, conduce a una expresión anormal de factores de crecimiento los cuales actúan con ACTH para incrementar el cortisol.

El incremento de la ACTH sérica ocasiona hiperplasia adrenal bilateral y como consecuencia, se incrementa la producción del cortisol, ocasionando alteración en el ritmo circadiano normal del cortisol.

El cortisol en elevadas cantidades puede exhibir actividad mineralocorticoide conduciendo a la hipopotasemia y a la hipertensión mediante el sistema renina-angiotensina-aldosterona.

Desde el punto de vista histopatológico, los adenomas pituitarios liberadores de ACTH son muy positivos con tinción de ácido periódico-Schiff (PAS) y basófilos en tinción con H/E. Las células presentan un núcleo grande, con un nucléolo prominente y gruesa cromatina, además citoplasma granular.

Criterios diagnósticos

Clínica	Obesidad central (79 a 97%). Plétora facial (50 a 94%). Intolerancia a la glucosa (39 a 90%). Estrías abdominales rojas (51 a 71%). Edema maleolar (27 a 60%).

	Debilidad, miopatía proximal (29 a 90%). Lumbalgia, colapso vértebra o fractura (40 a 50%). Dislipidemia (25 a 60%). Hipertensión arterial (74 a 87%). Litos renales (15 a 19%). Cambios psicológicos (31 a 86%). Hiperpigmentación (4 a 16%). Fragilidad capilar (23 a 84). Cefalea (0 a 47%). Hirsutismo (64 a 81%). Exoftalmos (0 a 33%). Oligomenorrea o amenorrea (55 a 80%). Tiña versicolor (0 a 30%). Impotencia (55 a 80%). Acné o seborrea (26 a 80%).
Paraclínicos	Cortisol urinario libre. Prueba de supresión de dexametasona en dosis bajas. Medición de cortisol sérico de medianoche. Prueba de dexametasona-CRH. El incremento del cortisol libre urinario (en dos mediciones de orina de 24 horas), en conjunto con la falta de supresión del cortisol sérico matutino a menos de 1.8 µg/dL (medido a las 8:00 a.m), posteriormente de la administración de 1mg de dexametasona vía oral la noche anterior (a las 23:00 p.m.), confirman hipercortisolismo. Otros estudios de localización: Prueba de supresión con dosis altas de dexametasona. Prueba de estimulación con CRH. Muestreo bilateral de senos petrosos.

Opciones de tratamiento

El tratamiento de elección para estos adenomas, es la resección quirúrgica transesfenoidal. El abordaje puede realizarse sublabial o endonasal.

Alternativamente puede emplearse la radioterapia hipofisaria luego de una cirugía fallida.

Es más recomendable la radioterapia hipofisaria de haz externo en los pacientes en edad pediátrica.

Puede considerarse la adrenalectomía bilateral como reducción inmediata de los niveles séricos de cortisol. Estos pacientes necesitarán terapia de reemplazo con glucocorticoides y mineralocorticoides de por vida.

Peculiaridades del seguimiento

Debe establecerse un seguimiento de por vida debido al riesgo elevado de recurrencia de la hipercortisolemia, la cual ocurre en alrededor de 1/3 de los pacientes posteriormente de haber recibido el tratamiento inicial. Para esto se emplea el cortisol en saliva nocturna, considerado el mejor predictor de recurrencia.

Referencias bibliográficas

1. Shlomo Melmed, Richard J. Auchus, Allison B. Goldfine, Ronald J. Kowning, Clifford Rosen. Williams Textbook of Endocrinology 14Th edition. ELSEVIER, 2020.
2. Dorantes y Martinez. Endocrinología clínica 5ta edición, Editorial El Manual moderno 2016.

Capítulo 284. Síndrome de Nelson

También conocido como síndrome posadrenalectomía, el cual se trata de un espectro de síntomas y signos que se originan de un macroadenoma pituitario secretor de adrenocorticotropina (ACTH), luego de la adrenalectomía bilateral terapéutica. Estas manifestaciones clínicas se asocian a los efectos locales del tumor en las estructuras adyacentes, los efectos de las elevadas concentraciones séricas de ACTH en la piel y la pérdida secundaria de otras hormonas pituitarias.

Estadísticas y epidemiologia

La probabilidad de que se origine el síndrome de Nelson luego de una adrenalectomía bilateral oscila entre el 8 al 47% en los adultos y entre un 25 a 66% en los niños.
La incidencia ha disminuido en la actualidad debido a que la adrenalectomía bilateral se realiza en menor frecuencia.
La prevalencia a los tres años posterior a la adrenalectomía bilateral es del 38% la cual aumenta al 47% a los siete años y posteriormente alcanza una meseta.
Alrededor del 7% de los pacientes con enfermedad de Cushing son tratados con adrenalectomía bilateral.

Grupos o factores de riesgo:
Adrenalectomía bilateral.
Niveles elevados de ACTH sérica un año luego de la adrenalectomía bilateral (ACTH sérica en ayunas superior a 154 a 220 pmol / L, es predictor del síndrome de Nelson un año luego de la adrenalectomía bilateral).

Etiología y elementos fisiopatológicos

El síndrome de Nelson se presenta como resultado de una adrenalectomía bilateral como tratamiento para la enfermedad de Cushing.

Luego de la adrenalectomía bilateral es reducida drásticamente la producción de cortisol, esto producirá una retroalimentación negativa sobre el hipotálamo ocasionando una excesiva liberación de hormona liberadora de corticotropina (CTRH), la cual estimulará a la glándula hipófisis para que esta produzca mayor cantidad de ACTH. Se teoriza acerca de que esta estimulación ocasiona hipertrofia de las células corticotrópicas y ocasiona un nuevo tumor hipofisario secretor de ACTH.

Histopatología

Son neoplasias monoclonales, las cuales presentan positividad de ácido periódico-Schiff y tinción basófila. Su histopatología es similar a la de los adenomas hipofisarios encontrados en la enfermedad de Cushing, pero con presencia de pleomorfismo y mitosis en las células corticotrópicas. Los tumores del síndrome de Nelson tienden a ser más invasivos. El índice de proliferación Ki-67 se encuentra por debajo del 3%.

Criterios diagnósticos

Clínica	Antecedente de enfermedad de Cushing y adrenalectomía bilateral. Hiperpigmentación de la piel (más intensa y oscura que otros síndromes). Se evidencia una línea prominente y negra que va desde el pubis hasta el ombligo.

	Pigmentación excesiva en cicatrices, mucosas y areolas. Hemianopsia bitemporal y pérdida visual progresiva (cuando los tumores son de gran tamaño). Dolor de cabeza. Debilidad. Fatiga.
Paraclínicos	Niveles de ACTH sérica en ayunas (muy elevados). El diagnostico puede ser confirmado con el incremento del 30% del nivel de ACTH inicial en 3 estudios consecutivos. Resonancia magnética cerebral: evidencia de nuevo tumor hipofisario o agrandamiento de una neoplasia previamente conocida.

Opciones de tratamiento

Escisión quirúrgica (microquirúrgica o endoscópica por vía transesfenoidal).

Radioterapia fraccionada o radiocirugía estereotáctica (excepto en los pacientes que recibieron radiación como tratamiento de la enfermedad de Cushing). La radioterapia, puede ser empleada como tratamiento profiláctico para el síndrome de Nelson, cuando se realiza la adrenalectomía bilateral.

Tratamiento médico (limitado): análogos de somatostatina (pasireótido y octreótido), valproato de sodio, temozolamida y agonistas de la dopamina (bromocriptina y cabergolina).

Los pacientes con adrenalectomía bilateral, requieren reemplazo de glucocorticoides de forma permanente.

Peculiaridades del seguimiento

Luego de la adrenalectomía bilateral, deben realizarse controles mediante resonancia magnética cerebral a intervalos regulares, especialmente cuando se encuentren niveles elevados de ACTH en plasma u orina.

Referencias bibliográficas

1. Patel J, Eloy JA, Liu JK. Nelson's syndrome: a review of the clinical manifestations, pathophysiology, and treatment strategies. Neurosurg Focus. 2015 Feb;38(2):E14
2. Shlomo Melmed, Richard J. Auchus, Allison B. Goldfine, Ronald J. Kowning, Clifford Rosen. Williams Textbook of Endocrinology 14Th edition. ELSEVIER, 2020.

Capítulo 285. Acromegalia

Es un trastorno ocasionado por la excesiva producción de la hormona de crecimiento (GH) en la hipófisis anterior. Esto da como resultado un crecimiento excesivo de los tejidos corporales, entre otras alteraciones metabólicas. Aunque el crecimiento es lento, la acromegalia es un trastorno considerado potencialmente mortal.

Estadísticas y epidemiologia

Se estima que la acromegalia tiene una prevalencia la cual oscila entre los 28 a 137 casos por millón de personas.

En Estados Unidos son diagnosticados más de 3000 casos nuevos al año. Con una prevalencia que oscila entre los 25000 pacientes.

En España, se estima una prevalencia de 3,4 casos por cada 100.000 personas con una incidencia de 0,2.

La preferencia de ocurrencia por sexo, es ligeramente superior en mujeres que en hombres.

La edad de presentación máxima generalmente es en la tercera década de la vida.

Etiología

Tumor pituitario: responsable de más del 95% de las causas. Se presenta a menudo como microadenoma benigno de la hipófisis.

Tumor no hipofisario: neoplasias adrenales, de los tumores y el páncreas se encuentran involucrados en el desarrollo de acromegalia como resultado de una producción de GH.

Elementos fisiopatológicos

Causada por tumores secretores de GH.

Niveles elevados de GH e IGF1 con manifestaciones de hipersomatotropismo.
Aumento de la producción de IGF-1 del hígado.
Brotes de crecimiento acral ocasionado por el efecto patológico del exceso de IGF-1 luego de la fusión de las placas de crecimiento.
El incremento de IGF-1 produce hipertrofia somática general, crecimiento somático mediante la unión al receptor del IGF-1R, competencia con la insulina por el receptor de insulina lo que desencadena relativa resistencia a la insulina similar a la diabética.

Criterios diagnósticos.

Clínica	Dolor articular. Dolor o entumecimiento de la muñeca (síndrome de túnel carpiano). Ronquidos y trastornos del sueño. Dolor de cabeza. Trastornos visuales. Disfunción sexual por disfunción eréctil o bajo deseo sexual. Trastornos menstruales. Hiperhidrosis Agrandamiento mandibular (prognatismo). Frente prominente. Rasgos faciales toscos. Macroglosia. Párpados gruesos. Nariz y labio inferior grande. Sensación de masa tiroidea. Miocardiopatía acromegálica. Piel gruesa y áspera. Etiquetas cutáneas. Piel grasosa. Hirsutismo e hipertricosis. Galactorrea.

	Piel seca atrofiada. Hipertensión arterial. Soplo cardíaco. Crepitación bibasal. Miopatía proximal. Marcha rodante. Agrandamiento acral.
Paraclínicos	Pruebas de supresión de GH: Es administrado 100 g de glucosa vía oral y una hora más tarde se miden los niveles de GH sérico. Resultados inferiores a 5 ng/ml excluyen el diagnóstico, por el contrario, mayores de 10 ng/ml, sugieren acromegalia. *Niveles de IGF-1* Deben descartarse causas fisiológicas del incremento de IGF-1 como el embarazo. Puede emplearse para el seguimiento del tratamiento. Niveles de hormona liberadora de hormona de crecimiento (GHRH): Superior a 300 ng/ml orientan a causas extrahipofisarias. Nivel de prolactina. *Estudios de imagen recomendados:* Resonancia magnética o tomografía computarizada en cabeza: evidencia silla turca y estructuras cercanas. Radiografía de cráneo: calvaria, silla turca engrosado o agrandado, mandíbula gruesa y larga, cresta exageradas, senos dilatados. Radiografía de tórax: caja torácica de barril con evidencia de largas costillas. Radiografía de mano: engrosamiento cortical, bases anchas en las falanges distales, osteofitos, engrosamiento cortical e hipertrofia de tejidos blandos.

Opciones de tratamiento

Extirpación de los adenomas de células somatótropas bien circunscritos. Se emplea preferiblemente cirugía transesfenoidal mediante técnicas microscópica o laparoscópicas.

Terapia médica: puede emplearse como complemento de la cirugía o como alternativa cuando esta no es posible. Consiste en administración de análogos de la somatostatina como el ocreótido o lanreótido. También puede utilizarse agonistas del receptor de la dopamina como la bromocriptina o cabergolina. Actualmente puede emplearse antagonistas del receptor de GH, los cuales reducen los niveles de IGF-1 sin alterar la GH. Este fármaco bloquea la hormona del GH en sus receptores.

Radioterapia: utilizado como complemento de la cirugía para prevenir remisión. Puede utilizarse radioterapia convencional o radiocirugía estereotáctica.

Peculiaridades del seguimiento

Seguimiento estrecho dado el riesgo de remisión. Considere factores asociados a la remisión para establecer seguimiento así como considerando las características individuales del paciente.

Factores predictores significativos de remisión bioquímica en pacientes posoperatorios son:

- ✓ Edad avanzada del paciente.
- ✓ Tamaño tumoral más pequeño.
- ✓ Nivel de GH preoperatorio más bajo.
- ✓ Nivel de GH preoperatorio más bajo.
- ✓ Debe realizarse estudios de imagen a las 12 a 16 semanas posterior al procedimiento quirúrgico para determinar la presencia de tumor residual.

Referencias bibliográficas

1. Shlomo Melmed, Richard J. Auchus, Allison B. Goldfine, Ronald J. Kowning, Clifford Rosen. Williams Textbook of Endocrinology 14Th edition. ELSEVIER, 2020.
2. Drewes AM, Arlien-Søborg MC, Lunde Jørgensen JO, Jensen MP. [Acromegaly and symptoms of the motor apparatus]. Ugeskr. Laeg. 2018 Nov 12;180(46)

Capítulo 286. Alta estatura

Consiste en una altura superior a +2 desviaciones estándar o una altura superior a >2 desviaciones estándar por encima de la altura objetivo. Otra definición de estatura elevada, es una altura por encima del percentil 97 para el sexo y la edad en una población definida.

Estadísticas y epidemiologia

Se estima que 3 de cada 100 niños tienen alta estatura. La alta estatura es menos común que la estatura baja. La mayoría de los niños con estatura alta son sanos, aunque puede estar asociado a trastornos subyacentes.
Grupos o factores de riesgo: Antecedentes familiares de alta estatura.

Etiología y elementos de la fisiopatología

Estatura alta familiar	También conocida como estatura alta constitucional (causa más común). La altura se encuentra por encima del percentil 97. La altura media parental por encima del percentil 90 o 97. Ocurre más a menudo en una niña y su madre. El hueso está avanzado de marginal a moderadamente (la altura final no es muy alta). Examen físico y laboratorios son normales.
Nutrición	Tanto la altura como el peso se encuentran en un percentil más elevado. Edad ósea es de marginal hasta moderadamente avanzada.
Causas hormonales	Hipertiroidismo. Pubertad precoz.

	Exceso de hormona del crecimiento. La edad ósea es moderadamente avanzada. Compromiso de la edad adulta final.
Causas cromosómicas	Síndrome de Klinefelter (XXY). Homocistinuria (ausencia de la enzima cistationina beta-sintasa). Síndrome de Marfan (mutación del gen FBN-1 en el cromosoma 15q). Síndrome de Sotos (o gigantis cerebral). Síndrome de Beckwith-weidman (duplicación del gen de IGF-2 paterno y sobreexpresión de IGF-2). Síndrome de X frágil. Síndrome de Simpson-Golabi-Behmeles. Síndrome triple X (XXX, puede haber mosaicos).

Criterios diagnósticos

Clínica	La alta estatura se diagnóstica clínicamente por una altura por encima del percentil 97 o más de 2 desviaciones estándar. Puede haber otras manifestaciones asociadas a la causa específica: Peso elevado (causas nutricionales). Pubertad retrasada, testículos pequeños y firmes, proporciones corporales eunucoides y ginecomastia (Síndrome de Klinefelter). Hipotonía neonatal, macrocefalia, dolicocefalia grande, paladar arqueado, entre otros (síndrome de Sotos). Cara alargada, orejas protuberantes, discapacidad intelectual, dedos flexibles, testículos grandes, autismo (síndrome X frágil). Anomalías esqueléticas, cardíacas, renales, craneofaciales (Síndrome de Simpson-Golabi-Behmeles). Extremidades alargadas, manos estrechas y dedos largos y delgados. La extensión de los brazos es superior a la altura, el segmento inferior es mayor al segmento

	superior (síndrome de Marfan). Extremidades alargadas, inteligencia subnormal, osteopenia, tendencia tromboembólica fatal, luxación lenticular (homocistinuria). Pliegues epicantales, hipertelorismo, fisuras palpebrales inclinadas hacia arriba, hipotonía, clinodactilia, hiperextensibilidad articular, displasia congénita de cadera, insuficiencia ovárica, entre otros (síndrome triple X).
Paraclínicos	El diagnóstico es clínico, no obstante, los paraclínicos se realizan para identificar la causa subyacente a la alta estatura: Cariotipo. Prolactina sérica. Nivel de cortisol sérico. Prueba de tiroides (T4, TSH). Medición de IGF-1. Niveles séricos de LH, FSH y testosterona. Evaluación de la edad ósea y predicción de altura final. Resonancia magnética de la hipófisis. Examen del campo visual. Prueba de supresión de glucosa para GH.

Opciones de tratamiento

Generalmente, la alta estatura no se considera una condición patológica, por lo cual no se le indica tratamiento.

El tratamiento más aceptado es la inducción de la pubertad precozmente para conseguir una fusión completa de las epífisis y obtener la talla final. Para ello puede utilizarse testosterona en varones y estrógeno en las mujeres.

Enantato de testosterona es utilizado en varones con frecuencia a dosis de 250 a 500 mg dos veces a la semana durante 6 a 9 meses.

En las mujeres, se utiliza con mayor frecuencia el 17 beta-estradiol, a dosis de 0,2 a 4 mg al día y puede añadirse una progestina de 10 mg durante una semana al mes.

Se ha informado un análogo de la somatostatina (octreótido) a infusión nocturna para disminuir la secreción de GH. La dosis utilizada es entre 37,5 a 50 mg una a dos veces al día por vía subcutánea.

La epifisiodesis percutánea bilateral del fémur distal y la tibia y el peroné proximales, es el procedimiento quirúrgico más utilizado para reducir el crecimiento.

Peculiaridades del seguimiento

Depende de la causa desencadenante de la alta estatura, las consultas de seguimiento serán establecidas para vigilar el tratamiento específico del estado patológico subyacente y el riesgo de complicaciones asociadas.

Referencias bibliográficas

1. Kumar S. (2013). Tallstature in children: differential diagnosis and management. International Journal of Pediatric Endocrinology, 2013(Suppl 1), P53. https://doi.org/10.1186/1687-9856-2013-S1-P53
2. Meazza, C., Gertosio, C., Giacchero, R., Pagani, S., &Bozzola, M. (2017). Tallstature: a difficult diagnosis? Italian journal of pediatrics, 43(1), 66. https://doi.org/10.1186/s13052-017-0385-5

Capítulo 287. Metástasis hipofisaria

Se trata de una patología poco común, que resulta de la migración de células malignas desde regiones distantes hasta el área pituitaria. No existe un marcador tumoral sérico preciso para establecer el diagnóstico y los métodos de imagen no son específicos para el diagnóstico de metástasis y discriminarlo de otros tumores hipofisarios. Es un trastorno de mal pronóstico.

Estadísticas y epidemiologia

- ✓ Podrían ocurrir con mayor frecuencia en hombres que en mujeres.
- ✓ La edad promedio es de 60 años aproximadamente.
- ✓ Alrededor del 40% podrían no tener antecedentes de tumor maligno.
- ✓ La mediana de supervivencia luego del diagnóstico es de 10 meses aproximadamente.
- ✓ Se estima que alrededor del 1,8% de las masas hipofisarias resecadas mediante cirugía son metástasis hipofisarias.

Grupos o factores de riesgo

- ✓ Antecedente de tumor maligno.
- ✓ Etiología y fisiopatología
- ✓ Neoplasias malignas en estructuras distantes diseminadas por el torrente sanguíneo.

Entre las neoplasias malignas más frecuentes destacan los adenocarcinomas, el cáncer de mama y el linfoma. Se estima que la parte posterior de la glándula hipófisis es más susceptible a la metástasis en comparación con la anterior.

El mecanismo de atracción de células metastásicas hacia la glándula pituitaria no está claro. Puede deberse a la distribución glandular, características del tumor primario o de la glándula pituitaria.

Criterios diagnósticos

Clínica:

Las manifestaciones clínicas suelen ser múltiples e incluyen:

- ✓ Fatiga.
- ✓ Discapacidad visual.
- ✓ Parálisis del nervio motor ocular común.
- ✓ Diabetes insípida.
- ✓ Alteraciones de la marcha.
- ✓ Obesidad central.
- ✓ Dolor de cabeza.
- ✓ Hipopituitarismo.

Paraclínicos

Niveles de hormonas tiroideas (pueden ser normales, elevadas o bajas).

Tomografía computarizada mejorada: puede mostrar opacidad del tejido blando con región selar heterogénea y realce no homogéneo.

Exploración por resonancia magnética: lesiones ocupantes selares. Puede haber isointensidad en T1, con una señal corta, isointensidad en T2 y una señal T2 larga, entre otros.

Opciones de tratamiento

El tratamiento está orientado hacia la resección microscópica de abordaje transesfenoidal. Posteriormente el paciente debe recibir tratamiento con radioterapia y quimioterapia.

La cirugía, se emplea además como elemento confirmatorio del diagnóstico y ayuda a reducir los síntomas.

El uso de esteroides en altas dosis antes de la biopsia de masas pituitarias sospechosas, así como la reducción posterior de ellos, podría enmascarar el diagnóstico resultando en una biopsia negativa.

Peculiaridades del seguimiento

Debe establecerse un seguimiento estrecho debido al mal pronóstico de la enfermedad.

Referencias bibliográficas

1. Yi Zhao, Weixun Zhou. Diagnosis, Therapy, and Therapeutic Effects in Cases of Pituitary Metastasis. World Neurosurgery. Volume 117, September 2018, Pages 122-128. DOI: https://doi.org/10.1016/j.wneu.2018.05.205
2. Javanbakht, A., D'Apuzzo, M., Badie, B., &Salehian, B. (2018). Pituitary metastasis: a rare condition. Endocrine connections, 7(10), 1049–1057. Advance online publication. https://doi.org/10.1530/EC-18-0338

Capítulo 288. Tumor de hipófisis en pediatría

Alrededor del 3,5 a 8,5% de los tumores hipofisarios, son diagnosticados antes de los 20 años. Se considera una patología poco frecuente entre los pacientes de edad pediátrica, representando menos del 4% de los tumores intracraneales. Su incidencia anual en niños es de 0,1 a 4,1 por cada 100.000 niños.

Aspectos clínicos de los tumores hipofisarios en pediatría

Epidemiología	Diagnóstico	Tratamiento
Prolactinomas		
Se estima que al menos un 50% de los tumores intracraneales son secretores de prolactina. Predominio en mujeres.	Hiperprolactinemia (prolactina superior a 100 ug/L). Resonancia magnética centrada en hipófisis. Campimetría (se realiza durante todo el tratamiento, cuando hay alteración inicial).	*Agonistas dopaminérgicos*: bromocriptina, cabergolina (0,5 2 mg/semana.) y quinagolida. La dosis del tratamiento con cabergolina puede incrementarse de 0,25 en 0,25 mg cada semana hasta 1,5 mg/semana. Al messe realiza valoración de los niveles de prolactina. En caso de persistencia de hiperprolactinemia, efetos secundarios intolerantes macroprolactinoma, se plantea tratamiento quirúrgico. Luego de 1 año de tratamiento 2 para el macroprolactinoma con niveles normal de prolactina, se reduce gradualmente la dosis de

		cabergolina realizando evaluación periódica del nivel de prolactina.
Enfermedad de Cushing		
Alrededor de un 10 a 15% de los casos de enfermedad de Cushing, ocurren entre niños y adolescentes. La causa exógena es la más frecuente. La edad media de presentación en la edad pediátrica es a los 14,1 años.	Retraso de crecimiento con obesidad de predominio troncular. Fascie en luna llena. Cuello de búfalo. Fragilidad. Equimosis cutáneas. Estrías rojo vinosas. Miopatía. Retraso en la maduración ósea. Medición de medianoche de cortisol plasmático a partir de 4,4 ug/dL a lo largo de 3 días. Cortisoluria mayor a 70 ug/m2/24h Supresión con altas dosis de dexametasona (bien sea a 8 mg de forma nocturna o a lo largo de 2 días en forma de 20ug/kg/6 horas con un máximo de	Adenectomía mediante cirugía transesfenoidal. Evaluación periódica del eje cortico-suprarrenal.

	2mg/6h).	
Tumores productores de TSH		
Representan entre el 1 al 3% de los adenomas pituitarios. Extremadamente raro en niños.	Síntomas cardiológicos (fibrilación auricular, insuficiencia cardíaca, palpitaciones). Temblor. Pérdida de peso. Sudoración excesiva. Insomnio. Fatiga. Exoftalmos o mixedema pretibial. Síntomas compresivos (cefalea, alteraciones visuales).	Cirugía transesfenoidal. Betabloqueantes, antitiroideos, yodo o análogos de somatostatina para conseguir el bloqueo tiroideo. Radioterapia.
Gigantismo		
Los adenomas secretores de GH en la población pediátrica constituyen entre el 5 al 16% de los tumores.	Niveles elevados de IGF-1. Falta de supresión de secreción de GH ante la sobrecarga oral de glucosa. Respuesta paradójica a TRH y RH. Diagnóstico por resonancia magnética	Cirugía transesfenoidal como terapia de elección. Análogos de somatostatina se utilizan para complementar la cirugía (Octreotide, Lanreotide, Octreotide-LAR). Actualmente puede utilizarse antagonista del receptor de GH (pegvisomant), el cual normaliza hasta en un 90% los valores del IGF-1.

Tumores hipofisarios no funcionantes		
La mayoría se expresan como macroadenomas. Su edad media de aparición en la edad pediátrica es a los 12,5 años. Ocurre más en el varón en una relación de 3 a 1.	Síntomas compresivos (cefalea, parálisis de pares craneales, invasión de seno cavernoso, hidrocefalia obstructiva, licuorrea). Déficits hormonales (GH, insuficiencia adrenal, hipotiroidismo, hipogonadismo). Hiperprolactinemia (afectación del tallo).	Cirugía transesfenoidal.

Referencias bibliográficas

1. Chen, J., Schmidt, R. E., & Dahiya, S. (2019). Pituitary Adenoma in Pediatric and Adolescent Populations. Journal of neuropathology and experimental neurology, 78(7), 626–632. https://doi.org/10.1093/jnen/nlz040
2. Alfonso Leal Cerro. Tumores hipofisarios funcionantes en la edadpediátrica.10.3266/RevEspEndocrinolPediatr.pre2014.Apr.222

Capítulo 289. Tumor de hipófisis y embarazo

Los tumores hipofisarios, comprenden entre el 10 al 20% de todos los tumores intracraneales. Los adenomas considerados clínicamente relevantes tienen una prevalencia de alrededor de 1 por cada 1000 en la población general. Sin embargo, durante el embarazo, ocurre una serie de cambios fisiológicos en el sistema endocrino, y especialmente en la glándula hipófisis, la cual puede incrementar su tamaño unas 2 o 3 veces durante el embarazo, principalmente ocasionado por la hipertrofia e hiperplasia de los lactotrofos estimulados por el incremento marcado en los niveles de estrógeno. Los tumores hipofisarios, representan un desafío para el manejo efectivo durante este período a fin de garantizar el bienestar materno y fetal.

Neoplasia hipofisaria	Descripción	Tratamiento y manejo
Prolactinoma (Ver capítulo 348)	Prevalencia alrededor del 40% de todos los adenomas hipofisarios. Causa primaria de hiperprolactinemia. Conduce a infertilidad y disfunción gonadal. Las pacientes con prolactinomas previamente conocidos, deben recibir métodos de anticoncepción debido al riesgo de crecimiento del	El tratamiento con agonista de dopamina se interrumpe al momento de identificar el embarazo en pacientes con microadenomas y macroadenomas. Se continua el tratamiento con agonistas de dopamina cuando en macroadenomas con extensión supra selar,

	prolactinoma durante el embarazo hasta que el tumor sea resecado.	tumor cercano al quiasma óptico o período corto de tratamiento previo a la concepción. La conducta es seguimiento cercano y manejo expectante. La cirugía está indicada en el segundo trimestre de embarazo.
Acromegalia	En las mujeres embarazadas con acromegalia ocurre un aumento en el nivel plasmático de IGF-1 debido a la secreción de GH placentaria, no obstante, no ocurre una reducción en la secreción autónoma de GH por parte del adenoma. Se requiere un ensayo inmunofluorométrico sin interferencias específicas para la variante de GH placentaria para diferenciarla de la GH hipofisaria y establecer el diagnóstico. Puede haber mejoría de signos y síntomas clínicos, principalmente durante el primer trimestre de embarazo. La mejoría del IGF-1, puede ser atribuida al efecto del marcado	Se recomienda a las mujeres con acromegalia que planeen quedar embarazadas, suspender el tratamiento médico actual para la acromegalia, por lo menos 2 a 3 meses antes de la concepción. El uso de antagonistas de los receptores de GH está restringido a casos excepcionales de mujeres gestantes acromegálicas sin complicaciones. Debe establecerse un estrecho seguimiento del tumor con pruebas de campo visual cada trimestre y evaluación de síntomas compresivos. En caso de macroadenomas, identificados durante el embarazo o posterior de un tratamiento médico,

	incremento de los niveles de estrógenos durante el embarazo, lo cual inhibe la señalización de GH, una acción mediada por proteínas supresoras de señalización de citoquinas ocasiona un estado de resistencia de GH.	debe indicarse consultas de seguimiento mensual. Cuando exista macroadenomas con alto riesgo de crecimiento tumoral, debe indicarse tratamiento con agonistas de dopamina o análogos de la somatostatina durante todo el embarazo. Cuando haya evidencia de crecimiento tumoral,puede plantearse la cirugía transesfenoidal durante el segundo trimestre o tratamiento médico. La lactancia está contraindicada.
Síndrome de Cushing	Rara vez ocurre un embarazo durante el curso del síndrome de Cushing, debido al estado de hipercortisolismo e hiperandrogenismo, el cual suprime la función gonadotropa resultando en amenorrea y oligomenorrea acompañadas con infertilidad. La mayoría de los casos reportados, el síndrome de Cushing es diagnosticado durante el embarazo y no se establece el diagnostico previo a la concepción.	El tratamiento de elección e la cirugía transesfenoidaldurante el segundo trimestre de embarazo. Otros tratamientos consisten en la administración de tratamiento médico (metirapona o ketoconazol) y/o adrenalectomía. Sin embargo, la metirapona se ha asociado a hipertensión durante el embarazo, y el ketoconazol, ha mostrado efectos

	Solo el 40% de estos casos se asocia con un adenoma pituitario productor de la hormona adrenocorticotrópica. El síndrome de Cushing asociado al embarazo, incrementa la morbilidad materna en un 70% de los casos y afecta a su vez al resultado fetal.	teratógenos en ratas, por lo que se consideran tratamientos de emergencia y no indicados de manera habitual. La Cabergolina en dosis elevadas ha mostrado resultados favorables.
Adenomas pituitarios de tirotropina	Representan el 0,5 al 3% de los adenomas hipofisarios. El embarazo es extremadamente raro y hasta la fecha, han sido registrado 4 casos en la literatura. La clínica es asociada a síntomas de hipertiroidismo.	Seguimiento estrecho. Dado lo inusual de estos tumores en el embarazo, no existe un manejo o estrategia establecida para su tratamiento.
Adenomas pituitarios clínicamente no funcionantes	No son comunes durante el embarazo, debido a que la fertilidad suele estar alterada. La hiperplasia lactotropa es inducida por la ausencia de efecto inhibidor de la dopamina. Esto ocurre en todos los embarazos y puede ocasionar que el tumor crezca y sea empujado hacia el quiasma óptico.	El tratamiento de elección consiste en agonistas dopaminérgicos. La cirugía es reservada para casos donde no se obtengan resultados con el tratamiento médico o cuando ocurra apoplejía tumoral.

Referencias bibliográficas

1. Araujo PB, Neto LV, Gadelha MR. Pituitary Tumor Management in Pregnancy. Endocrinology and Metabolism Clinics of North America. Marzo de 2015;44(1):181-97.
2. Nana M, Williamson C. Pituitary and Adrenal Disorders of Pregnancy. [Updated 2019 Apr 16]. In: Feingold KR, Anawalt B, Boyce A, et al., editors. Endotext [Internet]. South Dartmouth (MA): MDText.com, Inc.; 2000-.

Capítulo 290. Quistes de la bolsa de Rathke

También conocido como quiste de la *Pars intermedia,*consiste en una lesión quística, intraselar y epitelial, la cual deriva de los restos de la bolsa de Rathke, el cual constituye el antecesor embrionario de la glándula pituitaria.

Estadísticas y epidemiologia

- ✓ La mayoría de los quistes ocurren de manera asintomática.
- ✓ Es un trastorno raro.
- ✓ En series de autopsias se ha identificado entre el 12 al 33% con glándulas pituitarias normales.
- ✓ Se localizan con frecuencia en la silla turca, aunque pueden hallarse en el seno esfenoidal.
- ✓ Se presenta usualmente en niños o adultos jóvenes.
- ✓ Predomina en las mujeres.
- ✓ Representan entre el 6 al 10% de las lesiones selares y supraselares sintomáticas.

Etiología y elementos fisiopatológicos

Se origina a partir de remanentes embrionarios de la bolsa de Rathke, ubicado entre la *Pars distalis* (lóbulo anterior de la glándula pituitaria) y la *Pars intermedia.* De modo que se desarrolla como una lesión quística entre el lóbulo anterior y posterior de la hipófisis.

A diferencia de los craneofaringiomas, los quistes de la bolsa de Rathke no invaden, no obstante, pueden llegar a expandirse y ocasionar efecto de compresión de masa.

Histológicamente, se evidencia como una pared delgada con fluido turbio y espeso. Microscópicamente presenta epitelio columnar alto de células globoides y ciliadas. Pueden estar llenas de contenido oleoso o mucinoso con células escamosas.

Criterios diagnósticos

Clínica	- Los quistes de gran tamaño pueden estar asociados a hipopituitarismo. - Cefalea. - Trastornos visuales.
Paraclínicos	- Radiológicamente se presenta como una masa quística o mixta. Se evidencian bordes bien definidos. Erosiona o remodela las estructuras cercanas con el contraste y puede realzar la periferia del proceso ocupativo tras la administración de contraste. - En la resonancia magnética, se presenta como neoplasia quística muy brillante en T1, aunque de apariencia menos brillante o isointensa en T2, debido al elevado contenido de proteínas y/o grasa.

Opciones de tratamiento y seguimiento

Los quistes de Rathke asintomáticos pueden mantener una terapia expectante con seguimiento mediante estudios de imagen seriados.

Mientras tanto, los pacientes con quistes de la bolsa de Rathke sintomática, son manejados mediante la descompresión quirúrgica. Por lo general, se emplea un corredor transesfenoidal mediante el uso de un microscopio quirúrgico o un endoscopio.

El objetivo del procedimiento, consiste en aspirar el contenido del quiste aliviando la sintomatología del paciente ocasionado por el efecto de masa del quiste. Durante el procedimiento se obtiene una muestra para biopsia en la pared del quiste para su estudio.

Referencias bibliográficas

1. Lavin N, editor. Manual of endocrinology and metabolism. 4th ed. Philadelphia: Wolters Kluwer/Lippincott Williams & Wilkins Health; 2009. 837 p.
2. Ramón A Gutiérrez Alvarado, Gerardo Romo Bonilla, Fernando Pacheco. Quiste de Rathke. EvidMedInvest Salud 2013; 6 (3): 95-99.

Capítulo 291. Granulomas hipofisarios

Se trata de un trastorno caracterizado por la infiltración de células inmunes y destrucción de la glándula pituitaria, la cual desencadena diversos grados de disfunción de la glándula pituitaria.

Estadísticas y epidemiologia

Su incidencia es de 1 caso por cada 1.000.000 de personas, siendo un trastorno muy raro. Ocurre en igual frecuencia entre hombres y mujeres. El subtipo linfocitico es observado principalmente en mujeres. No obstante, se han descrito casos en niños y hombres más frecuentemente.
La sarcoidosis como proceso granulomatoso hipofisario, ocurre alrededor del 5 al 15% de los pacientes con sarcoidosis. El granuloma de células gigantes también es una causa rara de hipopituitarismo.

Grupos o factores de riesgo: Antecedente de enfermedad autoinmune; antecedente de enfermedades infiltrativas.

Etiología y elementos fisiopatológicos

Formas de enfermedad granulomatosa asociada al fracaso hipofisario

- ✓ Sarcoidosis.
- ✓ Granuloma de células gigantes (afecta principalmente a la hipófisis anterior).
- ✓ Histiocitosis de células de Langerhans (presenta células dendríticas anormales, caracterizadas por

infiltración de órganos, generalmente hay infiltración hipotalámica).

- ✓ Granulomatosis de Wegener (raro).
- ✓ Hipofisitis idiopática de células gigantes.
- ✓ Enfermedad de Takayasu.
- ✓ Síndrome de Cogan.
- ✓ Enfermedad de Crohn.

La infiltración de las células inmunes, puede afectar a la hipófisis posterior, el infundíbulo y la hipófisis anterior. Esto se conoce como infundibuloneurohipofisis, aunque también puede afectar simultáneamente a ambos conocido como panhipofisitis. Frecuentemente en la pituitaria anterior es afectada la función secretora de hormonas.

Lainfiltración linfocítica se debe especialmente a linfocitos T citotóxicos, los cuales ocasionan destrucción del pituicito y reemplazo con material fibrótico, ocasionando fibrosis. Se presentan además, células gigantes en formación granulomatosa, característico de los granulomas hipofisarios.

Hemocromatosis: consiste en un trastorno hereditario autosómico recesivo raro, que ocasiona hipopituitarismo debido a una infiltración de hierro en la pituitaria anterior, como resultado de una absorción excesiva del hierro dietético ocasionando una sobrecarga del hierro.

Criterios diagnósticos

Clínica	Manifestaciones clínicas asociadas a los trastornos sistémicos subyacente. Dolor de cabeza. Trastornos o alteraciones visuales. Puede haber meningitis aséptica (fiebre, náuseas

	cefalea=. Síntomas asociados a deficiencias hipofisarias múltiples (ocurre en alrededor del 75% de los casos). Las células tirotropas y corticótropas son afectadas con mayor frecuencia. Los granulomas ocasionados por sarcoidosis, a menudo comprenden diabetes insípida e hipopituitarismo. Ocasiona a su vez evidencia sistémica de la enfermedad.
Paraclínicos	Resonancia magnética: muestra agrandamiento simétrico de la glándula pituitaria con expansión supraselar. Presencia de realce uniforme, tras la administración de gadolinio. También el proceso de la enfermedad, podría ocasionar fibrosis, encogimiento y silla turca vacía. Las pruebas bioquímicas pueden mostrar niveles de ACTH, TSH y PRL sérico pordebajo del rango normal.

Opciones de tratamiento

El tratamiento puede comprender el tratamiento conservador o resección agresiva de la masa.

Puede considerarse el uso de corticoesteroides aunque sus resultados son variables, no obstante, se observan buenos resultados en la administración de corticoesteroides frente a la granulomatosis ocasionada por sarcoidosis.

Es fundamental establecer la terapia de reemplazo hormonal pertinente a la deficiencia pituitaria que presente el paciente.

Peculiaridades del seguimiento: Después de la remisión, la recurrencia es rara.

Referencias bibliográficas

1. Shlomo Melmed. The Pituitary 4th Edition. AcademicPress, Elsevier, 2017.

2. Shlomo Melmed, Richard J. Auchus, Allison B. Goldfine, Ronald J. Kowning, Clifford Rosen. Williams Textbook of Endocrinology 14Th edition. ELSEVIER, 2020.
3. Elgamal, M. E., Mohamed, R., Fiad, T., &Elgamal, E. A. (2017). Granulomatous hypophysitis: rare disease with challenging diagnosis. Clinical case reports, 5(7), 1147–1151. https://doi.org/10.1002/ccr3.1007

Capítulo 292. Aracnoidocele selar

También conocido como el síndrome de la silla turca vacía (ESS), consiste en un trastorno en el cual el espacio subaracnoideo se hernia en la silla turca y ocasiona compresión y aplanamiento de la hipófisis, así como el estiramiento del tallo hipofisario.

Este término es empleado para el hallazgo radiológico de "espacio selar vacío" obtenido en las imágenes de resonancia magnética y tomografía computarizada. Puede ser parcial cuando menos del 50% del especio selar es ocupado por líquido cefalorraquídeo (LCR) o completo cuando el LCR ocupa más del 50% de este espacio y la glándula pituitaria tiene menos de 2mm de grosor.

Estadísticas y epidemiologia

Se considera como una entidad rara, con una incidencia estimada entre el 5,5 al 12% de los estudios de autopsias. En los pacientes sometidos a neuroimagen, la incidencia llega alrededor del 12%. Estudios sugieren que en la práctica clínica tiene una ocurrencia alrededor del 35%.

Presenta predilección por el sexo femenino, con una proporción alrededor de 4 o 5 casos en mujeres, frente a 1 caso en hombres, siendo también más común en las personas obesas. Su incidencia máxima oscila entre la cuarta y sexta década de vida.

La disfunción hormonal hipofisaria es más frecuente en hombres que en mujeres con aracnoidocele selar.

Grupos o factores de riesgo:

- ✓ Antecedente quirúrgico hipofisario.
- ✓ Antecedente de radioterapia en cabeza.
- ✓ Obesidad.
- ✓ Sexo femenino.
- ✓ Apoplejía hipofisaria.
- ✓ Embarazos múltiples.
- ✓ Traumatismo craneoencefálico.
- ✓ Hipopituitarismo congénito.

Etiología o causas más frecuentes

Síndrome de silla turca vacía primario (PES): incompetencia del diafragma de la silla turca y herniación resultante del líquido cefalorraquídeo en la silla turca. No se ha identificado causas genéticas predisponentes, aunque se teoriza acerca de que sea una condición presente en el nacimiento.

Síndrome de silla turca vacía secundario (SES): resultado de un procedimiento médico intracraneal (cirugía, radiación) o consecuencia de un proceso patológico (hemorragia, infarto) en la glándula hipófisis.

Elementos fisiopatológicos

Entre los mecanismos propuestos en el desarrollo de la patología del aracnoidocele selar, se encuentra la incompetencia o ausencia completa del diafragma de la silla turca, expansión temporal seguida de regresión de la glándula hipófisis y la hipertensión intracraneal crónica.

Las patologías que incrementan la presión del LCR tienen relación con PES, por ejemplo, los tumores cerebrales, la trombosis intracraneal, hidrocefalia y la hipertensión intracraneal idiopática. Las causas asociadas con el desarrollo de SES, se relacionan con tratamientos de adenomas hipofisarios, regresión espontánea glandular, necrosis pituitaria posparto e hipofisitis linfocítica.

Criterios diagnósticos

Clínica	El examen físico y los antecedentes a menudo son normales, por lo general, la función endocrina se conserva sin alteraciones. El síntoma más común es el dolor de cabeza. Puede ocurrir rinorrea espontánea de LCR así como alteraciones del campo visual, no obstante son manifestaciones inusuales. Alrededor del 20% de los casos tienen anomalías endocrinas y las manifestaciones clínicas se relación al tipo de deficiencia manifiesta.
Paraclínicos	El diagnóstico se realiza con frecuencia de forma accidental mediante estudios de imagen. No obstante, debe realizarse pruebas de todo el eje pituitario. Hallazgos comunes: Hiperprolactinemia (ocurre entre el 10 al 17% de los casos). Deficiencia de la GH (ocurre entre el 4 al 60% de los casos). Deficiencia de gonadotropina (presente entre el 2 al 32% de los casos). Deficiencia de adrenocorticotropina, hormona estimulante de tiroides y hormona antidiurética (cada una ocurre en alrededor del 1% de los casos). Se recomienda realizar todos los estudios pertinentes sobre los ejes hipofisarios y su función hormonal. Estudios de imagen: Resonancia magnética. Tomografía computarizada. La presentación típica comprende el llenado del LCR se encuentra en continuidad con los espacios subaracnoideos suprayacentes, se evidencia la hipófisis

	residual aplanada contra el piso selar de la silla turca ósea agrandada. Puede evaluarse el volumen pituitario por lo general menor de 611,21 mm^3.

Opciones de tratamiento

Por lo general, no requiere tratamiento. Si existe deficiencia o exceso de hormonas, el tratamiento debe ser personalizado y orientado a las características de la presentación individual.

Cuando exista presión intracraneal idiopática elevada, puede recomendarse diuréticos osmóticos o acetazolamida.

La pérdida de peso puede tener resultados beneficiosos en estos pacientes.

Puede ser empleadas técnicas neuroquirúrgicas en presencia de rinorrea y otras causas secundarias al aracnoidocele selar.

Referencias bibliográficas

1. Chiloiro S, Giampietro A, Bianchi A, Tartaglione T, Capobianco A, Anile C, De Marinis L. Diagnosis Of Endocrine Disease: Primary Empty Sella: A Comprehensive Review. Eur. J. Endocrinol. 2017 Dec;177(6):R275-R285.
2. Miljic D, Pekic S, Popovic V. Empty Sella. [Updated 2018 Oct 1]. In: Feingold KR, Anawalt B, Boyce A, et al., editors. Endotext [Internet]. South Dartmouth (MA): MDText.com, Inc.; 2000-.

Capítulo 293. Apoplejía hipofisaria

Consiste en una afección o trastorno en el cual se produce una hemorragia o infarto en la glándula hipófisis. Suele ocurrir en presencia de adenomas hipofisarios preexistentes. El término de apoplejía hipofisaria, hace referencia a muerte súbita de la glándula, ocasionada por una hemorragia o por un infarto isquémico agudo.

Estadísticas y epidemiologia

Su incidencia oscila entre el 1,5 al 27,7% de los casos de adenoma hipofisario. Los casos sintomáticos tienen una incidencia del 10%. La incidencia máxima de dad ocurre en el rango de los 37 a los 58 años, con una proporción de hombres y mujeres de 2:1.

Cuando es considerada la hemorragia intratumoral, que no manifiesta síntomas, pero ha sido detectada mediante estudios de imagen, la incidencia puede ascender a 26%. La apoplejía de los adenomas de la glándula pituitaria, se considera un evento raro estimado en un 0,2% de incidencia anual.

Grupos o factores de riesgo:

- ✓ Macroadenoma hipofisario.
- ✓ Tumor pituitario.
- ✓ Hipertensión o hipotensión.
- ✓ Cirugía.
- ✓ Cirugía cardiaca.
- ✓ Uso de drogas.
- ✓ Traumatismo craneoencefálico.

- ✓ Radioterapia.
- ✓ Uso de fármacos: anticoagulantes, estrógeno.
- ✓ Procedimientos ortopédicos mayores.
- ✓ Embarazo y parto.
- ✓ Dengue.
- ✓ Infecciones.
- ✓ Hipofisitis.

Etiología y elementos fisiopatológicos

Las apoplejías hipofisarias frecuentemente se suele hallar adenomas hipofisarios a menudo no diagnosticados. La apoplejía ocurre como resultado de la interacción de adenomas hipofisarios, factores predisponentes que detonan en los mecanismos patológicos señalados a continuación:

El incremento de la presión dentro de las paredes óseas en la silla turca en donde reside la glándula pituitaria, ocasiona las principales manifestaciones clínicas. Ocurre cuando de forma repentina se incrementa el contenido de la silla turca debido a la sangre, se presenta edema y aumento de presión.

Las teorías sobre los mecanismos que conducen a la isquemia y a la hemorragia son:

Compresión de la arteria hipofisaria superior y sus ramas contra el diafragma de la silla turca, lo cual ocasiona isquemia de la pituitaria anterior y el tumor.

Compresión de la delgada red capilar hipofisaria.

Expansión rápida del tumor que supera su irrigación vascular, resultando en isquemia y necrosis.

Criterios diagnósticos

Manifestaciones clínicas
✓ Dolor de cabeza (95%). ✓ Hipotensión (colapso cardiovascular) (95%).

✓ Diplopía (78%) ✓ Vómitos (70%). ✓ Defectos del campo visual (64%). ✓ Disminución de la agudeza visual. (52%). ✓ Hemiplejia (raro). ✓ Meningismo (raro).

Paraclínicos útiles para establecer el diagnóstico

Prueba	Resultado esperado en la apoplejía
Electrolitos séricos	Hiponatremia
Hemograma completo	Anemia y trombocitopenia.
Tiempo de protrombina	Prolongado (probable)
Cortisol aleatorio	Frecuentemente <5 ug/dL.
T4/FSH	Bajo/bajo o normal
Prolactina	Bajo (inferior a 1ng/dL).
Pruebas de campo visual	Defecto visual
Resonancia magnética pituitaria	Evidencia de infarto hemorrágico en la región de la hipófisis. Masa selar o supraselar agrandada que presenta realce periférico y rodea un centro hipointenso.
Tomografía computarizada	Masa selar/supraselar, asociada a hemorragia intralesional (debe ser solicitado primero por su facilidad de obtención de imagen). Posteriormente se realiza un estudio con contraste para delimitar el tamaño del tumor.

Opciones de tratamiento

La terapéutica debe incluir una valoración por un equipo multidisciplinario que incluya neurólogos de cuidados intensivos, neurocirujanos, neuroofaltmólogos y endocrinólogos.

Evaluación exhaustiva y cuidadosa del equilibrio electrolítico y líquidos (asegure estabilidad hemodinámica y reemplace corticoesteroides).
Bolo intravenoso de corticoesteroides 100 a 200 mg de hidrocortisona, este debe continuarse con una administración adicional entre 50 a 100 mg cada 6 horas. Puede emplearse de forma alternativa una infusión continua de 2 a 4 mg por hora luego del bolo inicial. Todos los pacientes deben recibir corticoesteroides aún en ausencia de crisis adrenal.
Puede plantearse el retraso de la cirugía descompresiva, no obstante, debe realizarse dentro de una semana. Si los síntomas visuales mejoran o se estabilizan, puede plantearse conducta expectante o conservadora.
Deben aplicarse las medidas necesarias para tratar el adenoma. El tratamiento principalmente elegido consiste en la resección quirúrgica con abordaje transesfenoidal.

Peculiaridades del seguimiento:

Alrededor del 80% de los pacientes, tienen hipopituitarismo residual, luego de una apoplejía pituitaria. No obstante, no todos los pacientes presentan signos de hipopituitarismo de manera inmediata. Además, existe el riesgo de recrecimiento tumoral y apoplejía recurrente.
Por lo tanto, debe establecerse un seguimiento cada 3 a 6 meses, que incluya la evaluación de estudios de imagen (resonancia magnética hipofisaria), hasta que la anatomía se estabilice. El seguimiento se continúa anualmente durante 5 años.

Un mes después del alta médica, se recomienda revalorar los estudios bioquímicos hormonales e indicar terapia de reemplazo hormonal siempre que sea necesario.

Referencia bibliográfica

1. Shlomo Melmed, Richard J. Auchus, Allison B. Goldfine, Ronald J. Kowning, Clifford Rosen. Williams Textbook of Endocrinology 14Th edition. ELSEVIER, 2020.
2. Shlomo Melmed. The Pituitary 4th Edition. AcademicPress, Elsevier, 2017.
3. Rajasekaran, S., Vanderpump, M., Baldeweg, S., Drake, W., Reddy, N., Lanyon, M., Markey A., Plant, G., Powell, M., Sinha, S., Wass, J. UK guidelines for the management of pituitary apoplexy. ClinEndocrinol (Oxf) 2011 Jan 74(1);9-20. PMID 21044119

Capítulo 294. Hipofisitis

Es un trastorno inflamatorio autoinmunitario, el cual ocurre durante el parto o poco tiempo después de este. También se han informado casos después de la menopausia. Es una rara causa de hipopituitarismo, el cual puede ocurrir como causa primaria o idiopática o como una causa secundaria debido a lesiones en la silla turca, enfermedades sistémicas o a la administración de fármacos.

Estadísticas y epidemiologia

- ✓ Alrededor del 57% de los casos han sido documentados en asociación con el embarazo.
- ✓ La mayoría de las veces, ocurre en el último mes del embarazo o durante los 2 primeros meses luego del parto.
- ✓ Al menos un 15% de los casos han sido identificados en hombres.
- ✓ Alrededor de 20% de los pacientes presentan diabetes insípida.

Grupos o factores de riesgos: Antecedente de enfermedad autoinmune

Etiología o causas más frecuentes

Hipofisitis primaria	Aislado Asociado con enfermedades autoinmunes (síndrome autoinmune poliglandular, tiroiditis autoinmune, diabetes

	mellitus 1, otros).
Hipofisitis secundaria	*Fármacos:* Inhibidores de punto de control inmune. Interferon alfa. Ribavirina. *Enfermedad selar y paraselar* Germinoma. Quiste de hendidura de Rathke. Craneofaringioma. Adenoma pituitario. *Enfermedades sistémicas* Granulomatosis con poliangitis. Sarcoidosis. Enfermedad de Crohn. Síndrome de Takayasu. Timoma. *Infecciones:* Tuberculosis. Citomegalovirus, Herpes virus. Micosis. Toxoplasma gondii. Otros.

Elementos fisiopatológicos

Presenta infiltrado hipofisario por células linfocíticas y células plasmáticas, las cuales pueden encontrarse de manera aislada o en asociación con otras endocrinopatías.

En ocasiones puede encontrarse anticuerpos antipituitarios circulantes, en conjunto con la presencia de una deficiencia aislada de hormonas hipofisarias. Esto podría implicar un proceso autoinmune orientado selectivamente a las células hipofisarias.

Formas histopatológicas de la hipofisitis primaria

- ✓ Hipofisitis linfocítica.
- ✓ Hipofisitis granulomatosa.
- ✓ Hipofisitis xantomatosa.
- ✓ Hipofisitis plasmocítica, relacionada con IgG4.
- ✓ Hipofisitis necrotizante.
- ✓ Formas mixtas.

Criterios diagnósticos

Clínica	Historia natural de corta duración. Presencia de atrofia secundaria de células adenohipofisarias con evidencia de silla turca vacía resultante. Dolor de cabeza. Alteración de campo visual. Clínica asociada a hiperprolactinemia. Clínica asociada a deficiencia hormonal hipofisaria.
Paraclínicos	Hiperprolactinemia. Velocidad de sedimentación eritrocitaria suele estar elevada. Resonancia magnética: muestra masa hipofisaria indistinguible de un adenoma hipofisario. Hay evidencia de agrandamiento pituitario supraselar, intraselar y en el tallo hipofisario. Respuestas de GH y ACTH atenuadas frente a pruebas de provocación con hormonas hipotalámicas. Criterios patológicos para el diagnóstico: Islas de células de la pituitaria anterior, rodeadas por infiltrados linfocíticos difusos (células T y células B. Presencia de células plasmáticas en el 53% y eosinófilos en el 12%, también puede haber mastocitos.

Opciones de tratamiento y seguimiento

Si no hay evidencia de alteraciones del campo visual debido a compresión y se ha establecido el diagnóstico de forma convincente, la terapia quirúrgica debe suspenderse e iniciar el reemplazo de las deficiencias hormonales pituitarias.

Debido a la resolución a menudo espontánea de la hipofisitis, se realizará seguimiento expectante de la masa inflamatoria.

La resección quirúrgica transesfenoidal o endoscópica, puede ser recomendada cuando existan manifestaciones clínicas de compresión o sea necesariala confirmacióndel diagnóstico tisular. No obstante, debe ser conservado el tejido hipofisario viable en vista de la frecuente resolución espontánea.

Referencias bibliográficas

1. Shlomo Melmed, Richard J. Auchus, Allison B. Goldfine, Ronald J. Kowning, Clifford Rosen. Williams Textbook of Endocrinology 14Th edition. ELSEVIER, 2020.
2. Dorantes y Martinez. Endocrinología clínica 5ta edición, Editorial El Manual moderno 2016.

Capítulo 295. Cirugía de hipófisis

Las cirugías hipofisarias se indican con frecuencia para la escisión de lesiones masivas que ocasionan efectos de presión central, incluyendo la corrección primaria de la hipersecreción hormonal, el compromiso visual, la corrección primaria o la extirpación funcional del tumor en pacientes que no responden al medicamento médico convencional.

Además, las lesiones selares de características inusuales pueden necesitar una evaluación diagnóstica del tejido, y en ocasiones se requiere una escisión amplia.

Descripción general

Abordaje transesfenoidal
Evita la invasión de la cavidad craneal, excluyendo el riesgo o la necesidad de manipular el tejido cerebral. La hipófisis puede ser distinguida claramente mediante del tejido tumoral, debido a que este abordaje permite un campo operatorio con buena visibilidad e iluminación interna. Morbilidad y mortalidad: riesgo mínimo. Tiempo de hospitalización: 3 días. Beneficio: permite distinguir el tejido tumoral con claridad, facilitando la microdisección y la extirpación de pequeños tumores. Abordaje esfenoidal ventral tampoco interviene la fosa craneal.
Técnica quirúrgica endoscópica
Permite abordar la región selar, a través de un enfoque endonasal o un enfoque atravesando la base del cráneo. Las lesiones son alcanzadas a través de la transposición de hipófisis para alcanzar la lesión. Permite obtener resultados similares al enfoque transesfenoidal tradicional en

manos experimentadas.
Craneotomía
Se indica cuando son halladas masas supraselares invasivas raras, las cuales se extienden hacia la fosa media o frontal, invasión clival posterior extensa o cuando se extiende hacia los nervios ópticos. La configuración en reloj de arena (extensión supraselar contenida por una abertura diafragmática pequeña), a menudo requiere abordaje transcraneal.

En ocasiones, la eliminación de masas hipofisarias, requiere una combinación de abordaje quirúrgico entre la cirugía intracraneal y transesfenoidal.
No obstante, la técnica quirúrgica de elección para la resección de la mayoría de las masas hipofisarias es el abordaje quirúrgico transesfenoidal.

Cirugía transesfenoidal

Indicaciones primarias
General
Compresión del tracto visual o del sistema nervioso central. Requisito de histología de tejidos para diagnóstico. Recurrencia de tumor después de cirugía o irradiación. Decisión personal. Deseo de embarazo inmediato con macroadenoma. Alivio del hipoparatiroidismo compresivo ocasionado por tejido tumoral presente, residual o recurrente. Intolerancia o resistencia a la terapia médica. Fuga de líquido cefalorraquídeo. Hemorragia hipofisaria.
Específico
Adenoma secretor de TSH. **Enfermedad de Cushing.**

Acromegalia. **Prolactinoma.** **Síndrome de Nelson.** **Macroadenoma clínicamente no funcional.**
Efectos secundarios
Transitorios
Narcolepsia. Embolia pulmonar. Absceso local. Diabetes insípida. Meningitis. Aranoiditis. Epistaxis. Daño de la pared arterial. Hematoma local. Pérdida de líquido cefalorraquídeo y rinorrea. Psicosis posoperatoria. Secreción inadecuada de ADH.
Permanentes (ocurre en un 10% de los casos)
Perforación del tabique nasal. Oclusión vascular. Diabetes insípida. Daño del sistema nervioso central (encefalopatía, hemiparesia, parálisis oculomotora). Pérdida visual. Secreción inadecuada de ADH. Hipopituitarismo total o parcial.
Causas de mortalidad asociadas a la cirugía (ocurre en 1% de las intervenciones).
Neumocefalia. Fuga de líquido cefalorraquídeo. Daño vascular. Lesión hipotalámica, cerebro. Incautación. Relacionado a la anestesia. Meningitis posoperatoria. Enfermedad cardiopulmonar aguda.

Luego del procedimiento, los pacientes deben mantenerse en reposo con la cama en ángulo entre 30 a 45 grados. Debe medirse la osmolalidad sérica y urinaria, en conjunto con los electrolitos séricos cada 6 horas durante el posoperatorio.

Referencias bibliográficas

1. Shlomo Melmed, Richard J. Auchus, Allison B. Goldfine, Ronald J. Kowning, Clifford Rosen. Williams Textbook of Endocrinology 14Th edition. ELSEVIER, 2020.
2. Shlomo Melmed. The Pituitary 4th Edition. AcademicPress, Elsevier, 2017.

Capítulo 296. Radio y quimioterapia hipofisaria

El tratamiento de las masas o lesiones hipofisarias frecuentemente emplea terapéuticas quirúrgicas o tratamientos médicos para conseguir mejorar la sintomatología compresiva y ocasionada por las el desequilibrio hormonal pituitario.
No obstante, la radioterapia y la quimioterapia hipofisaria, suelen ser empleadas como coadyuvante de la terapia quirúrgica, cuando el abordaje no sea posible o en presencia de masas hipofisarias raras o malignas, entre otras.

Radioterapia

El principio de la radioterapia en el tratamiento de masas hipofisarias, consiste en administrar radiación ionizante de alta energía en los tejidos profundos, empleando técnicas de megavoltaje para proporcionar máxima radiación necrotizante en la lesión de la glándula hipofisaria, evitando la exposición a las estructuras normales adyacentes.
Enfoques fraccionados: son administrados hasta 5000 rads (50 Gy) en fracciones diarias de 180 rads durante 5 a 6 semanas.

Pueden ser administradas mediante la radiocirugía estereotáctica o a través de cirugía robótica con cobalto-60 Gamma Knife o a Cyber Knife o también con acelerador lineal.

La radiocirugía es la técnica más adecuada para el tratamiento de lesiones intraselares y cavernosas distantes a los nervios ópticos.

Irradiación hipofisaria

Indicaciones	**Efectos secundarios**
Adenoma hipofisario (enfermedad de Cushing, adenoma no funcional, tratamiento adyuvante para la acromegalia, prolactinoma). Resistencia a la cirugía y a los tratamientos médicos. Síndrome de Nelson. Masa selar invasiva no adenomatosa. Recurrencia del rumor. Recurrencia de la hipersecreción hormonal.	Hipopituitarismo. Pérdida visual. Neuritis óptica. Necrosis cerebral. Déficit del lóbulo temporal. Disfunción cognitiva.

Quimioterapia

Suele emplearse como última opción en el tratamiento de lesiones hipofisarias benignas, malignas o metastásicas las cuales, a pesar de administración previa de tratamientos de primera línea de tratamiento, no se logra conseguir mejoría clínica significativa.

Indicaciones

Terapia de rescate para carcinomas o adenomas hipofisarios de consistencia pétrea, que presentan crecimiento progresivo a pesar de esfuerzos múltiples para la eliminación a través de resección quirúrgica, tratamiento médico (agonistas dopaminérgicos o análogos de somatostatina) y radioterapia sin conseguir la remisión completa.

Agentes quimioterápicos más utilizados en tratamiento hipofisario

- ✓ Temozolomida.
- ✓ Lomustina.
- ✓ 5-flurouracilo.
- ✓ Cisplatino.
- ✓ Carboplatino.
- ✓ Etopósido.

Temozolomida

El éxito es variable, no obstante, actualmente el más utilizado es la temozolomida, debido a su elevada tasa de respuesta y el perfil favorable de sus efectos secundarios.

Dosis de temozolomida: 150 a 200 mg/m²/día vía oral durante 5 días cada 4 semanas.
Efectos secundarios: Náuseas. Estreñimiento. Fatiga. Teratogénico. Reducción de fertilidad (azoospermia e insuficiencia ovárica prematura). Complicaciones potenciales (son tardías y a menudo permanentes). Síndrome mielodisplásico. Leucemia mielógena.

Referencias bibliográficas

1. Shlomo Melmed, Richard J. Auchus, Allison B. Goldfine, Ronald J. Kowning, Clifford Rosen. Williams Textbook of Endocrinology 14Th edition. ELSEVIER, 2020.
2. Lin, A. L., Sum, M. W., & DeAngelis, L. M. (2016). Is there a role for early chemotherapy in the management of pituitary adenomas?. Neuro-oncology, 18(10), 1350–1356. https://doi.org/10.1093/neuonc/now059

Parte VIII. Afecciones Gonadales

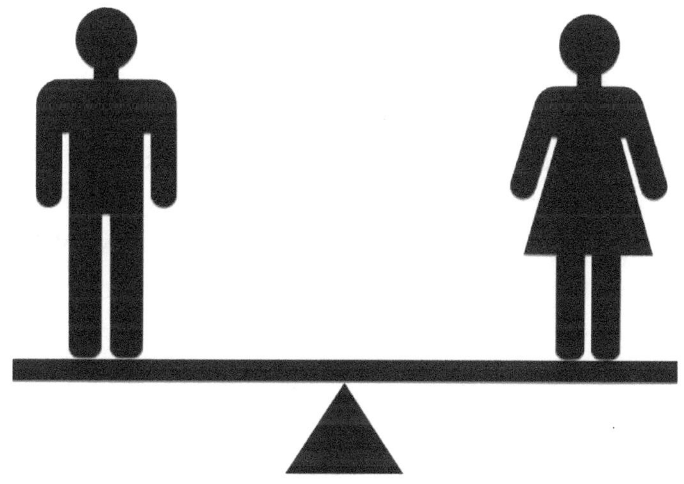

Capítulo 297. Ginecología Endocrinológica

El hipotálamo, la glándula hipófisis, los ovarios y el endometrio, mediante funciones coordinadas, permiten que sean posibles menstruaciones cíclicas y predecibles, características de una ovulación regular. Además, el apropiado funcionamiento de las glándulas endocrinas, como las glándulas adrenales y la tiroides, interviene en las funciones ginecológicas endocrinas.

La ginecología endocrinológica, abarca el conocimiento profundo asociado a las funciones e interacciones entre el hipotálamo, la hipófisis, el útero y los ovarios y su relación con otros sistemas, de modo que permita establecer diagnósticos precisos de trastornos reproductivos y plantear estrategias precisas de terapéutica.

Eje sistema nervioso central-hipotálamo-hipofisario-gonadal y órganos diana

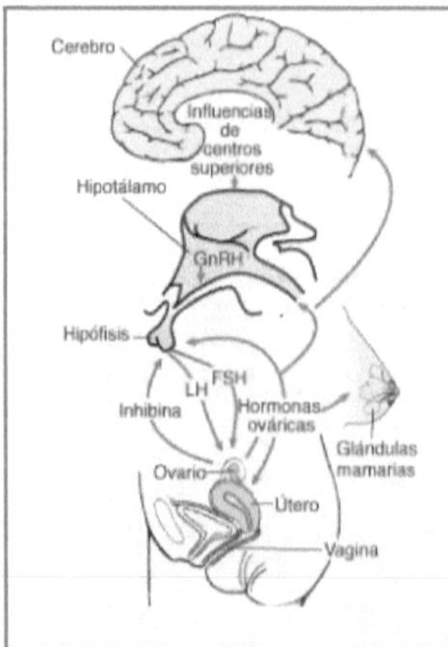 	**Sistema nervioso central:** Secreción pulsátil de hormona liberadora de gonadotropina (GnRH). Efecto de retroalimentación negativa de varios factores (como los esteroides ováricos), regulan la secreción de GnRH hipotalámica en los vasos portales. La noradrenalina, serotonina, dopamina, y opioides producidos en elcerebro, pueden intervenir en la regulación de la liberación de GnRH por las hormonas ováricas entre otros estímulos.

	En respuesta a la GnRH, la hipófisis anterior secreta a la hormona estimulante del folículo (FSH) y a la hormona luteinizante (LH). Ovarios: La LH y FSH, promueven la ovulación y a su vez estimulan la liberación de hormonas sexuales como el estradiol y la progesterona desde los ovarios. La activina y la folistatina se producen en el ovario y la pituitaria y parecen regular la secreción de FSH hipofisario mediante vías autocrinas o paracrinas (no endocrinas). La folistatina suprime la acción de la activina, mientras que la activina estimula la producción de la FSH. Órgano diana del aparato reproductor (vagina, útero, mamas): Los estrógenos y la progesterona se encuentran circulando en el torrente sanguíneo unidos casi totalmente a las proteínas plasmáticas. No obstante, las hormonas sexuales biológicamente activas se encuentran en su estado libre y son quienes estimulan al órgano diana. La acción de las hormonas sexuales es inhibitoria pero pueden estimular la secreción de gonadotropinas. El estradiol induce el crecimiento del endometrio. La progesterona limita el efecto estrogénico mejorando la diferenciación. El desprendimiento de la capa funcional del endometrio, sigue a la retirada del estrógeno o la progesterona.

La función normal del aparato reproductivo femenino depende de acciones coordinadas que dan como resultado menstruaciones regulares cada 24 a 35 días. Cualquier afección en cualquiera de estos tejidos o disfunción de otros sistemas que intervengan de forma secundaria a estas estructuras reproductivas, puede ocasionar anovulación y sangrado uterino irregular.

Funciones reproductivas

Funciones
Hipotálamo: Produce hormona liberadora de gonadotropina.
Hipófisis anterior: Células gonadotróficas sintetizan tanto LH como FSH.
Ovario (generación de un óvulo fertilizable y preparación del endometrio para implantación): Liberación periódica de ovocitos. Producción de hormonas esteroides, progesterona y estradiol.
Endometrio: *Capa funcional:* preparada para la implantación del blastocisto. Es el sitio de proliferación, secreción y degeneración. *Capa basal:* proporciona el endometrio regenerativo luego de la pérdida menstrual de la funcionalidad.

Referencias bibliográficas

1. Shlomo Melmed, Richard J. Auchus, Allison B. Goldfine, Ronald J. Kowning, Clifford Rosen. Williams Textbook of Endocrinology 14Th edition. ELSEVIER, 2020.

Capítulo 298. Los ovarios

Los ovarios se tratan de un par de órganos endocrinos ubicados a nivel intraperitoneal típicamente en los cuadrantes abdominales inferiores, izquierdo y derecho respectivamente. Constituyen las gónadas femeninas, las cuales desempeñan un papel fundamental en la reproducción y la producción hormonal.

Embriología

Los ovarios se originan a partir del mesodermo intermedio. Son diferenciados en la médula y tiene una capa de epitelio germinal en la superficie.

El endodermo dorsal del saco vitelino, se encarga de producir células precursoras de óvulos inmaduros, estas migrarán al intestino posterior y después, a la cresta gonadal que será formada en la semana 4 de gestación. Durante este proceso el ovario recibe el nombre de oogonia, el cual continuará madurando en el interior de la capa de tejido conectivo hasta convertirse en células de la granulosa.

Una vez que el folículo alcanza dos capas de células de la granulosa, se diferencia del estroma ovárico otra capa morfológicamente distinta de las células somáticas, las células teca.

Los ovarios descenderán durante el desarrollo embriológico para ubicarse en su ubicación abdominal. El ligamento ovárico adecuado se origina del remanente del gubernaculum.

Anatomía

<table>
<tr><th colspan="3">Descripción</th></tr>
<tr><td colspan="3">Son cuerpos ovalados con longitud de 2 a 5 cm y 1,5 a cm de ancho. Tienen un grosor de 0,5 a 1,5 cm.
Se encuentran ubicados cerca de la pared pélvica posterior y lateral, unidos a la superficie posterior mediante el ligamento ancho a través del pliegue peritoneal (mesovario).
Su relación posterior es el uréter y la arteria ilíaca interna, mientras que su relación anterior es el ligamento umbilical medial.
Estructura ovárica:
Corteza externa: contiene los folículos y el epitelio germinal superficial.
Médula central: consta de estroma y un hilio alrededor del área de unión del ovario al mesovario.</td></tr>
<tr><th>Irrigación</th><th>Drenaje</th><th>Inervación</th></tr>
<tr><td>Arteria ovárica (originada en la aorta abdominal)
Arteria uterina.</td><td>Drenaje venoso:
Vena ovárica izquierda (drena en la vena renal izquierda).
Vena ovárica derecha (drena en la vena cava inferior).
Drenaje linfático:
Ganglios linfáticos paraaórticos</td><td>Inervación simpática:
Plexo ovárico (origen plexo renal).
Nervio ovárico superior.

Inervación para simpática:
Plexo uterino (surge de nervios esplácnicos pélvicos).</td></tr>
</table>

Histología y fisiología ovárica

La porción más externa recibe el nombre de túnica albugínea, cubierta por solo una capa de epitelio cuboidal superficial conocido como epitelio germinal. Por su parte, los ovocitos se encuentran encerrados en complejos denominados folículos, los cuales son hallados en la parte interna de la corteza ubicados como incrustaciones en el estroma.

Durante cada ciclo, es reclutado un folículo dominante para la ovulación Este folículo preovulatorio, se convierte en un cuerpo lúteo luego de la ovulación. En ausencia de embarazo, el cuerpo lúteo retrocede para transformarse en cuerpo albicans.
El tejido estromal se compone por tejido conectivo y células intersticiales, las cuales son derivadas de células mesenquimales, se presume que estas tienen la capacidad para responder a la LH o hCG con la producción de la androstenediona. El segmento medular y central del ovario es derivado mayormente de células mesonéfricas.

Folículo

El folículo es considerado como la unidad funcional clave de los ovarios, en relación al desarrollo de células germinales, así como la producción de esteroides. Tarda alrededor de 85 días para alcanzar el estado preovulatorio.No obstante, el tiempo promedio para que el folículo seleccionado sea desarrollado hasta el punto de ovulación es de 10 a 14 días.
Si un folículo no es reclutado, ocurre un proceso conocido como atresia en donde el ovocito y las células de la granulosa en el interior de la lámina basal mueren y se reemplazan por tejido fibrótico.

Ovulación

- ✓ Incremento del nivel de estradiol circulante a medida que se aproxima la mitad del ciclo.
- ✓ A continuación, se incrementa el LH y FSH en menor medida, desencadenando la ovulación del folículo dominante.

- ✓ En cada ciclo menstrual, un folículo ovula y da lugar a un cuerpo lúteo.
- ✓ LH (o su sustituto hCG), es esencial para estimular la ruptura del folículo maduro.
- ✓ Ocurre un rápido agrandamiento folicular seguido de una protuberancia del folículo de la superficie de la corteza del ovario.
- ✓ El agrandamiento es seguido de la ruptura del folículo, así como la extrusión de un complejo huevo-cúmulo en la cavidad peritoneal.
- ✓ La ovulación ocurre entre las 34 a 36 horas luego del inicio del pico de la LH.
- ✓ Posteriormente a la ovulación, el folículo dominante se reorganiza para transformarse en cuerpo lúteo.

Referencias bibliográficas

1. Shlomo Melmed, Richard J. Auchus, Allison B. Goldfine, Ronald J. Kowning, Clifford Rosen. Williams Textbook of Endocrinology 14Th edition. ELSEVIER, 2020.
2. Li YY, Guo L, Li H, Li J, Dong F, Yi ZY, Ouyang YC, Hou Y, Wang ZB, Sun QY, Lu SS, Han Z. NEK5 regulates cell cycle progression during mouse oocyte maturation and preimplantation embryonic development. Mol. Reprod. Dev. 2019 Sep;86(9):1189-1198.

Capítulo 299. Trastorno del desarrollo sexual

Los trastornos del desarrollo sexual, también conocidos como disgenesia sexual, se tratan de aquellas condiciones en las cuales el sexo cromosómico, gonadal o anatómico, presenta características atípicas. Es un trastorno del desarrollo sexual y puede ser el resultado de una amplia gama de patologías, y, por lo tanto, requiere un equipo multidisciplinario con experiencia en este tipo de patologías, donde el endocrinólogo juega un papel clave.

Estadísticas o epidemiologia

En el período neonatal, alrededor de 1 de cada 4500 nacidos vivos, tienen genitales atípicos. La etiología más frecuente se trata de la hiperplasia suprarrenal congénita, seguida por la insensibilidad a los andrógenos y la disgenesia gonadal mixta.

El síndrome de Klinefelter ocurre en 1 de cada 500 o 1 de cada 1000 varones nacido vivos. El síndrome de Turner ocurre en 1 de cada 2500 femeninas nacidas vivas.

Factores de riesgo:

- ✓ Exposición materna a andrógenos durante el embarazo.
- ✓ Exposición a anticonceptivos durante el embarazo.
- ✓ Exposición materna a soya.
- ✓ Consanguinidad entre los padres.
- ✓ Antecedente de muertes neonatales anteriores.
- ✓ Antecedente familiar (hermanos) con amenorrea primaria y cariotipo XY.

Etiología y elementos fisiopatológicos

El desarrollo sexual de los mamíferos es producido mediante dos etapas secuenciales:

Determinación del sexo (fase inicial):
Guiada por complementos sexuales heredados al momento de la concepción.

Diferenciación sexual:

Caracterizada por la secreción hormonal y otros factores por parte de la gónada diferenciada, los cuales guían al desarrollo y maduración genital (externo e interno). La secreción de testosterona en conjunto con el factor anti-mulleriano por las células de Leydig y Sertoli, estimulan el desarrollo de los órganos masculinos internos y la recíproca regresión de los órganos sexuales femeninos. Por el contrario, la ausencia de estas hormonas, conduce al desarrollo de los órganos sexuales femeninos.
Existe un amplio conjunto de genes, los cuales intervienen en la orquestación de la determinación y diferenciación sexual. La mutación de cualquiera de los factores genéticos implicados en el desarrollo sexual, podrían conducir a genitales atípicos.

Descripción general de los factores genéticos más relevantes en el desarrollo sexual

Gen	***Descripción***
Gen SRY	Es el principal regulador de la diferenciación sexual masculina. La expresión ocasiona la traducción de la

	proteína SRY que interviene en el desarrollo testicular.
Gen SOX9	Su expresión, sigue al gen SRY. Es el responsable de la diferenciación de las células de Sertoli.
Gen DHH	Interviene en la diferenciación testicular.
DAX/NROB1	Es considerado como un factor anti-testicular regulado de forma positiva en el ovario.
Gen WT1	Codifica un factor de transcripción el cual está involucrado en el desarrollo de los riñones y las gónadas. La mutación de este gen, ocasiona síndromes congénitos que involucran el desarrollo genitourinario anormal.
Wnt4 y Wnt 7a	Wnt4 ocasiona la supresión de la diferenciación sexual masculina y la producción de andrógenos ováricos.

La pérdida de genes implicados en el desarrollo sexual masculina, podría ocasionar un hombre con características subvirilizadas o 46 XY con un fenotipo femenino.

Los genitales masculinos externos, necesitan la presencia de dihidrotestosterona para que el fenotipo normal se desarrolle adecuadamente, por lo tanto, la resistencia o deficiencia a esta hormona ocasiona genitales subvirilizados.

Por su parte, la exposición de los genitales femeninos a un exceso de andrógenos (debido a producción endógena o administración exógena), ocasiona la virilización de los genitales femeninos.

Durante el desarrollo fetal temprano, es compartido tanto en hembras como en varones, un ángulo común de desarrollo hasta la semana 7 del desarrollo, tras lo cual, siguen vías genéticas distintas.

La herencia del cromosoma 46 XY conduce a expresión del gen SRY encontrado en el cromosoma Y.

Interruptor de control para el desarrollo masculino sexual.
Su aparición ocasiona que sean desencadenados importantes efectos, los cuales resultan en la formación gonadal masculina.

Mutaciones de este gen conducen a disgenesia gonadal 46 XY. Su traslocación y expresión en individuos con 46 XX, da como resultado genitales masculinos o atípicos.

El gen SOX9, es el segundo gen más importante en la determinación sexual masculina. Su mutación, ocasiona displasia campomélica autosómica dominante, manifiesta como genitales externos atípicos o femeninos. La duplicación de este gen conduce a genitales masculinos o atípicos en bebé de 46 XX.

Criterios diagnósticos

Historia clínica

Descripción de factores de exposición materno a andrógenos (Danazol, y otro), durante el embarazo actual.

Antecedente materno de virilización durante el embarazo.

Evidencia de factores de riesgo.

Examen clínico

Debe realizarse con el paciente en decúbito supino en posición de ancas de rana.

Realice una evaluación cuidadosa y detallada

Se debe documentar el tamaño del pene o del clítoris, el número de orificios perineales, presencia de testículos en la región labial o inguinal.

La longitud media del pene estirado en un neonato a término es de 2,8 a 4,2 cm. Mientras que la longitud media del clítoris en niñas a término oscila entre los 3,3 a 6,5 mm (>9 mm se define como clitoromegalia).

Características clínicas de trastornos del desarrollo sexual de cromosomas sexuales

Condición	Cariotipo	Gónada	Genitales internos	Características	
Síndrome de Klinefelter	47, XXY y variantes	Testículos hialinizados	Sin útero	Testículos pequeños. Azoospermia. Hipoandrogenemia. Estatura alta con mayor longitud de las piernas. Retraso del lenguaje. Obesidad. Dificultad de aprendizaje. Tumores de mama. Intolerancia a la glucosa. Venas varicosas.	
Síndrome de Turner	45, X y variantes	Rayas de gónadas u ovario inmaduro.	Útero	*Infancia:* Tórax de escudo. Cuello tejido. Defectos cardíacos. Coartación de la aorta. Baja estatura. Anomalías renales y urinarias. Cúbito valgo. Uñas hipoplásicas. Escoliosis. Otitis media y pérdida auditiva. Ptosis y	*Edad adulta:* Insuficiencia puberal. Hipertensión. Amenorrea primaria. Dilatación y disección de la raíz aórtica. Pérdida auditiva neurosensorial. Cáncer de colón. Enfermedad de la tiroides. Mayor riesgo de ECV. Diabetes mellitus e intolerancia a la glucosa.

				ambliopía. Nevo. Dificultad de aprendizaje visuoespacial. Enfermedad tiroidea autoinmune.	Osteoporosis. Enfermedad inflamatoria intestinal.
Disgenesia gonadal mixta	45, X/46, XY y variantes	Testículo o gónada disgenética	Variable	Mayor riesgo de tumores gonadales. Pueden estar presentes características del síndrome de Turner. Baja estatura.	
Trastorno del desarrollo sexual ovotesticular	46, XX /46, XY quimerismo	Testículo, ovario u ovotestis	Variable	Aumento de riesgo a desarrollar tumores gonadales (probable).	

Tabla 253 – 1. Características de los DSD. Fuente: Williams Textbook of Endocrinology 14Th edition. Elsevier, 2020 (*Modificado*).

Paraclínicos

- ✓ Cariotipo (Generalmente se realiza en leucocitos periféricos).
- ✓ Hibridación in situ fluorescente (FISH) para el gen SRY.
- ✓ Medición de 17 Hidroxiprogesterona.
- ✓ Medición de dehidroepiandrosterona.
- ✓ Medición de 17-hidroxipregnenolona.
- ✓ Medición de 11-desoxicortisol.
- ✓ Análisis de testosterona luego de estimulación.
- ✓ Medición de gonadotropinas.
- ✓ Estudios de imagen (ecografía y resonancia magnética), permiten delinear la anatomía y visualizar gónadas, útero y vagina.

- ✓ La vaginoscopia, puede considerarse cuando se requiera precisar la anatomía vaginal.

Opciones de tratamiento

El tratamiento comprende diversas estrategias que se orientan en función de:

Estabilización inicial.
Evalúe la presencia de hiperplasia adrenal congénita, la cual puede presentarse como pérdida una crisis de pérdida de sal potencialmente mortal.

Diagnóstico preciso y decisiones sobre el género de crianza.
Retrase el diagnóstico cuando no exista evidencia clara del trastorno. Remita el caso a un centro con experiencia en el manejo de trastornos del desarrollo sexual cuando sea necesario.
La asignación del género comprende tres consideraciones:
Capacidad funcional y anatómica de los genitales (tamaño y potencial de fertilidad).
Causas de los genitales ambiguos.
Valores y deseos de la familia.

Planificación de intervención quirúrgica y tratamiento hormonal.
De acuerdo al trastorno causal de los genitales atípicos, se conduce la terapéutica quirúrgica y hormonal, asimismo considerando la decisión sobre el género de crianza. Las mismas serán abordadas en el capítulo correspondiente.

Todos los pacientes y los padres deben recibir apoyo psicosocial y educación asociada al trastorno del desarrollo sexual.

Peculiaridades del seguimiento

El seguimiento se realiza a largo plazo, y requiere la orientación de un endocrinólogo pediátrico durante la infancia y la adolescencia y un endocrinólogo adulto al momento de realizar la transición a la vida a adulta.

El trastorno es de buen pronóstico, aunque está asociado a una considerable morbilidad psicosocial.

Referencias bibliográficas

1. Shlomo Melmed, Richard J. Auchus, Allison B. Goldfine, Ronald J. Kowning, Clifford Rosen. Williams Textbook of Endocrinology 14Th edition. ELSEVIER, 2020.
2. Lavin N, editor. Manual of endocrinology and metabolism. 4th ed. Philadelphia: Wolters Kluwer/Lippincott Williams & Wilkins Health; 2009. 837 p.
3. Lee PA, Houk CP, Ahmed SF, Hughes IA., International Consensus Conference on Intersex organized by the Lawson Wilkins Pediatric Endocrine Society and the European Society for Paediatric Endocrinology. Consensus statement on management of intersex disorders. International Consensus Conference on Intersex. Pediatrics. 2006 Aug;118(2):e488-500.

Capítulo 300. Pubertad normal

La pubertad se trata de la etapa de la vida que, mediante cambios fisiológicos y psicológicos dramáticos, conduce a la edad adulta. Clínicamente, se estima el inicio de la pubertad, cuando aparecen características sexuales secundarias, especialmente las mamas, en el caso de las mujeres y en el caso de los hombres, el agrandamiento testicular, así como el crecimiento de vello púbico y axilar en ambos sexos.

Características clínicas de la pubertad normal

Etapas de Tanner

Escala	Femenino (Desarrollo mamario)	Masculino (Genitales externos)	Vello púbico (igual en hombres y en mujeres)
Etapa 1	No se palpa tejido glandular mamario	Volumen testicular menor a 4 ml o eje de largo menor a 2,5 cm.	Sin pelo
Etapa 2	Yema mamaria palpable debajo de la areola. Primer signo puberal femenino.	4 a 8 ml o 2,5 a 3,3 cm de largo. Primer signo puberal en varones.	*Hombres:*cabello largo y velloso, puede aparecer los meses posteriores al crecimiento testicular. *Mujeres:* vello púbico largo y velloso. Cercano a los labios
Etapa 3	Tejido mamario palpable fuera de la areola. sin	Volumen testicular entre 9 a 12 ml o 3,4	Evidencia de cabello terminal escaso. Aumenta la cantidad

	evidencia del desarrollo areolar.	a 4 cm de largo.	y pigmentación del cabello.
Etapa 4	Areola elevada por encima del contorno de la mama, formando el aspecto de "doble pala".	Volumen testicular entre 15 a 20 ml o largo entre 4,1 a 4,5 cm.	Vello terminal, el cual llena todo el triángulo que recubre la región del pubis.
Etapa 5	El montículo areolar retrocede hacia el contorno de un seno. Se evidencia hiperpigmentación de la areola, desarrollo de papilas y protrusión del pezón.	Volumen testicular superior a 20 ml o 4,5 cm de largo.	Vello terminal, el cual seextiende más allá del pliegue inguinal hacia los muslos.

Edades promedio

En promedio el rango para el desarrollo de la pubertad normal, es entre los 8 a 13,5 años. Las niñas afrodescendientes pueden ver desarrollo de los caracteres sexuales femeninos, alrededor de los 8 a 9 años.

En niñas caucásicas, la edad de inicio puede ser a los 7 años en promedio, pero en las niñas afrodescendientes puede iniciar alrededor de los 6 años.

El útero crece hasta los 16 años de edad.

La menarquia ocurre en la mayoría de las niñas en etapa 4, uno a 3 años luego de la telarquia.

El desarrollo de vello axilar y vello facial (hombres) ocurre a menudo en la etapa 4.

La mayoría de los varones alcanzan la velocidad máxima de crecimiento durante la etapa 5.
El acné, vello axilar y olor corporal, tienen lugar durante el inicio de la pubertad.

Aspectos endocrinos de la pubertad normal

Las neuronas GnRH son el elemento principal para el inicio de la pubertad.
La pubertad inicia mediante la secreción pulsátil de GnRH.
Actualmente se sabe que los genes KISS1 y neuroquinina B, están asociados a la regulación de la liberación de GnRH.
Una vez incrementados los niveles de GnRH aumenta la LH y FSH en la pituitaria anterior.
El comienzo de la pubertad, se encuentra precedido por el incremento de los niveles de andrógenos secretados por las glándulas adrenales.
El inicio de la producción de DHEA y DHEA-S, conduce a la adrenarquia.
Durante este proceso, se incrementan los andrógenos adrenales, mientras que el cortisol permanece estable.
El crecimiento lineal observado en la pubertad, se debe al incremento pulsátil en la secreción de la hormona de crecimiento.
También se encuentran presentes el aumento del factor similar a la insulina 1.

Referencias bibliográficas

1. Shlomo Melmed, Richard J. Auchus, Allison B. Goldfine, Ronald J. Kowning, Clifford Rosen. Williams

Textbook of Endocrinology 14Th edition. ELSEVIER, 2020.

2. Beccuti G, Ghizzoni L. Normal and Abnormal Puberty. [Updated 2015 Aug 8]. In: Feingold KR, Anawalt B, Boyce A, et al., editors. Endotext [Internet]. South Dartmouth (MA): MDText.com, Inc.; 2000

Capítulo 301. Telarquia precoz

La telarquia precoz, es el crecimiento unilateral o bilateral de las glándulas mamarias femeninas, previo a los 8 años de edad y en ausencia de otros signos puberales como, por ejemplo, el vello púbico, el crecimiento acelerado o adelanto de la edad ósea significativamente.

Estadísticas y epidemiologia

Se estima como el trastorno más frecuente asociado a la pubertad. Presenta una incidencia que oscila entre el 1.6 al 8.9%. Alrededor del 10% de las niñas con telarquia precoz evoluciona a una pubertad precoz verdadera.

Etiología y elementos fisiopatológicos

Telarquia neonatal "intumescencia mamaria"	Telarquia no neonatal
Ocurre como resultado del traspaso de las hormonas maternas durante el embarazo. Puede estar acompañada de secreción láctea la cual desaparece luego de 2 semanas, en el caso del varón y en el caso de las niñas, persistir varios meses.	La mayoría ocurre antes de los 2 años de edad, aunque un segundo grupo puede ocurrir entre los 6 y 8 años. Los elementos fisiopatológicos y etiológicos, no están claros en la actualidad, aunque se han postulado diferentes hipótesis: Activación parcial y transitoria del eje hipotálamo-hipófisis-gonadal con la secreción excesiva de hormona folículo estimulante. Obesidad. Presencia de Disruptores endocrinos

	(fitoestrógenos). Incremento de la sensibilidad del tejido mamario al estradiol. Incremento de la producción de estrógenos desde precursores de origen adrenal. Secreción transitoria de estradiol por un quiste ovárico.

Criterios diagnósticos

Clínica	El diagnóstico es fundamentalmente clínico. Elabore una historia clínica detallada, así como un examen físico completo. Evalúe la velocidad de crecimiento, suele ser normal en estas pacientes. La edad ósea no está avanzada. Registre la edad de aparición del botón mamario y describa los detalles del crecimiento (unilateral o bilateral, cambios evolutivos en tamaño y consistencia mamaria, entre otros). Interrogue al representante del niño sobre posible exposición a fármacos como la cimetidina, anticonceptivos, o fitoestrógenos como la leche de soya y derivados. Realice una apropiada medición antropométrica. Examine presencia de vello púbico o axilar. *Hallazgos:* Curva de crecimiento normal. Ausencia de signos puberales. Areola rosada. Mucosa genital correspondiente a la prepuberal. Diferencia entre la edad ósea y cronológica menor a 1 año.
Paraclínicos	Valor de las gonadotropinas y test de LH-RH, corresponden a las prepuberales. La ecografía pélvica puede evaluar la presencia de

	quistes de ovario. Radiografía de carpo.

Opciones de tratamiento y seguimiento

La conducta en niñas con telarquia precoz, es seguimiento y observación periódica. El seguimiento debe realizarse cada 4 a 6 meses con la finalidad de descartar la progresión hacia la pubarquia precoz que requiera estudios o tratamiento específico.

Considere explorar causas subyacentes en telarquia precoz persistente luego de los 2 años de vida o que presente Tanner mamario superior a III.

Referencias bibliográficas.

1. Khokhar A, Mojica A. Premature The larche. Pediatr Ann. 2018 Jan 1;47(1):e12-e15. doi: 10.3928/19382359-20171214-01. PMID: 29323691.
2. Martínez-Aedo Ollero MJ, Godoy Molina E. Pubertad precoz y variantes de la normalidad. Protoc diagn ter pediatr. 2019;1:239-52.ISSN 2171-8172.

Capítulo 302. Adrenarquia precoz

Es el término utilizado para el aumento madurativo en la producción de andrógenos suprarrenales, el cual puede visualizarse bioquímicamente como incremento en la secreción de precursores de andrógenos adrenales especialmente de la dehidroepiandrosterona (DHEA) y su sulfato (DHEAS). Clínicamente, se presenta en niñas y niños resultando en el desarrollo de vello púbico, axilar y olor corporal apocrino del adulto.

Estadísticas y epidemiologia

Puede presentarse en niños y niñas antes de los 8 a 9 años de edad. Es la causa más frecuente de pubertad precoz.

Grupos o factores de riesgo:

- ✓ Obesidad.
- ✓ Síndrome de ovarios poliquísticos.
- ✓ Síndrome metabólico.
- ✓ Resistencia a la insulina.
- ✓ Antecedente de bajo peso al nacer.
- ✓ Pequeño para edad gestacional.

Etiología y elementos fisiopatológicos

La adrenarquia prematura, es considerada como una variante de la adrenarquia normal. Sin embargo, esta se encuentra asociada al incremento moderado de riesgo de síndrome de ovarios poliquísticos, resistencia a la insulina y síndrome metabólico en la edad adulta.

Actualmente, ha sido asociada con un historial de pequeño para edad gestacional y bajo peso al nacer.

Hitos del desarrollo

Luego del nacimiento, ocurre una remodelación de la corteza suprarrenal, la cual pasa a consistir en bandas continuas de células de la zona glomerulosa y fasciculata. Alrededor de los 3 años de edad aparecen islas de células reticulares, y finalmente se fusionan a los 6 u 8 años de edad, donde se inicia la adrenarquia bioquímica. Este proceso continúa expandiéndose desde la adrenarquia hasta la adolescencia temprana cuyo punto máximo ocurre alrededor de los 13 años de edad.
En la adrenarquia precoz, ocurre una maduración temprana de la corteza suprarrenal con una adrenarquia bioquímica entre los 5 a 6 años de edad aproximadamente.

Consideraciones para el diagnóstico diferencial asociado a causas de pubertad precoz

Adrenarquia prematura idiopática (constitucional)
Hiperplasia adrenal congénita
Deficiencia de 21 hidroxilasa.
Deficiencia de 11 beta-hidroxilasa.
Deficiencia 3 beta-hidroxiesteroide deshidrogenasa.
Enfermedad de Cushing.
Resistencia a los glucocorticoides (mutaciones inactivadoras del receptor de glucocorticoides).
Deficiencia aparente de cortisona reductasa (ocasionado por inactivación de hexosa-6-fosfato deshidrogenasa).
Deficiencia de DHEA sulfotransferasa aparente debido a inactivación genética ocasionada por mutación del *PAPSS2.*
Exceso de andrógenos exógenos, endógeno o autónomo.
Tratamiento exógeno con testosterona.

Criterios diagnósticos

Clínica	Inicio antes de los 8 o 9 años de edad. Aparición de vello púbico. Aparición de vello axilar. Olor corporal adulto. Acné o comedones. Cabello graso. Aumento moderado en la velocidad del crecimiento y edad esquelética (consistencia entre la edad ósea y la edad cronológica). Suelen tener mayor estatura (en comparación a sus compañeros). Sobrepeso (frecuente).
Paraclínicos	El diagnostico requiere que sean excluidas otras causas, por ejemplo, el exceso de andrógenos. Medición de nivel de DHEA. Nivel de DHEAS. Nivel de insulina sérica (suele haber hiperinsulinemia). Ecografía pélvica (hallazgos prepuberales). Testosterona (elevada levemente en ocasiones). Panel metabólico.

Opciones de tratamiento y seguimiento

Esta afección se considera benigna, sin embargo, deben ser realizados estudios de seguimiento especialmente en aquellos niños que presenten factores de riesgo como la obesidad. Las consultas de seguimiento deben realizarse a largo plazo para aclarar las causas de los cambios metabólicos detectados en estos pacientes e indicar medidas preventivas tempranas y control de peso corporal.

Referencias bibliográficas

1. Oberfield, Sharon E et al. "Approach to the girl with early onse tofpubi chair." The Journal of clinical endocrinology and metabolism vol. 96,6 (2011): 1610-22. doi:10.1210/jc.2011-0225.
2. Martínez-Aedo Ollero MJ, Godoy Molina E. Pubertad precoz y variantes de la normalidad. Protocdiagn ter pediatr. 2019;1:239-52. ISSN 2171-8172.
3. Utriainen P, Laakso S, Liimatta J, Jääskeläinen J, Voutilainen R. Premature adrenarche--a common condition with variable presentation. Horm Res Paediatr. 2015;83(4):221-31. doi: 10.1159/000369458. Epub 2015 Feb 7. PMID: 25676474.

Capítulo 303. Ginecomastia puberal

Se trata de una condición benigna que ocurre en los hombres durante la etapa puberal, caracterizada por la proliferación de los elementos glandulares de la mama, y que resulta en un agrandamiento concéntrico de una o ambas mamas.

Estadísticas y epidemiologia

La ginecomastia ocurre en alrededor del 30% de los varones. Es una condición que se autolimita en un 75 a 90% de los adolescentes afectados. Tiene una regresión espontánea en 1 a 3 años. La ginecomastia patológica es poco común entre adolescentes.
Factores de riesgo: Antecedentes familiares con ginecomastia puberal.

Etiología y elementos biológicos

Los niveles de E2, incrementan más rápidamente que la testosterona durante la pubertad temprana, esto conduce a una proporción incrementada de estrógenos/andrógenos. Esto se traduce en un desequilibrio relativo y transitorio entre las hormonas sexuales, condiciendo a la ginecomastia.
La mayoría de los casos de varones con ginecomastia puberal, presentan agrandamiento autolimitado el cual retrocede de manera concomitante con la progresión de la pubertad y el incremento de los niveles de testosterona.
Por esta razón, esta condición requiere tratamiento tan solo en un pequeño grupo de sujetos, los cuales presentan

ginecomastia de forma persistente a pesar de haber transcurrido el tiempo habitual para su retroceso.

Tipos histológicos de ginecomastia

Florida	Fibrosa	Intermedia
Caracterizado por hiperplasia y proliferación ducal. Con estroma laxo y edematoso.	Contiene mas fibrosis estromal y menos conductos.	Tiene características de las dos anteriores.

Criterios diagnósticos

Clínica	La historia clínica y el examen físico comprenden los elementos más relevantes de la evaluación en un paciente con ginecomastia puberal. Durante la ginecomastia (agrandamiento de las mamas en varones), puede ocurrir simultáneamente: Mastalgia. Sangrado o secreción del pezón. El examen físico debe evaluar: Cambio de la voz. Aumento de la altura. Tamaño testicular. Desarrollo de vello corporal y facial. Tamaño y desarrollo del pene. Incremento de masa muscular. Búsqueda de masas testiculares. El diagnóstico es fundamentalmente clínico, no obstante, la presencia de ginecomastia entre varones prepuberales justica más investigaciones para detectar endocrinopatías.
Paraclínicos	Cuando exista sospecha de endocrinopatías, los estudios de laboratorios pertinentes son:

	Nivel sérico de hormona luteinizante. Nivel de testosterona y estradiol sérico. Nivel de hormona estimulante del folículo. Prolactina sérica. Dehidroepiandrosterona. Gonadotropina coriónica humana.

Opciones de tratamiento

La observación y la tranquilidad se considera el tratamiento más razonable y seguro. No obstante, considere los aspectos psicológicos y emocionales asociados a la ginecomastia. El tratamiento está indicado en ginecomastias que no retroceden con el tiempo.

Tratamiento médico: indicado para corregir el desequilibrio hormonal. Las estrategias pueden ser:

- ✓ Bloquear los efectos de estrógenos en la mama (mediante raloxifeno, tamoxifeno o clomifeno).
- ✓ Administrar andrógenos (mediante el danazol).
- ✓ Inhibir la producción de estrógenos (testolactona o anastrozol).

Tratamiento quirúrgico: indicado en pacientes no obesos con agrandamiento persistente de las mamas sin retroceder por un período observacional durante 12 meses, o con dolor o sensibilidad en las mamas que no se alivia con medicación o un importante malestar psicosocial. Ver capítulo 297.

Referencias bibliográficas

1. Lemaine, V., Cayci, C., Simmons, P. S., & Petty, P. (2013). Gynecomastia in adolescent males. Seminars in

plastic surgery, 27(1), 56–61. https://doi.org/10.1055/s-0033-1347166

2. Soliman AT, De Sanctis V, Yassin M. Management of Adolescent Gynecomastia: An Update. Acta Biomed. 2017 Aug 23;88(2):204-213. doi: 10.23750/abm.v88i2.6665. PMID: 28845839; PMCID: PMC6166145.

Capítulo 304. Pubertad precoz

Tradicionalmente se ha definido la pubertad precoz como el desarrollo de características sexuales secundarios antes de cumplir los 8 años de edad en las niñas y antes de los 9 años de edad en los niños.

Terminología asociada:

- ✓ Telarquia: desarrollo de las mamas (respuesta estrogénica).
- ✓ Pubarquia: desarrollo del vello púbico (respuesta androgénica).
- ✓ Adrenarquia: inicio de la producción de andrógenos adrenales, lo cual contribuye a la pubarquia.

Estadísticas y epidemiologia

Existen en la actualidad estudios limitados que describen tendencias y prevalencia asociada a la pubertad precoz. Se estima que alrededor de 0,2% de las mujeres tienen alguna forma de pubertad precoz, mientras que los hombres tienen alrededor del 0,05%.

La principal causa es de origen idiopático. Ocurre predominantemente en las niñas en alrededor de 20 a 23 casos por cada 10.000 niñas, a diferencia de los varones, en donde ocurren 5 casos por cada 10.000 varones.

En España, se estima que la incidencia anual ocurre entre los 0,02 y 1,07 casos por cada 100.000 persona. Las incidencias y prevalencia, podrían variar de acuerdo a la población, no obstante, hay predominio de casos femeninos.

Grupos o factores de riesgo:

- ✓ Exposición a andrógenos o a estrógenos.
- ✓ Anomalías del desarrollo fetal.
- ✓ Antecedente familiar de pubertad precoz.
- ✓ Antecedente de traumatismo craneal.
- ✓ Neoplasias intracraneanas.
- ✓ Irradiación al cráneo.

Etiología y elementos fisiopatológicos

Pubertad precoz central (Dependiente de GnRH o activación prematura del generador de pulso hipotalámico de GnRH)
Representa un desarrollo puberal verdadero puberal o precocidad isosexual completa. Puede diagnosticarse en presencia de la aparición de cualquier manifestación de maduración sexual en niñas caucásicas menores de 7 años y en niñas afrodescendientes menores de 6 años (límites de edad actualmente controvertidos).
Pubertad precoz verdadera idiopática. Tumores del sistema nervioso central (SNC). Astrocitoma hipotalámico. Glioma óptico asociado a neurofibromatosis tipo 1. Otros trastornos del SNC: Absceso cerebral. Encefalitis. Irradiación craneal. Lesión vascular. Hidrocefalia. Trauma en la cabeza. Granuloma sarcoide o tuberculoso. Anomalía del desarrollo, incluyendo el hamartoma hipotalámico del tuber cinereum. Quiste aracnoideo. Mielomeningocele. Encefalopatía estática. Verdadera pubertad precoz debido a la ganancia de mutaciones de

función: En el gen *KISS1R/GRP54*. En el gen *KISS1*. Verdadera pubertad precoz después del tratamiento tardío de la hiperplasia adrenal virilizante congénita u otro modo de exposición crónica previa a esteroides sexuales.	
Pubertad precoz periférica o precocidad isosexual incompleta (independiente de GnRH hipotalámica)	
Hembras	**Varones**
Síndrome de Peutz-Jeghers. Quiste ovárico. Neoplasia de ovario o suprarrenal secretora de estrógeno.	Tumores secretores de gonadotropina. Tumores del SNC secretores de hCG (como los teratomas, germinomas, o corioepiteliomas) Síndrome de resistencia al cortisol. Neoplasia adrenal virilizante. Adenoma de células de Leydig. Hiperplasia suprarrenal congénita (deficiencia de CYP11B1 y CYP21). Incremento de la secreción de andrógenos adrenales o testiculares. Tumores secretores de hCG encontrados fuera del SNC (Hepatoma, coriocarcinoma, teratoma). Testotoxicosis familiar (maduración precoz de células de Leydig y de células germinales independientes de gonadotropina pituitaria autosómica dominante limitada por el sexo).
Ambos sexos Precocidad sexual iatrogénica o exógena (incluyendo la exposición inadvertida a estrógenos en cosméticos, medicamentos o alimentos). Hipotiroidismo. Síndrome de McCune-Allbright.	
Variaciones del desarrollo puberal Macroorquidismo. Ginecomastia adolescente en niños. Menarquia aislada prematura. Telarquia prematura.	

Adrenarquia prematura.	
Precocidad contrasexual	
Feminización en hombres	Virilización en mujeres
Corioepitelioma. Neoplasia testicular (síndrome de Peutz-Jeghers). Hiperplasia adrenal de aparición tardía. Deficiencia de CYP11B1. Neoplasia suprarrenal. Mayor conversión extraglandular de andrógenos suprarrenales circulantes a estrógenos. Iatrogénico (exposición a estrógenos).	Deficiencia de aromatasa. Neoplasia adrenal virilizante (S. de Cushing). Neoplasia de ovario virilizante (arrenoblastoma). Hiperplasia suprarrenal congénita (deficiencia de CYP21, deficiencia de CYP11B1, deficiencia de β HSD). Síndrome de resistencia al cortisol. Iatrogénica (exposición a andrógenos).

Tabla 254 – 1. Fuente: Williams TextbookofEndocrinology 14Th edition. ELSEVIER, 2020 (Modificado).

La testotoxicosis, consiste en un trastorno autosómico dominante inusual, cuyo fenotipo clínico se reserva a los varones. Es ocasionada por una mutación que activa la línea germinal del gen del receptor de LH conduciendo a la activación de las células de Leydig y niveles elevados de testosterona.

Criterios diagnósticos

Clínica	*En mujeres:* Aumento del desarrollo de las mamas. *En varones:* Aumento del volumen testicular (mayor a 4 ml).

	Ambos: Aumento del crecimiento lineal. Acné. Cambios musculares. Cambios de olor corporal. Desarrollo de vello púbico y axilar. *Síntomas neurológicos:* Dolor de cabeza. Aumento del perímetro cefálico. Convulsiones. Cambios visuales y cognitivas. Diabetes insípida. Otros: Disminución de la velocidad de crecimiento. Dolor abdominal (patología ovárica). *Examen clínico:* La progresión acelerada de la pubertad a una edad apropiada, debe ser estudiada. Debe ser documentado apropiadamente datos antropométricos (altura, peso, velocidad de crecimiento en función de cm/año) y el IMC exacto. En las niñas: estadificación precisa de mama de Tanner. En los niños: emplear orquidómetro para determinar volumen testicular (volumen mayor a 4 ml confirma el diagnóstico. Tanto en niñas como en niños con vello púbico y olor corporal en ausencia de aumento de volumen testicular o desarrollo mamaria, debe ser impulsada investigación de causas periféricas.
Paraclínicos	Edad ósea. Medición de LH, FHS (cuando LH prepuberal basal es >0,3 UI/L sugiere causa central, mientras que niveles inferiores a 0,3 sugiere causas periféricas). Medición de testosterona Medición de sulfato de dehidroepiandrosterona. Niveles de 17 OH progesterona. Pruebas de función tiroidea.

	Niveles de hCG. Prueba de estimulación de GnRH (estándar de oro para el diagnóstico de causas centrales). Ecografía pélvica (para detectar tumores o quistes ováricos en mujeres). Ecografía testicular (revela tumores de células de Leydig no palpables en varones). Resonancia magnética (descartar lesión hipotalámica).

Opciones de tratamiento y seguimiento

Pubertad precoz central	Pubertad precoz periférica
Depende de la edad del niño.Cuando los síntomas progresen rápidamente o la edad ósea es significativamente avanzada, debe ser tratado. *Objetivos:* Preservar la estatura adulta y aliviar el estrés psicosocial asociado. *Opciones terapéuticas* Agonistas de GnRH: suele emplearse frecuentemente el acetato de leuprolida administrada cada 3 meses. El seguimiento debe realizarse de forma periódica a medida que progrese la pubertad evaluando la velocidad de crecimiento y maduración esquelética.	El tratamiento se orienta hacia la eliminación de la fuente de esteroides sexuales. Opciones: Cirugía: se emplea para tratar tumores gonadales y adrenales. Eliminar fuentes exógenas de esteroides sexuales. Glucocorticoides. El síndrome de McCune-Allbright puede ser tratado mediante el bloqueo de la síntesis de estrógenos empleando inhibidores de la aromatasa (letrozol, anastrozol), en conjunto con un modulador selectivo del receptor de estrógeno selectivo (tamoxifeno). Pubertad precoz familiar: se emplea a menudo una combinación de antagonista de andrógenos como la espironolactona, en conjunto con un inhibidor de la aromatasa

	(testolactona o anastrozol).

Referencias bibliográficas

1. Shlomo Melmed, Richard J. Auchus, Allison B. Goldfine, Ronald J. Kowning, Clifford Rosen. Williams TextbookofEndocrinology 14Th edition. ELSEVIER, 2020.
2. Kiess W, Hoppmann J, Gesing J, Penke M, Körner A, Kratzsch J, Pfaeffle R. Puberty - genes, environment and clinicalissues. J. Pediatr. Endocrinol. Metab. 2016 Nov 01;29(11):1229-1231.
3. Haddad NG, Eugster EA. Peripheralprecociouspubertyincludingcongenital adrenal hyperplasia: causes, consequences, management and outcomes. BestPract. Res. Clin. Endocrinol. Metab. 2019 Jun;33(3):101273.

Capítulo 305. Pubertad demorada

La pubertad demorada, tardía o el infantilismo sexual consiste en el retraso de la pubertad en hombres y mujeres. En las mujeres, la evidencia de una pubertad retrasada es la falta de desarrollo de las mamas a los 13 años y un retraso superior a 4 años de la telarquia y finalización o ausencia del desarrollo de la menarquia a los 16 años. Por su parte, en los hombres es definido como la falta del agrandamiento testicular a los 14 años o un intervalo superior a 5 años entre el agrandamiento testicular y la finalización de la pubertad.

La pubertad está directamente asociada al desarrollo o maduración del eje hipotalámico-pituitario-gonadal (HPG), sin embargo, las manifestaciones de la adrenarquia como el desarrollo de vello axilar o puberal y olor corporal, son resultado de la secreción de andrógenos adrenales, por lo tanto, un niño puede manifestar signos de adrenarquia independiente de la pubertad y puede ser diagnosticado como retraso puberal.

Estadísticas y epidemiologia

La causa más frecuente de la pubertad tardíase debe a un retraso constitucional de la pubertad y el crecimiento (CDPG).

El CDPG es más común en hombres y afecta alrededor del 63% de los varones, mientras que solo afecta al 30% de las hembras.

El CDPG afecta alrededor del 53% de los adolescentes menores de 18 años en los Estados Unidos con retraso puberal.

Alrededor del 19% de las causas de pubertad retrasada es el hipogonadismo hipogonadotrópico.

Grupos o factores de riesgo:

- ✓ Antecedente de craneofaringiomas.
- ✓ Antecedente de radioterapia en cráneo.
- ✓ Traumatismo craneal.
- ✓ Trastornos alimenticios.
- ✓ Desnutrición.
- ✓ Enfermedad crónica.

Etiología y elementos fisiopatológicos

Retraso idiopático (constitucional) en el crecimiento y la pubertad (activación retardada del generador del pulso LRF hipotalámico)
Hipogonadismo hipogonadotrópico: infantilismo sexual relacionado con la deficiencia de gonadotropinas
Trastornos del SNC
Tumores
Craneofaringiomas. Astrocitomas. Gliomas hipotalámicos y ópticos. Germinomas. Tumores hipofisarios (MEN1, prolactinoma).
Otras causas
Hipofisitis linfocítica. Histiocitosis de Langerhans. Lesiones postinfecciosas del SNC. Anomalías vasculares del SNC. Trauma de cabeza. Radioterapia. Malformaciones congénitas (especialmente aquellas asociadas a anomalías craneofaciales).

Deficiencia aislada de gonadotropina	
Síndrome de Kallmann (con o sin anosmia o hiposmia). Deficiencia de prohormona convertasa 1 (PCI). Deficiencia aislada de LH o FSH. Mutación del receptor de LHRH. Hipoplasia suprarrenal congénita (mutación *DAX1*)	
Formas idiopáticas y genéticas de deficiencias múltiples de hormonas de la hipófisis (incluyendo mutación *PROP1*).	
Trastornos varios	
Síndrome de Laurence-Moon y Bardet-Biedl. Síndrome de Prader-Willi. Deficiencia funcional de gonadotropinas. Fibrosis quística. Anemia drepanocítica. Enfermedad sistémica crónica. Enfermedad renal crónica. Enfermedad gastroentérica crónica. Síndrome de inmunodeficiencia adquirida. Desnutrición. Anorexia nerviosa. Amenorrea psicógena. Pubertad alterada. Bulimia. Enfermedad de Gaucher. Diabetes mellitus. Hipotiroidismo. Amenorrea por ejercicio: pubertad alterada y menarquia tardía en atletas y bailarinas de ballet. Enfermedad de Cushing. Hiperprolactinemia. Uso de marihuana.	
Hipogonadismo hipergonadotrópico	
Varones	**Hembras**
Síndrome de disgenesia tubular seminífero y variantes (Síndrome de Klinefelter)	Síndrome de disgenesia gonadal y variantes (Síndrome de Turner). Disgenesia gonadal XX y XY

Trauma o cirugía. Otras formas de insuficiencia testicular primaria: Quimioterapia. Radioterapia. Anorquia y criptorquidia. Síndrome solo de Sertoli. Defectos biosintéticos de esteroides testiculares. Mutación del receptor de LH.	Deficiencia de aromatasa. Otras formas de insuficiencia ovárica primaria: Radioterapia. Quimioterapia. Galactosemia. Ooforitis autoinmune. Ovario resistente. Síndrome de glucoproteína tipo 1. Mutación del receptor de FSH. Enfermedad de ovario poliquístico. Síndrome de Noonan-Otros.

Tabla 255 – 1. Etiología y elementos fisiopatológicos de la pubertad retrasada. Fuente. Williams Textbook of Endocrinology 14Th edition. Elsevier, 2020 (Modificado).

Criterios diagnósticos

Historia clínica

Interrogue acerca de los antecedentes de la enfermedad actual, y examine cuidadosamente al paciente de modo que pueda evaluar el desarrollo de los senos, agrandamiento testicular, vello axilar o puberal, olor corporal o acné. Distinga entre el desarrollo de adrenarquia y la pubarquia.

La fatiga o la pérdida de peso pueden señalar una enfermedad crónica subyacente (anemia falciforme, depresión o desnutrición).

Evalúe antecedentes del paciente (asma, fibrosis quística, estado de vacunación, quirúrgicos entre otros).

Investigue los medicamentos o tratamientos que el paciente tomó previamente (enfatizando en tratamientos con radioterapia o quimioterapia).

Evalúe el entorno social del paciente y los hitos del desarrollo.

Describa datos antropométricos del paciente (altura, peso, IMC) y evalúe curva de crecimiento y establezca objetivo de la altura adulta esperada en función de la altura de los padres biológicos.

Paraclínicos

- ✓ Hemograma completo.
- ✓ Panel metabólico completo.
- ✓ Pruebas tiroideas (T4 y TSH).
- ✓ Velocidad de sedimentación globular (cuando se sospeche trastornos inflamatorios crónicos).
- ✓ Medición de LH y FSH.
- ✓ Nivel de estradiol (mujeres)
- ✓ Testosterona total (hombres).
- ✓ Prueba de estimulación de la GnRH (no suele incluirse en la evaluación inicial).
- ✓ Edad ósea (radiografía de la muñeca y la mano).
- ✓ Ecografía abdominal (evalúe los ovarios y útero en caso de sospecha de síndrome de Turner).
- ✓ Ecografía testicular (útil para identificar criptorquidia o masa testicular).
- ✓ Resonancia magnética cerebral (cuando exista antecedente o sospecha de craneofaringioma).
- ✓ Solicite los paraclínicos adicionales pertinentes, en función a las manifestaciones clínicas y la sospecha diagnóstica.

Opciones de tratamiento

El tratamiento específico será abordado en función de la causa subyacente a la pubertad retardada.

Pacientes con CDPG:

El tratamiento es usualmente orientado en relación a los objetivos del paciente y los padres. Puede plantearse un tratamiento de corta duración con bajas dosis de testosterona en hombres o estrógeno en mujeres. El tratamiento puede mejorar la maduración sexual, el bienestar mental y mejorar la velocidad de crecimiento.

Hombres: puede emplearse una forma oral o intramuscular de testosterona (aunque se recomienda la vía IM para evitar toxicidad hepática.

Mujeres: la administración oral es la opción terapéutica más empleada.

Peculiaridades del seguimiento

Durante el tratamiento, los pacientes deben ser monitoreados estrechamente para supervisar signos del desarrollo puberal (agrandamiento testicular y desarrollo de las mamas).

Referencia bibliográfica

1. Bozzola M, Bozzola E, Montalbano C, Stamati FA, Ferrara P, Villani A. Delayed puberty versus hypogonadism: a challenge for the pediatrician. Ann Pediatr Endocrinol Metab. 2018 Jun;23(2):57-61
2. Shlomo Melmed, Richard J. Auchus, Allison B. Goldfine, Ronald J. Kowning, Clifford Rosen. Williams Textbook of Endocrinology 14Th edition. ELSEVIER, 2020.

Capítulo 306. Síndrome de Turner

También conocido como síndrome de hipoplasia ovárica congénita, fue descrito inicialmente por Henri Turner en el año de 1938. Consiste en una anomalía cromosómica sexual común que se produce cuando falta uno de los cromosomas X parcial o completamente.

Estadísticas y epidemiologia

Se observa en alrededor de 1 de cada 2000 a 2 de cada 2500 nacimientos femeninos vivos. Ocurre de forma similar en distintos países y poblaciones. La estadística no es precisa debido a que existen formas leves no diagnosticadas.
La prevalencia del síndrome de Turner al nacer ha disminuido, debido a la interrupción del embarazo por madres con fetos con síndrome de Turner diagnosticado mediante ecografía prenatal. Alrededor del 99% de las concepciones de 45,X abortan espontáneamente; 1 de cada 15 abortos espontáneos tienen cariotipo de 45,X.

Etiología y elementos fisiopatológicos

El síndrome de Turner ocurre como resultado de una deleción o la ausencia de funcionamiento de un cromosoma X en las mujeres. Alrededor del 50% de los pacientes con ese síndrome tienen una monosomía X (45, X0), mientras que la otra mitad, tiene un componente cromosómico mosaico (45, X con mosaicismo).

Anomalías cromosómicas que conducen a cromosoma X no funcional:

Isocromosoma Xq: presencia de dos copias del brazo largo del cromosoma conectadas cabeza a cabeza.

Deleción Xp o Xq: deleción de un parte del brazo corto del cromosoma X.

Cromosoma en anillo: ausencia de una parte de los extremos de los brazos largos y cortos del cromosoma X:

La monosoma X es un evento aleatorio no hereditario, que ocurre durante la formación de las células reproductivas en el padre el individuo. Ocurre un error en la división celular conocido como no disyunción resultando en células reproductoras con un número anormal de cromosomas. Cuando una célula reproductora atípica es involucrada en la composición genética de un niño, cada célula poseerá un solo cromosoma X.

La baja estatura característica, ocurre debido a la pérdida de un gen el cual contiene homeobox y se localiza en la región pseudoautosomal (PAR1) de los brazos cortos de los cromosomas X (p22) e Y(p11.3), el cual codifica un factor osteogénico.

Criterios diagnósticos

Clínica	Recién nacida: Linfedema congénito de manos y pies. Cuello palmeado. Displasia ungueal. Paladar estrecho y alto arqueado. Cuartos metacarpianos o metatarsianos cortos.

	A medida que crecen: Baja estatura. Pecho en escudo con pezones muy espaciados entre sí. Cuello palmeado. Línea del cabello baja en la base del cuello. Cúbito valgo. Deformidad de Madelung en muñeca y antebrazo. Inteligencia normal o déficit cognitivo específico (problemas de organización visuoespacial, memoria y atención). Durante la adolescencia: Pubertad tardía o amenorrea primaria. Gónadas en franja. Mayor riesgo de malformaciones cardiovasculares: Anomalía aórtica. Arco aórtico transversal alargado. Anomalía pulmonar venosa. Anomalías auditivas: Pérdida auditiva debido a otitis media recurrente. Anomalías renales: Malformaciones en el sistema colector Anomalías posicionales. Riñones en herradura. Anomalías oculares: Miopía o hipermetropía. Estrabismo. Ambliopía. Pliegues epicantónicos. Ptosis. Hipertelorismo. Daltonismo rojo-verde. Otros: Mayor riesgo de trastornos autoinmunes. Mayor riesgo de gonadoblastoma. Infertilidad (frecuente).
Paraclínico	Prenatal: Muestra de vellosidades coriónicas.

	Amniocentesis. Ecografía prenatal: Aumento de la traslucidez nucal. Higroma quístico nucal. Coartación de la aorta y/o anomalías cardíacas izquierdas. Braquicefalia. Riñón en herradura. Polihidramnios, oligohidramnios o hidropesía no inmune. Pruebas genéticas con análisis de cariotipo (en sangre periférica en neonatos). Adolescencia: Niveles elevados de FSH. Niveles elevados de hormona anti-Mulleriana (AMH). Segundo cariotipo (empleado piel, células de la mucosa bucal o células epiteliales vesicales): se indica cuando la primera prueba de cariotipo inicial es normal en paciente clínicamente sospechoso de síndrome de Turner. Electrocardiograma. Ecocardiograma o resonancia magnética cardiaca. Cuando diagnostique síndrome de Turner, indique estudios pertinentes para evaluar otras anomalías asociadas, como las anomalías renales, cardíacas, entre otros.

Opciones de tratamiento y seguimiento

Las opciones del tratamiento se individualizan de acuerdo a las manifestaciones clínicas que ocasione el síndrome de Turner.

Baja estatura
Aunque no hay evidencia de deficiencia de hormona de crecimiento, los pacientes presentan buena respuesta a la terapia con GH. Esta terapia se indica cuando se evidencia estatura inferior al 5% de la estatura estimada para edad. Durante la terapia con GH, debe insistir a los pacientes vigilar el estado de la columna, y cada consulta de seguimiento debe ser evaluada la

presencia o ausencia de escoliosis. Algunos pacientes pueden requerir cirugía ortopédica Continúe con la terapia con GH hasta que el paciente alcance edad adulta y ya no tenga potencial de crecimiento.
Alteraciones cardíacas Al momento del diagnóstico de síndrome de Turner, la paciente debe ser evaluada por un médico cardiólogo y solicitar un electrocardiograma (evaluar intervalo QT prolongado). Suspenda fármacos que prolonguen el intervalo QT. En presencia de coartación de la aorta debe indicarse cirugía correctiva. Debe realizarse seguimiento de la dilatación aórtica mediante ecocardiograma o resonancia magnética cardíaca regularmente. Para reducir el riesgo de dilatación y disección aórtica, mantenga la presión arterial dentro del rango normal. Emplee betabloqueantes como tratamiento de primera línea o un inhibidor de la ECA, como segunda opción.
Pérdida de la audición Debido al riesgo elevado de pérdida de la audición, realice seguimientos regulares de la función auditiva, mediante evaluaciones audiológicas seriadas. El seguimiento se hace de por vida cada 3 años en niños y cada 5 años en adultos.
Insuficiencia ovárica Terapia de reemplazo estrogénico (inicia a los 11 a 12 años cuando no exista evidencia de comienzo de desarrollo de las mamas). Casi todas las pacientes con síndrome de Turner requieren terapia con estrógenos incluso si tienen pubertad espontánea, debido a la alta incidencia de insuficiencia ovárica primaria de este síndrome. La dosis de inicio oscila entre 1/10 y 1/8 de la dosis habitualmente empleada en los adultos. Puede ser incrementada progresivamente cada 6 meses de forma que simule el incremento gradual de la pubertad normal hasta obtener la dosis en adultos.
Osteoporosis y fracturas Frecuentemente se desarrolla disminución de la densidad mineral ósea. El tratamiento con estrógenos, calcio y suplementos de vitamina D, puede reducir el riesgo de osteoporosis.

Referencias bibliográficas

1. Shlomo Melmed, Richard J. Auchus, Allison B. Goldfine, Ronald J. Kowning, Clifford Rosen. Williams Textbook of Endocrinology 14Th edition. ELSEVIER, 2020.
2. CH, Sas TCJ, Mauras N. Estrogen Replacement in Turner Syndrome: LiteratureReview and PracticalConsiderations. J. Clin. Endocrinol. Metab. 2018 May 01;103(5):1790-1803.
3. ShankarKikkeri N, Nagalli S. Turner Syndrome. [Updated 2020 Aug 10]. In: StatPearls Publishing; 2020.

Capítulo 307. Amenorrea primaria

La amenorrea primaria es definida el fracaso del inicio de la menstruación a la edad de 14 años y en ausencia de características sexuales secundarias. También se incluye en esta definición a la ausencia de menarquia a los 16 años de edad independientemente del desarrollo de las características sexuales secundarias o del crecimiento normal.

Epidemiologia

Se estima que la incidencia ocurre en menos del 1% en los Estados Unidos. No se ha evidenciado variación en prevalencia genera de amenorrea primeria de acuerdo a grupo poblacional u origen étnico. Alrededor del 43% de los casos de amenorrea primaria son ocasionados por disgenesia gonadal.

Etiología o causas más frecuentes

Defectos anatómicos (disgenesia parcial y completa, agenesia de Muller, himen imperforado o tabique vaginal transverso, ausencia aislada de la vagina o cuello uterino).
Niveles elevados de FSH (insuficiencia ovárica).
Hiperprolactinemia (inhibición de secreción de hormona liberadora de gonadotropina).
Amenorrea hipotalámica (trastorno funcional hipotalámico)
Síndrome de ovario poliquístico (hiperandrogenismo, ovarios poliquísticos, disfunción ovulatoria).

Elementos fisiopatológicos

El desarrollo del ciclo menstrual, corresponde a un conjunto de cambios hormonales coordinados, los cuales controlan a los ovarios y el endometrio para estimular el crecimiento de un folículo y liberar un óvulo, mientras que es preparado el endometrio para la implantación en caso de producirse la fertilización.

Para que la función menstrual normal ocurra, se requiere el estado adecuado funcional y anatómico de las estructuras que se encuentran involucradas en este proceso menstrual como el útero, los ovarios, glándulas adrenales, e hipotálamo. Una alteración en cualquiera de estos niveles, pueden ocasionar ausencia de sangrado.

Criterios diagnósticos

Clínica	Inicie la evaluación incluyendo una historia clínica y un examen físico completo. Ausencia de menstruación a los 14 años sin desarrollo de características sexuales secundarias o ausencia de menstruación a los 16 años con o sin desarrollo de características sexuales secundarias. Evalúe escala de Tanner para determinar desarrollo puberal. Dolor abdominal cíclico y desarrollo puberal pueden orientar hacia himen imperforado u otra alteración anatómica. Antecedente de anosmia, cefalea, galactorrea, alteraciones visuales, son orientativos de trastornos del sistema nervioso central. Bocio o nódulo tiroideo podrían sugerir trastornos tiroideos como causa subyacente. Registre datos antropométricos y describa rasgos de infantilismo sexual, en conjunto con baja estatura orientan a la disgenesia sexual.

	Otras manifestaciones clínicas son orientativas de la causa subyacente.
Paraclínicos	El diagnóstico de la amenorrea primaria es clínico. Los paraclínicos deben realizarse en función a las manifestaciones clínicas que sugieran la causa subyacente: Prueba de embarazo. Ecografía pélvica (presencia o ausencia uterina). Niveles séricos de FSH (niveles bajos orientan al hipogonadismo hipogonadotrópico, niveles elevados indican insuficiencia ovárica) Niveles séricos de LH. Medición de hormonas tiroideas. Cariotipo (la presencia de cromosoma Y en conjunto con niveles elevados de testosterona sérica, orientan hacia la insensibilidad a los andrógenos, por el contrario, un cariotipo normal con una elevación de FSH sugiere deficiencia de 17-hidroxilasa). Prueba de estimulación de ACTH. Ecografía o resonancia magnética.

Opciones de tratamiento

Anomalías congénitas	Himen imperforado: incisión cruzada para abrir orificio vaginal. Tabique transversal: extirpación quirúrgica. Hipoplasia o ausencia de cuello uterino (en presencia de útero funcional): histerectomía probable, conservando los ovarios. Vagina corta o ausente: dilatación progresiva.
Insuficiencia gonadal e hipogonadismo hipogonadotrópico	Terapia cíclica con estrógenos Puede iniciarse con estrógenos conjugados diarios o estradiol. No utilice dosis elevadas en presencia de baja estatura para evitar que las epífisis cierren prematuramente. Deficiencia de 17-lfa-hidroxilasa: inicie terapia

	de reemplazo con corticosteroides (dexametasona o hidrocortisona).
Otras causas	Craneofaringioma: resección quirúrgica mediante craneotomía o abordaje transesfenoidal. Germinomas: radioterapia. Hiperprolactinemia: agonistas de dopamina. Síndrome de Kallmann: terapia de reemplazo hormonal. Cromosoma Y (disgenesia gonadal): extirpación de gónadas para prevenir neoplasias.

Peculiaridades del seguimiento

Realice el seguimiento específico de acuerdo a la causa subyacente. La amenorrea primaria, no es potencialmente mortal, sin embargo, puede ocasionar complicaciones.

Referencias bibliográficas

1. Shlomo Melmed, Richard J. Auchus, Allison B. Goldfine, Ronald J. Kowning, Clifford Rosen. Williams Textbook of Endocrinology 14Th edition. ELSEVIER, 2020.
2. PracticeCommitteeof American Society for Reproductive Medicine. Current evaluation ofamenorrhea. Fertil. Steril. 2008 Nov;90(5 Suppl):S219-25.

Capítulo 308. Oligomenorrea y amenorrea secundaria

La oligomenorrea es definida como la presencia de un flujo sanguíneo menstrual irregular o inconsistente en la mujer, que no corresponde con períodos fisiológicos de alteraciones menstruales como en la menarquia, postparto o en el período perimenopáusico. Se considera oligomenorrea un ciclo menstrual superior a 35 días o de 4 a 9 ciclos menstruales en un año.

Por su parte, se determina amenorrea secundaria, cuando una mujer ha tenido su menarquia y posteriormente pasa 6 meses o más sin sangrado menstrual.

La oligomenorrea y la amenorrea secundaria, son manifestaciones clínicas asociadas a trastornos anovulatorios crónico, uno de los problemas ginecológicos más comunes de la práctica clínica.

Estadísticas y epidemiologia

La prevalencia de amenorrea secundaria es alrededor de 2 a 5%. La prevalencia de oligomenorrea es del 13,5% en la población general. Alrededor del 11 al 44% de las bailarinas y entre el 6 al 60% de las atletas, presentan oligomenorrea en algún momento de su vida.

El síndrome de ovario poliquístico representa entre el 4 al 10% de las oligomenorreas en mujeres en edad fértil.

Etiología y elementos fisiopatológicos

Los trastornos que predisponen a la anovulación, conducen a trastornos de amenorrea secundaria y oligomenorrea. Esto puede ocurrir como resultado de una alteración hormonal que ocasiona irregularidades en el ciclo menstrual, daño físico de la integridad endometrial impidiendo su crecimiento o la obstrucción de la vía de salida de la sangre menstrual. De acuerdo con las causas desencadenantes, los mecanismos fisiopatológicos son diversos y los mismos serán señalados en el capítulo correspondiente.

Causas fisiológicas de amenorrea secundaria:

- ✓ Embarazo (amenorrea secundaria).
- ✓ Lactancia.
- ✓ Causas patológicas:
- ✓ Enfermedad de ovario poliquístico.
- ✓ Prolactinoma.
- ✓ Síndrome de Cushing.
- ✓ Trastornos tiroideos.
- ✓ Amenorrea hipotalámica (dieta, estrés, ejercicio vigoroso, enfermedad crónica).
- ✓ Síndrome de Asherman.
- ✓ Enfermedad pélvica inflamatoria.
- ✓ Tumor del ovario secretor de andrógenos.
- ✓ Diabetes mellitus.
- ✓ Enfermedad inflamatoria pélvica.
- ✓ Fármacos (antiepilépticos, antipsicóticos, efecto secundario a anticonceptivos orales).
- ✓ Hiperplasia adrenal.
- ✓ Insuficiencia ovárica.

- ✓ Alteraciones anatómicas.

Criterios diagnósticos

Clínica	Para precisar el diagnóstico, incluya una historia precisa y detallada acerca de la menstruación, incluyendo la duración del ciclo, edad y fecha de la menarquia, duración de la menstruación, cantidad de toallas sanitarias utilizadas al día, intervalo entre dos ciclos, y regularidad de ciclos anteriores. Describa la presencia de síntomas adicionales (sofocos, sudoración nocturna, dolor de cabeza, signos de virilización, galactorrea, cambios del hábito intestinal, entre otros). Interrogue acerca del patrón menstrual antes de la oligomenorrea. Interrogue acerca del uso de drogas o fármacos. El examen físico debe ser completo priorizando en: Examen externo: en caso de amenorrea secundaria, investigue desarrollo de características sexuales secundarias anormales, como clitoromegalia o hirsutismo. Examen rectovaginal: evalúe las paredes vaginales y palpe cualquier anomalía anatómica u obstrucción (examen mediante dedo enguantado y lubricado con gel anestésico), examine masas o dolor a la palpación. Examen vaginal con espéculo: valúe la presencia de secreciones, signo de inflamación o crecimientos. Examen abdominal: inspeccione la presencia de ascitis, masas y sensibilidad. Busque adenopatías inguinales.
Paraclínicos	Prueba de embarazo Niveles de FSH (aumentados sugieren insuficiencia ovárica primaria, si se encuentra baja en conjunto con estradiol bajo, sospeche disfunción hipotalámica-hipofisaria). Niveles de prolactina (niveles elevados se asocian a prolactinoma). Niveles de TSH.

	Niveles de LH (la proporción FSH/LH ayuda a identificar enfermedad de ovario poliquístico). Niveles de testosterona libre (elevado en hiperplasia adrenal congénita y en enfermedad de ovarios poliquísticos). Medición de 17-OH. Prueba de provocación con estrógeno-progesterona. Prueba de supresión nocturna con dexametasona (se realiza al sospechar síndrome de Cushing). Resonancia magnética pituitaria (confirma presencia de prolactinoma). Ecografía de abdomen y pelvis (evidencia ovarios poliquísticos, inflamación pélvica o ascitis). Tomografía computarizada (útil para evaluar masas anexiales o adrenales).

Opciones de tratamiento

Las opciones de tratamiento disponible, dependen de la causa o trastorno subyacente responsable de la oligomenorrea o la amenorrea primaria.

Cambios en el estilo de vida: especialmente cuando la causa se deba a anovulación hipotalámica-hipofisaria (estrés, desnutrición, otros).La pérdida de peso es útil para el tratamiento de ovarios poliquísticos, así como los tratamientos con metformina.

Terapia hormonal: se emplean anticonceptivos orales como terapia de reemplazo hormonal para restaurar la regularidad del ciclo menstrual por ejemplo en la enfermedad de ovario poliquístico.

Tratamientos médicos específicos: dependiendo de la causa, por ejemplo, se indican fármacos antitiroideos a pacientes con hipertiroidismo.

Manejo quirúrgico: en tumor anexiales o adrenales, extirpación del prolactinoma, tiroidectomía, entre otros. En el caso de síndrome de Asherman, se realiza lisis histeroscópica de adherencias.

Peculiaridades del seguimiento

Realice el seguimiento oportuno para la causa subyacente. Evalúe el riesgo de infertilidad y emplee las medidas necesarias para reducir el riesgo. La oligomenorrea no tratada, puede incrementar el riesgo de hiperplasia endometrial y cáncer de endometrio.

Referencias bibliográficas

1. Shlomo Melmed, Richard J. Auchus, Allison B. Goldfine, Ronald J. Kowning, Clifford Rosen. Williams Textbook of Endocrinology 14Th edition. ELSEVIER, 2020.
2. Hennegan J, Brooks DJ, Schwab KJ, Melendez-Torres GJ. Measurement in the study of menstrual health and hygiene: A systematic review and audit. PLoS ONE. 2020;15(6):e0232935.

Capítulo 309. Síndrome premenstrual

El síndrome premenstrual (PMS) se trata de un conjunto de sintomatología física, conductual o del estado de ánimo que ocurre siguiendo un patrón cíclico, previo a la menstruación y luego desaparecen posterior al período menstrual en mujeres en edad reproductiva.

Este comprende un síndrome de múltiples y diversas manifestaciones clínicas cuya intensidad puede variar de leve hasta incluso llegar a interferir en la rutina diaria de la paciente. Cuando los síntomas son leves o una molestia se determina síndrome premenstrual, no obstante, cuando los síntomas (especialmente los psiquiátricos), se asocian a una angustia mayor suficiente para intervenir en las actividades cotidianas y relaciones interpersonales, recibe el nombre de trastorno disfórico premenstrual (TDPM), aunque algunas literaturas pueden atribuir el nombre de TDPM a ambas condiciones.

Estadísticas y epidemiologia

Pueden afectar a todas las mujeres en edad fértil a partir de la menarquia y hasta la menopausia. Alrededor del 70 al 90% de las mujeres en edad fértil se quejan de molestias premenstruales. Alrededor de 1/3 de las mujeres que presentan síntomas premenstruales, tienen síntomas suficientemente intensos como para calificar el diagnóstico de PMS.

Las mujeres estadounidenses con PMDD pueden experimentar alrededor de 6,4 síntomas graves en cada ciclo menstrual.

Factores de riesgo:

- ✓ Mujeres en edad reproductiva.
- ✓ Eventos traumáticos pasados.
- ✓ Tabaquismo.
- ✓ Obesidad.

Etiología y elementos fisiopatológicos

Actualmente la etiología no se encuentra bien definida y es poco entendida. Algunas teorías señalan que es el resultado de una respuesta aberrante de los neurotransmisores centrales frente a los cambios normales en los esteroides gonadales durante el ciclo menstrual. Sin embargo, ninguna teoría ha sido corroborada y carecen de aceptación universal.

La evidencia reciente, sugiere que los patrones de liberación de hormonas reproductivas son normales en el PMS/PMDD, aunque las pacientes presentan mayor sensibilidad a las variaciones cíclicas en los niveles hormonales, lo cual las predispone a experimentar los síntomas asociados a este síndrome.

Criterios diagnósticos

Manifestaciones clínicas
Estado de ánimo
Sentirse triste, deprimido, sin esperanza o sin valor.
Mayor irritabilidad o ira (manifiesto en conflictos interpersonales frecuentes).
Labilidad del estado de ánimo (cambios de humor por ejemplo sentirse repentinamente triste).
Ansiedad o sensación de nerviosismo.
Comportamiento
Fatiga, falta de energía.

Disminución del interés en las actividades habituales. Sentirse fuera de control o abrumado. Problemas de concentración. Cambios de apetito. Cambios en el patrón de sueño. **Somático** Dolor de cabeza. Hinchazón o sensibilidad en las mamas. Dolor muscular o articular. Sensación de hinchazón.
Patrón de expresión sintomático: Los síntomas se experimentan entre unos pocos días antes del inicio de la menstruación hasta 2 semanas antes de la misma. La mayoría de las mujeres experimentan intensificación de los síntomas 6 días antes y pueden empeorar 2 días antes de la menstruación.

Actualmente, es incluida en el Manual diagnóstico y estadístico de los trastornos mentales 5ta edición (DSM-5), como una entidad diferente en los trastornos depresivos. De acuerdo a los siguientes criterios diagnósticos:

Criterio A: **deben estar presentes al menos 5 de los 11 síntomas siguientes (incluyendo 1 de los 4 primeros enumerados):**
Estado de ánimo deprimido marcadamente, sentimientos de desesperanza o pensamientos autocríticos. Ansiedad marcada, tensión, sentimientos de estar "excitado" o "al límite". Marcada labilidad afectiva. Irritabilidad o ira persistente y marcada o incremento de los conflictos interpersonales. Disminución en el interés de las actividades habituales (pasatiempos, amigos, trabajo, entre otros). Sensación subjetiva de dificultad para concentrarse. Letargo, fatiga fácil o falta de energía marcada. Cambio de apetito marcado (antojos de alimentos específicos o comer en exceso).

Insomnio o hipersomnia. Sensación subjetiva de estar abrumado o sin control. Otros síntomas físicos como hinchazón o sensibilidad en las mamas, dolor de cabeza, muscular o articular, sensación de hinchazón o ganancia de peso.
Criterio B: síntomas suficientemente graves como para afectar o interferir significativamente con el funcionamiento social, ocupacional, escolar o sexual
Criterio C: síntomas asociados discretamente con el ciclo menstrual y no deben ser explicados por una exacerbación de síntomas de otros trastornos, por ejemplo, un trastorno de pánico,trastorno depresivo mayor, trastornos distímicos o un trastorno de personalidad. Aunque los síntomas pueden superponerse a estos trastornos.
Criterio D: criterios A, B y C corroborados por calificaciones diarias prospectivas durante 2 o más ciclos menstruales sintomáticos consecutivos.

Escalas de evaluación

Herramienta de detección de síntomas premenstruales: consiste en un cuestionario con 19 elementos, los cuales permiten calificar la gravedad de los síntomas premenstruales.

Calendario de experiencias premenstruales (COPE): consiste en un instrumento que reúne 22 síntomas agrupados en 4 categorías (reactividad del estado de ánimo, retención de líquidos, autosómico/cognitivo, apetito).

Escala visual analógica (EVA).

Sistema de información de medición de resultados notificados por el paciente (PROMIS).

Registro diario de severidad de problemas (DRSP).

Paraclínicos

No son requeridos para establecer diagnóstico de síndrome premenstrual, no obstante, puede solicitarse un hemograma completo y/o una medición de TSH sensible, en caso de que se sospeche anemia, leucemia, disfunción tiroidea u otro trastorno que simule los síntomas del PMS.

Opciones de tratamiento

Métodos no farmacológicos	Ejercicio (estimulan la producción de beta-endorfinas, con lo cual mejora los síntomas). Modificación dietética (ingesta de carbohidratos o proteínas complejos incrementa la disponibilidad de triptófano con lo cual incrementa el nivel de serotonina). Manejo del estrés mediante técnicas de relajación.
Método farmacológico	Inhibidores de la recaptación de serotonina (clomipramina, citalopram, escitalopram, fluoxetina, y otros). Benzodiazepinas.
Supresión de ovulación	Terapias hormonales (se emplea para síndromes premenstruales muy graves, el objetivo consiste en bloquear el ciclo hipotalámico-gonadal). Danazol. Anticonceptivos orales.

Peculiaridades del seguimiento

Se recomienda realizar un seguimiento de registro de los síntomas asociados al síndrome premenstrual, por lo menos durante 2 ciclos consecutivos evaluando otras posibles causas. Realice los paraclínicos que considere pertinentes en relación con manifestaciones clínicas atípicas al síndrome premenstrual que se presenten durante la evaluación.

Referencias bibliográficas

1. Bertone-Johnson ER, Hankinson SE, Willett WC, Johnson SR, Manson JE. Adiposity and thedevelopmentof premenstrual syndrome. J WomensHealth (Larchmt). 2010 Nov;19(11):1955-62.
2. Mishra S, Elliott H, Marwaha R. Premenstrual DysphoricDisorder. [Updated 2020 May 28]. In: StatPearls. Publishing; 2020 Jan.

Capítulo 310. Sangramiento uterino disfuncional

Actualmente conocido como sangrado uterino anormal (SUA), es un término empleado para describir irregularidades o alteraciones en el ciclo menstrual y que involucran la frecuencia, duración, regularidad y volumen de flujo fuera del embarazo.

Puede ser clasificado como sangrado uterino anormal agudo que ocurre como un sangrado excesivo y que requiere una intervención inmediata para detener la pérdida de sangre y el sangrado uterino disfuncional crónico, que se refiere a las irregularidades del sangrado menstrual con alta incidencia en los 6 meses anteriores.

Estadísticas y epidemiologia

Se estima que tiene una prevalencia en las mujeres en edad reproductiva entre el 3 al 30% a nivel mundial. La incidencia más alta ocurre en la menarquia y la perimenopausia.

Alrededor del 1 al 2% de las mujeres con sangrado anovulatorio pueden desarrollar cáncer endometrial.

El sangrado uterino anormal es un diagnóstico común el cual representa entre el 5 al 10% de los casos en el entorno ambulatorio.

Grupos y factores de riesgos

- ✓ Enfermedad de ovarios poliquísticos.
- ✓ Hipotiroidismo.
- ✓ Polifarmacia.

- ✓ Enfermedad de von Willebrand.
- ✓ Coagulopatías.
- ✓ Alcoholismo.
- ✓ Hábitos tabáquicos.
- ✓ Obesidad.

Etiología o causas más frecuentes

De acuerdo con la Federación Internacional de Obstetricia y Ginecología (FIGO), el acrónimo PALM-COEIN es útil para clasificar las causas de SUA. La primera parte (PALM), describe trastornos estructurales, mientras que la segunda parte (COEI) se refiere a los no estructurales. Finalmente, la N representa las patologías "No clasificado de otra manera".

Estructurales	
P	Pólipo
A	Adenomiosis
L	Leiomioma
M	Malignidad e hiperplasia.
No estructurales	
C	Coagulopatía
O	Disfunción Ovulatoria
E	Trastornos del Endometrio
I	Iatrogénico
N	No clasificado de otra manera (patologías raras como malformaciones arteriovenosas, hiperplasia miometrial y endometritis).

Elementos fisiopatológicos

En condiciones normales, los niveles de progesterona se encuentran bajos durante el final del ciclo menstrual, lo que ocasiona la degradación de enzimas en la capa funciona endometrial. Esta degradación ocasiona la pérdida de sangre y el desprendimiento que constituye al sangrado menstrual. Por su parte, el funcionamiento de la trombina, las plaquetas y la vasoconstricción de las arterias endometriales, permiten el control de la pérdida sanguínea.

No obstante, cualquier alteración estructural o funcional uterino ocasiona que este mecanismo regulador conduciendo al sangrado uterino anormal o disfuncional.

Estos pacientes pueden tener niveles estrogénicos constantes que no se reciclan, pero permanecen estimulando el crecimiento del endometrio. Esta proliferación sin desprendimiento periódico, ocasiona que el endometrio supere el suministro de sangre ocasionando que el tejido se rompa y se desprenda del útero causando una cicatrización irregular.

Criterios diagnósticos

El diagnostico se realiza mediante una evaluación completa del examen físico y una detallada historia médica, priorizando el registro de la historia menstrual.

Historia menstrual
Edad de la menarquia.
Fecha del último período menstrual.
Frecuencia, regularidad, volumen del flujo menstrual y duración de la menstruación.
Frecuente <24 días, normal 24 a 38 días, poco frecuente > 38 días.
Regular variación +/- 2 a 20 días, irregular variación superior a 20 días.
Duración: prolongada >8 días, normal 4 a 8 días, acortada < 4 días.
Volumen: pesado >80 ml, normal 5 a 80 ml, ligero <5 ml (se mide en función a la frecuencia del cambio de productos sanitarios al día).
Sangrado intermenstrual y poscoital.

Historia sexual y reproductiva
Antecedentes personales obstétricos (número de embarazos, modo de parto).
Deseo de fertilidad.
Método anticonceptivo actual.
Historial de infecciones de transmisión sexual.
Historial de frotis de Papanicolau.

Otros síntomas y manifestaciones sistémicas:

- ✓ Dolor.
- ✓ Pérdida de peso.
- ✓ Descarga.
- ✓ Anemia.
- ✓ Trastorno hemorrágico.
- ✓ Trastornos endocrinos.
- ✓ Síntoma intestinales o urinarios.

Paraclínicos

- ✓ Prueba de embarazo en orina.
- ✓ Hemograma completo.
- ✓ Ferritina.
- ✓ Panel de coagulación.
- ✓ Prueba de la función tiroidea.
- ✓ Pruebas de la función hepática (frente a sospecha de trastorno que altere el metabolismo hepático de los estrógenos asociado a SUA).
- ✓ Niveles de gonadotropinas.
- ✓ Niveles de prolactina.
- ✓ Prueba de Papanicolaou.
- ✓ Muestreo de endometrio (biopsia): se realiza en mujeres de alto riesgo de cáncer mayores de 35 años y en mujeres más jóvenes con riesgo extremo de hiperplasia o carcinoma de endometrio.

- ✓ Ecografía transvaginal (útil para evidenciar la forma y el tamaño uterinos y evidencia de leiomiomas, adenomiosis, anomalías ováricas y grosor de endometrio).
- ✓ Resonancia magnética (no es la primera línea en mujeres con SUA).
- ✓ Histeroscopia y Sonohisterografía: son útiles para observar pólipos endometriales.

Opciones de tratamiento.

Las opciones terapéuticas para el sangrado uterino anormal, depende de los factores etiológicos involucrados, el deseo de fertilidad, estabilidad clínica de la paciente, y presencia de otras comorbilidades médicas.

Sangrado uterino anormal agudo	Reemplazo de líquidos intravenosos y productos sanguíneos (evaluar estado hemodinámico de la paciente). Métodos hormonales (primera línea de tratamiento médico). Estrógeno equino conjugado intravenoso. Anticonceptivos orales combinados. Progestinas orales. Taponamiento de hemorragia uterina mediante tubo de Foley. Desmopresina intranasal, subcutánea o intravenosa (SUA secundaria a enfermedad de von Willebrand).
Sangrado uterino anormal crónico.	
Leiomiomas (fibromas)	Embolización de arteria uterina. Ablación endometrial. Histerectomía. Dispositivo intrauterino liberador de levonorgestrel (recomendado por el Colegio Americano de Obstetras y Ginecólogos independientemente de la edad de la

	paciente y en conjunto con progestina en el dispositivo). Agonistas de GnRH. Progestágenos sistémicos. Ácido tranexámico y AINES.
Malignidad o hiperplasia	Cirugía. Tratamiento adyuvante. Progestágenos en dosis elevadas (cuando exista impedimento para cirugía). Radioterapia.
Coagulopatías	Ácido tranexámico. Desmopresina.
Disfunción ovulatoria	Modificación del estilo de vida. Tratamiento endocrino específico (por ejemplo, cabergolina para hiperprolactinemia y levotiroxina para hipotiroidismo).

Referencias bibliográficas

1. Committee. The two FIGO systems for normal and abnormal uterine bleeding symptoms and classification of causes of abnormal uterine bleeding in there productive years: 2018 revisions. Int J Gynaecol Obstet. 2018 Dec;143(3):393-408.
2. American College of Obstetricians and Gynecologists. ACOG committee opinion no. 557: Management of acute abnormal uterine bleeding in non pregnant reproductive-agedwomen. Obstet Gynecol. 2013 Apr;121(4):891-6.
3. Shlom oMelmed, Richard J. Auchus, Allison B. Goldfine, Ronald J. Kowning, Clifford Rosen. Williams Textbook of Endocrinology 14Th edition. ELSEVIER, 2020.

Capítulo 311. Síndrome de ovarios poliquísticos

El síndrome de ovarios poliquísticos (SOP), también conocido como síndrome de Stein-Leventhal, se trata de la patología endocrina más común entre las mujeres en edad reproductiva, la cual se caracteriza por la anovulación crónica asociada con el exceso de andrógenos de origen ovárico y suprarrenal.

Estadísticas y epidemiologia

Ocurre entre el 5 al 10% de las mujeres en edad fértil, aunque la incidencia varía de acuerdo al criterio diagnóstico. De acuerdo con estudios ecográficos la incidencia de SOP, oscila entre el 25 al 30%.
La prevalencia en Gran Bretaña oscila entre el 8 y el 20%. La prevalencia en México es del 6% aproximadamente mientras que en Brasil es alrededor del 8%; en España es alrededor del 6,55%. La heredabilidad ocurre en el 70% de los casos.

Grupos o factores de riesgo:

- ✓ Antecedentes familiares con SOP.
- ✓ Obesidad.
- ✓ Síndrome metabólico.
- ✓ Edad reproductiva.

Etiología

Se considera al SOP como una enfermedad multifactorial, donde existe un conjunto de genes susceptibles y los cuales pueden contribuir a la fisiopatología de la enfermedad en conjunto con factores ambientales predisponentes de la expresión del SOP como la obesidad y la resistencia a la insulina. La exposición fetal a andrógenos puede incluirse como factor ambiental en algunas literaturas.

Teorías etiológicas de SOP

- ✓ Disfunción hipotalámica -pituitaria (secreción primaria de gonadotropina alterada).
- ✓ Hiperandrogenismo ovárico y adrenal.
- ✓ Trastorno primario de resistencia periférica a la insulina.

Elementos fisiopatológicos

Estado hiperandrogénico con anovulación.

Desregulación de la secreción de andrógenos con respuesta excesiva del 17-OH-P frente a la estimulación de gonadotropinas.

Alrededor del 3% de los pacientes cursa con hiperandrogenismo adrenal aislado.

Hiperandrogenismo ovárico funcional (Hiperandrogenismo, oligoanovulación, morfología ovárica poliquística).

El exceso de insulina sensibiliza al ovario a la acción de la hormona luteinizante, mediante la interferencia con el proceso de desensibilización homóloga a la LH durante el ciclo de ovulación normal, y el desequilibrio intrínseco de los sistemas reguladores dentro del ovario.

Sobreexpresión de las enzimas esteroidogénicas y proteínas asociadas a la síntesis de andrógeno en las células de teca.

Anomalía a nivel de la actividad enzimática esteroidogénicas (especialmente P450c17).

La cantidad excesiva de andrógenos mejora el reclutamiento de los folículos primordiales en el grupo de crecimiento. Simultáneamente inicia una luteinización temprana perjudicando la selección del folículo dominante, trayendo como resultado cambios macroscópicos e histológicos clásicos del SOP (folículos quísticos).

Criterios diagnósticos

Clínica	La historia clínica completa es fundamental y debe abarcar todos los aspectos asociados a la función ovárica Antecedente de disfunción ovulatoria (oligomenorrea o amenorrea, hemorragia uterina irregular). Inicio puberal. Historia de menstruaciones cíclicas y predecibles hace poco probable el diagnóstico de SOP. Manifestaciones comunes asociadas: Hirsutismo. Acné. Alopecia. Seborrea. Clitoromegalia. Infertilidad. Acantosis nigricans.
Criterios para la definición del SOP	
Declaración de los Institutos Nacionales de Salud (1990).	Hiperandrogenismo y/o hiperandrogenemia. Oligoovulación. Exclusión de trastornos relacionados.
Declaración Sociedad Europea de Reproducción	Incluye dos de las siguientes condiciones, además de la exclusión de los trastornos asociados: Oligoovulación o anovulación (sangrado uterino anormal, amenorrea).

Humana y Embriología / Sociedad Estadounidense de Medicina Reproductiva (2003).	Signos clínicos y/o bioquímicos acordes al hiperandrogenismo (hirsutismo, testosterona sérica total o libre alta). Diagnóstico ecográfico de ovarios poliquísticos.
Criterio sugerido por la Sociedad de Exceso de Andrógenos (2006).	Hiperandrogenismo: hiperandrogenemia y/o hirsutismo. Disfunción ovárica: ovarios poliquísticos y/o oligoanovulación. Exclusión de otros trastornos debido a exceso de andrógenos o asociados.

Paraclínicos:

- ✓ Niveles de testosterona libre (elevada).
- ✓ Panel metabólico.
- ✓ Nivel de cortisol matutino.
- ✓ Niveles de prolactina.
- ✓ Niveles de TSH.
- ✓ Prueba de tolerancia a la glucosa oral con ayuno.
- ✓ Glucosa de 2 horas posterior a una carga de glucosa oral de 75g.
- ✓ Prueba de embarazo en orina.
- ✓ Prueba de provocación con progestina (después de la prueba de embarazo para confirmar anovulación. Si el sangrado uterino no sigue a la provocación con progestina se recomienda descartar nuevamente el embarazo, así como otras causas de anovulación crónica).
- ✓ Niveles de LH y FSH.
- ✓ Prueba de estimulación de ACTH (para descartar otras patologías).

- ✓ Niveles séricos de DHEAS (se incrementan hasta un 8 μg/ml en alrededor del 50% de las pacientes con PCOS).
- ✓ Biopsia endometrial (en el estudio inicial).
- ✓ Morfología de los ovarios poliquísticos.
- ✓ La evaluación morfológica es más precisa mediante la ecografía transvaginal.
- ✓ Límite de tamaño ovárico normal es de 10 ml.
- ✓ Presencia de al menos 12 a 25 folículos de 2 a 9 mm en todo el ovario o por un incremento del tamaño del ovario a más de 10 ml.

Opciones de tratamiento

Modificación del estil de vida.	Ejercicio. Disminución del peso corporal. Cambio de hábitos nutricionales (puede emplearse dietas bajas en carbohidratos).
Anticonceptivos hormonales	Anticonceptivos orales, parche o anillos vaginales: Componente de progestina. Etinilestradiol dosis de 20 mcg combinado con una progestina como el desogestrel o la drospirenona.
Metformina	De acuerdo con al Endocrine Society, se recomienda iniciar el tratamiento con metformina en todos los pacientes con SOP que tengan diabetes mellitus o intolerancia a la glucosa, donde las modificaciones del estilo de vida, no ofrecieron mejoría significativa.
Tratamiento de infertilidad	Citrato de clomifeno (primera línea). Moduladores de estrógeno (letrozol). Metformina (adyuvante).
Tratamiento para	Anticonceptivos orales como primera línea de

el hiperandrogenismo	tratamiento (Ver capítulo 263).

Peculiaridades del seguimiento

El objetivo del tratamiento es reducir el riesgo de complicaciones mejorando el estilo de vida. Se recomienda una consulta por un equipo multidisciplinario que incluya fisioterapia y dietética debido a que la primera línea de tratamiento constituye el cambio del estilo de vida.

Enfatice entre sus pacientes la necesidad de hacer ejercicio físico regular, y sugiera grupos de apoyo para ayudar a reducir el estrés e incrementar la confianza. Se considera a SOP, una patología crónica, y debe realizarse seguimiento regular supervisando el desarrollo de posibles patologías asociadas a este síndrome como trastornos cardiovasculares, diabetes gestacional, preeclampsia, partos prematuros, entre otros.

Referencias bibliográficas

1. Shlomo Melmed, Richard J. Auchus, Allison B. Goldfine, Ronald J. Kowning, Clifford Rosen. Williams Textbook of Endocrinology 14Th edition. ELSEVIER, 2020.
2. Teede HJ, Misso ML, Costello MF, Dokras A, Laven J, Moran L, Piltonen T, Norman RJ., International PCOS Network. Recommendationsfromtheinternationalevidence-basedguidelinefortheassessment and managementofpolycysticovarysyndrome. Clin. Endocrinol. (Oxf). 2018 Sep;89(3):251-268.
3. Misso ML, Tassone EC, Costello MF, Dokras A, Laven J, Moran LJ, Teede HJ., International PCOS Network.

Large-ScaleEvidence-BasedGuidelineDevelopmentEngagingthe International PCOS Community. Semin. Reprod. Med. 2018 Jan;36(1):28-34

Capítulo 312. Adolescentes con ovarios poliquísticos

Corresponde al síndrome que cursa con combinaciones variables de irregularidad menstrual, acné, hirsutismo y obesidad, el cual puede ser diagnosticado durante la adolescencia y con antecedentes en la primera infancia. El diagnóstico del síndrome de ovarios poliquísticos (SOP), durante la adolescencia es desafiante y controvertido debido a la coexistencia de cambios fisiológicos puberales normales, similares a los síntomas de SOP.

Estadísticas y epidemiologia

Afecta entre el 8 al 13% de las mujeres en edad reproductiva, ocurriendo entre un 6 a 18% entre las adolescentes. De acuerdo con la OMS, la adolescencia es el periodo comprendido entre los 10 y 19 años de edad.

Consideraciones etiopatogénicas

Actualmente la patogenia no es bien comprendida, sin embargo, es probable que los aspectos etiopatogénicos del SOP tengan su origen en la interacción entre factores ambientales y genéticos.

Las teorías acerca de su etiología, incluyen:

- ✓ Alteración en la secreción de gonadotropinas neuroendocrinas.
- ✓ Hiperandrogenismo.
- ✓ Resistencia a la insulina.
- ✓ Hiperinsulinemia.

- ✓ Una combinación de algunas de las anteriores.
- ✓ Los aspectos etiológicos y fisiopatológicos han sido descritos en el capítulo 268.

Criterios diagnósticos

Ciclos menstruales irregulares y disfunción ovulatoria

Tiempo de post menarquía	Definición de ciclos menstruales irregulares
< 1 año luego de la menarquía	La transición puberal normal, puede presentar ciclos menstruales irregulares.
1 a 3 años luego de la menarquía	<21 días o > 45 días
>3 años después de la menarquía	<21 días o >35 días o menos de 8 ciclos por año
>1 año después de la menarquía	>90 días para cualquier ciclo
	Amenorrea primaria a los 15 años o más de 3 años luego de la telarquia.

Criterios diagnósticos de SOP en adolescentes de la Endocrine Society (2015)

Patrón de sangrado uterino anormal
Anormal para la edad o para la edad ginecológica.
Síntomas persistentes durante 1 o 2 años.
Evidencia de hiperandrogenismo
Incremento persistente de niveles de testosterona.
Hirsutismo moderado a severo.
Hirsutismo moderad a severo o acné vulgar inflamatorio de moderado a severo.

Ecografía en adolescentes para el diagnóstico de SOP

Debido a los cambios fisiológicos en los varios que ocurre en las adolescentes, la investigación ecográfica no es una investigación de primera línea en este grupo de edad, sin embargo, la disfunción ovárica, debe investigarse en función a la oligomenorrea y o evidencia bioquímica de anovulación.

Pruebas de laboratorios recomendadas para adolescentes con manifestaciones clínicas de SOP

FSH, LH y estradiol (especialmente en adolescentes que presenten amenorrea). Nivel de testosterona total o libre. SHBG 17-Oh progesterona. TSH. Nivel de prolactina. DHEAS Insulina en ayunas. Perfil lipídico. Azúcar en sangre en ayunas.

Opciones de tratamiento

Intervenciones del estilo de vida
Modificaciones nutricionales. Pérdida de peso. Ejercicio físico. Combinación de las anteriores.
Terapias locales (hirsutismo)
Láser Electrólisis. Otros
Tratamiento médico
Metformina: en pacientes delgadas, puede iniciarse a dosis bajas (850 mg), mientras que en pacientes obesas o con

sobrepeso, se usa a dosis altas (1,5 a 2,5g) Antiandrógenos (espironolactona, Finasterida, Flotamid). Anticonceptivos orales (productos con efectos androgénicos bajos o antiandrogénicos).
Terapia de combinación

Peculiaridades del seguimiento

Planifique controles de seguimiento a largo plazo. Las pacientes deben ser acompañadas durante la adolescencia y en la transición a la edad adulta, especialmente tratamiento de fertilidad.

Referencias bibliográficas

1. Ramezani Tehrani, F., & Amiri, M. (2019). Polycystic Ovary Syndrome in Adolescents: Challenges in Diagnosis and Treatment. International journal of endocrinology and metabolism, 17(3), e91554. https://doi.org/10.5812/ijem.91554
2. Peña, A.S., Witchel, S.F., Hoeger, K.M. et al. Adolescent polycystic ovary syndrome according to the international evidence-based guideline. BMC Med 18, 72 (2020). https://doi.org/10.1186/s12916-020-01516-x

Capítulo 313. Hidroxiprogesterona

La 17-hidroxiprogesterona (17-OHP), se trata de un esteroide intermedio en la vía biosintética adrenal del colesterol al colesterol, el cual es el sustrato del esteroide 21-hidroxilasa. Por lo tanto, una deficiencia hereditaria de la 21- hidroxilasa, ocasiona concentraciones de 17-OHP séricas muy elevadas, mientras tanto, la ausencia de la síntesis de cortisol ocasiona un incremento de la hormona adrenocorticotrófica.

Síntesis esteroidea

El las glándulas suprarrenales ocurre la síntesis de cortisol y aldosterona a partir de colesterol.

Inicia mediante la captación de colesterol en las mitocondrias mediante la acción de la proteína reguladora aguda esteroidogénica (StAR).
Ocurre seguidamente una escisión de la cadena lateral una enzima del citocromo P-450 (ahora CYP11A1), para liberar pregnenolona.
La pregnenolona y el colesterol poseen grupos β-hidroxilo en el carbono 3 (C3) y enlaces dobles en C5 a C6 (5-eno).
La pregnenolona puede hidroxilarse en C17 por la 17 alfa-hidroxilasa (CYP17A1) en el retículo endoplásmico liso de la zona fasciculada adrenal. Esto produce a la 17-hidroxipregnenolona, la cual,por la acción de 3β-hidroxiesteroide deshidrogenasa y 5,4-isomerasa (HSD3B2), se transforma en la hormona esteroide 17-OHP (17-hidroxi 4-pregneno-3,20 -diona) con carbonilo en C-3 y doble enlace C4 a C5 (4-eno).
Este 17-OHP, pasa a convertirse en 11-desoxicortisol por la enzima hidroxilasa C-21.
A continuación, el 11-desoxicortisol migra a las mitocondrias para la 11-hidroxilación mediante la 11 beta hidroxilasa produciendo cortisol

en la zona fasciculada.

En la zona glomerulosa externa, la pregnenolona es convertida en progesterona, desoxicorticosterona, aldosterona y corticosterona, mediante acciones de CYP21A2, HSD3B2 y luego CYP11B2, la cual tiene actividad 18-hidroxilasa y aldosterona sintetasa.

Utilidad clínica de 17-hidroxiprogesterona

La 17-OHP sérica, es una prueba de laboratorio utilizada para el diagnóstico para la hiperplasia suprarrenal congénita (CAH), asociada a la deficiencia de la enzima 21-hidroxilasa, debido a trastornos genéticos frecuentemente masculinos.

La prueba de 17-hidroxiprogesterona se indica como diagnóstico y seguimiento del tratamiento de la hiperplasia suprarrenal congénita.

Análisis de la 17-OHP

El inmunoensayo es la técnica más utilizada para medir esteroides.

Los métodos cromatográficos de medición de 17-OHP, incluyen:

LC con detección ultravioleta.

Cromatografía de gases acoplada con espirometría de masas.

GC con espectrometría de masas en tándem.

LC-MS/MS.

Hallazgos de referencia de 17-OHP con RIA y GC-MS, basalmente y después de la estimulación con ACTH (Supraregional Trial Service)

Grupo	RIA (sérico) nmol/L (*60 min de estimulación ACTH*)	GC-MS (sérico) nmol/L (*30 min de estimulación ACTH*)	LC-MS/MS
Infantes (sin estrés)	<13	<5 (<8)	
Infantes (estresados)	< 40		
Hombres adultos	2 a 9 (*3 a 30)*	1,2 a 5 (*3 a 10)*	1,2 a 7,6
Mujeres adultas (en la fase folicular)	2 a 6	1 a 4,5 (*2 a 8)*	0,4 a 3,6
Mujeres adultas (en la fase lútea)	> 6	1,0 a 6 (*2 a 10)*	1,2 a 7,6
Pacientes con deficiencia de 21-hidroxilasa no tratada	Frecuentemente superior a los 100	>>100	
Pacientes con NC-CAH	*(63 a 470)*	< 5 a 200 (*60 a 600)*	
Portadores heterocigotos	*(6 a 44)*	*(5 a 50)*	

Tabla 325 – 2. Valores de referencia de 17 – OHP. Fuente.Honour JW. 17-Hydroxyprogesterone in children, adolescents and adults. Ann Clin Biochem. julio de 2014;51(4):424-40.

Referencias bibliográficas

1. Rodríguez A, Ezquieta B, Labarta JI, Clemente M, Espino R, Rodriguez A, et al. Recomendaciones para el diagnóstico y tratamiento de pacientes con formas clásicas de hiperplasia suprarrenal congénita por déficit

de 21-hidroxilasa. Anales de Pediatría. agosto de 2017;87(2):116.e1-116.e10.

2. Honour JW. 17-Hydroxyprogesterone in children, adolescents and adults. Ann Clin Biochem. julio de 2014;51(4):424-40.

Capítulo 314. Hiperandrogenismo

Se denomina hiperandrogenismo al exceso de la acción biológica de los andrógenos endógenos o exógenos y puede manifestarse en distintas etapas de desarrollo tanto en varones como en mujeres. Hiperandrogenismo también es el término empleado para describir los signos o manifestaciones clínicas específicamente en mujeres con hiperandrogenemia: hirsutismo, alopecia, acné, entre otras.

Estadísticas y epidemiologia

La causa más común es el síndrome de ovarios poliquísticos con una prevalencia de 72,1% en pacientes anovulatorias clásicas.
La prevalencia del hiperandrogenismo idiopático oscila alrededor del 15,8%.
Los trastornos leves por exceso de andrógenos y pueden representar alrededor del 30% de los pacientes con hiperandrogenismo clínico.

Grupos y factores de riesgos

- ✓ Uso de fármacos (corticoides, andrógenos, esteroides, progestágenos).
- ✓ Síndrome de Cushing.
- ✓ Obesidad.
- ✓ Neoplasias.

Etiología o causas más frecuentes

Origen	Causas principales
Adrenal	Tumores benignos y malignos. Síndrome de Cushing. Deficiencia de 21-hidroxilasa, 11b-hidroxilasa y 3β-hidroxiesteroide deshidrogenasa (de aparición tardía).
Ovárico	Síndrome de ovarios poliquísticos. Tumores virilizantes.
Testicular	Tumores. Testotoxicosis.
Placentario	Deficiencia de P-450 aromatasa en el feto.
Incremento de producción periférica	Obesidad. Hiperandrogenismo idiopático.
Exógeno	Uso de corticoides sintéticos, andrógenos y esteroides anabólicos, progestágenos sintéticos a dosis elevadas.

Elementos fisiopatológicos

- ✓ Producción excesiva de andrógenos por parte del ovario o las glándulas suprarrenales.
- ✓ Incremento de la conversión de andrógenos (especialmente testosterona a partir de precursores esteroideos por tejidos periféricos determinados.
- ✓ Incremento de la utilización por tejidos sensibles a los andrógenos.

Criterios diagnósticos

Clínica	En el feto *Feto masculino:* Aumento en el tamaño del pene. Incremento del crecimiento. *Feto femenino (genitales ambiguos):* Virilización de genitales externos en grado variable. Aceleración del crecimiento. Desarrollo de los conductos de Wolff. En la etapa prepuberal Incremento del crecimiento Engrosamiento de la voz. Aumento del pelo corporal. Hipertrofia muscular. Cambios en el olor corporal. Acné. Pubarquia precoz. Crecimiento peneano (varones). Crecimiento del clítoris (mujeres). Seborrea. Aceleración de la edad ósea y cierre prematuro de epífisis. En la etapa puberal o pospuperal *En mujeres* Hirsutismo. Acné. Alopecia androgénica. Redistribución androgénica de grasa corporal. Atrofia mamaria o reducción mamaria. Irregularidad menstrual. Infertilidad. Aumento de la libido. *En hombres:* Acné. Aumento de libido. Incremento de la maduración y crecimiento.

Paraclínicos	Niveles de testosterona libre (niveles superiores de 1,5 ng/mL corresponde a tumores adrenales y ováricos). Medición de LH y FSH. Niveles de prolactina. Medición de cortisol en sangre matutina y vespertina. Cortisol urinario. Perfil tiroideo. Glucemia e insulina en ayunas. Prueba de estimulación con ACTH. Cuantificación de 17-alfa-hidroxiprogesterona sérica (niveles muy elevados sugieren deficiencia de 21-hidroxilasa). Índice de andrógenos libres: *(Testosterona total (ng/mL) × 3.47/SHBG nmol/L) × 100* Solicite los estudios de imagen pertinentes de acuerdo a la sospecha clínica.

Opciones de tratamiento

El tratamiento deberá ser orientado hacia la causa específica de hiperandrogenismo y los deseos reproductivos.
Estrógeno más progestina vía oral.
Etinilestradiol con progestinas antiandrogénicas (dienogest, drospirenona, acetato de ciproterona) o androgénicas metabólicas neutras (desogestrel, norgestimato, gestodeno).
Antiandrógenos como la espironolactona y flutamida.
Tratamiento cosmético mediante depilación temporal o permanente y manejo del acné mediante tratamiento tópico o sistémico. Considere referencia a dermatología.

En caso de hiperplasia adrenal congénita se emplea la suplementación de mineralocorticoides. Se recomienda el uso de hidrocortisona de infusión continua cada 6 a 8 horas.

Referencias bibliográficas

1. Shlomo Melmed, Richard J. Auchus, Allison B. Goldfine, Ronald J. Kowning, Clifford Rosen. Williams TextbookofEndocrinology 14Th edition. ELSEVIER, 2020.
2. Lavin N, editor. Manual ofendocrinology and metabolism. 4th ed. Philadelphia: Wolters Kluwer/Lippincott Williams & Wilkins Health; 2009. 837 p.
3. Dorantes y Martinez. Endocrinología clínica 5ta edición, Editorial El Manual moderno 2016.

Capítulo 315. Hiperhidrosis

Se trata de un trastorno que ocasiona la sudoración excesiva como resultado de la sobre estimulación de los receptores colinérgicos de las glándulas ecrinas. Esta patología se caracteriza por la sudoración superior a lo requerido para la regulación de la temperatura homeostática.

Estadísticas y epidemiologia

Puede afectar a alrededor del 3% de la población de los Estados Unidos. Es común en grupos de edad entre los 20 a 60 años, sin preferencia en el predominio para el sexo femenino o masculino. Afecta a todas las razas, aunque la evidencia sugiere que los japoneses son el grupo étnico más afectado. La región palmar es el área principalmente afectada.

Factores de riesgo

- ✓ Antecedentes familiares de hiperhidrosis primaria.
- ✓ Enfermedades crónicas subyacentes.
- ✓ Uso de antipsicóticos, agonistas de dopamina o insulina.

Etiología o causas más frecuentes

La hiperhidrosis puede ser clasificada como primaria y secundaria de acuerdo a su etiología y manifestación:
Hiperhidrosis primaria: causa desconocida. Se teoriza que factores genéticos desempeñan un papel en la estimulación neural excesiva, no obstante, no está del todo claro.

Hiperhidrosis secundaria: se asocia a medicamentos como los agonistas de la dopamina, antipsicóticos, insulina, alcohol, y otros. También puede ser el resultado de trastornos sistémicos como la diabetes mellitus, el hipertiroidismo, enfermedad de Parkinson, entre otras alteraciones neurológicas. Puede ocurrir en los linfomas y feocromocitomas.
Otras causas son cualquier enfermedad febril, alcoholismo, tuberculosis.

Elementos fisiopatológicos

Hiperactividad del sistema nervioso parasimpático.
Liberación excesiva de acetilcolina de la terminación nerviosa.
La acetilcolina actúa sobre las glándulas sudoríparas ecrinas epidérmicas en respuesta fisiológica para el control de la temperatura corporal central (específica durante estrés físico o psicológico).
En la hiperhidrosis el mecanismo de retroalimentación negativa hipotalámico, parece encontrarse afectado por lo que el cuerpo suda más de lo requerido para el control de la temperatura corporal.
Medicamentos o trastornos sistémicos capaces de incrementar la liberación de acetilcolina, influyen en el desarrollo de la hiperhidrosis.
Histopatología: las glándulas ecrinas son de tamaño y número normal, no obstante, los ganglios simpáticos en estos pacientes son de mayor tamaño, apoyando la teoría de que la hiperhidrosis constituye un trastorno de estimulación colinérgica excesiva.

Criterios diagnósticos

Clínica	Sudoración excesiva frecuentemente en varias glándulas ecrinas (palmas, plantas de los pies, rostro, cabeza, axilas), aunque puede presentarse de forma segmentada o localizada. *Criterios diagnósticos para la hiperhidrosis primaria:* Sudoración excesiva durante 6 meses o más. Sudoración afecta actividades diarias. Edad inferior a los 25 años. Antecedentes familiares de hiperhidrosis. Episodios de sudoración que duran 7 días o más. Disminución o ausencia de sudoración durante la noche. La sudoración afecta las plantas de los pies, las palmas de las manos y el rostro. *Consideraciones diagnósticas para hiperhidrosis secundaria:* Uso de fármacos asociados a la hiperhidrosis secundaria. Clínica asociada a trastorno subyacente (patología febril, feocromocitoma, hipertiroidismo, Parkinson u otra). Paciente mayor a 25 años de edad.
Paraclínicos	Principalmente debe establecerse mediante la clínica del paciente el tipo de hiperhidrosis que presenta. Los paraclínicos deben orientarse hacia identificar la causa, en caso de sospechar hiperhidrosis secundaria. Puede iniciar la investigación solicitando los siguientes paraclínicos: Hemograma completo. Panel metabólico básico. Nivel de TSH. Velocidad de sedimentación. Hemoglobina A1C. Radiografía de tórax.

Opciones de tratamiento

El tratamiento de la hiperhidrosis depende del tipo de hiperhidrosis que presente el paciente. El tratamiento para la hiperhidrosis secundaria debe ser dirigido para la causa subyacente, bien sea interrupción del fármaco sospechoso o tratamiento específico para el trastorno.

Cloruro de aluminio hexahidrato al 20% (Drysol): se emplea durante 3 o 4 noches consecutivas. Se retira por la mañana. Puede ocasionar irritación en la piel.

Agentes tópicos como el ácido tánico y permanganato de potasio.

Anticolinérgicos orales (segunda línea de tratamiento cuando el tratamiento tópico convencional no es bien tolerado): bloquean los receptores colinérgicos, puede emplearse oxibutinina de 5 a 10 mg diarios o glicopirrolato tópico entre 0,5 al 2,0%.

Iontoforesis: 2 o 3 veces por semana.

Toxina botulínica con o sin lidocaína cada 3 a 4 semanas. Puede ocasionar parálisis en el lugar de inyección, es costosa y requiere tratamientos repetidos.

Simpatectomía (escisión de los ganglios T2 y T4responsables de la sudoración). Puede extraerse los ganglios T1 para sudoración facial, T2 y T3 para sudoración palmar y ganglios T4 para sudoración axilar. El procedimiento se realiza vía toracoscópica.

Ablación por radiofrecuencia.

Liposucción subcutánea.

Escisión quirúrgica del área afectada.

Peculiaridades del seguimiento

La hiperhidrosis no es un trastorno en si potencialmente mortal, sin embargo, puede tener impactos psicosociales en los pacientes, especialmente en aquellos menores de 25 años.

Los tratamientos actuales no suelen ser definitivos y frecuentemente la hiperhidrosis es recurrente. Considere el seguimiento y planteamiento de simpatectomía para resultados permanentes en pacientes con hiperhidrosis primaria con importante impacto en la calidad de vida del paciente.

Referencias bibliográficas

1. Menzinger S, Quenan S. [Evaluation and managementofhyperhidrosis]. RevMedSuisse. 2017 Mar 29;13(556):710-714.
2. Nawrocki S, Cha J. Theetiology, diagnosis, and managementofhyperhidrosis: A comprehensivereview: Etiology and clinicalwork-up. J. Am. Acad. Dermatol. 2019 Sep;81(3):657-666.

Capítulo 316. Hirsutismo

Significa el crecimiento excesivo del vello corporal de patrón masculino en las mujeres posterior a la pubertad. El hirsutismo afecta a las áreas faciales y corporales dependientes de andrógenos (bigote, barba, vello púbico, glúteos y muslos). Se asocia con importante estrés emocional como resultado del problema cosmético.

Estadísticas y epidemiologia

Es el trastorno endocrino más común, afecta alrededor del 10% de las mujeres estadounidenses, con una prevalencia que puede oscilar entre el 10 al 50% de acuerdo a la población, y la incidencia es superior en mujeres de piel oscura. En los niños, es indicativo de pubertad precoz.
El hirsutismo hiperandrogénico representado por el síndrome de ovarios poliquísticos es la causa más común abarcando el 75% de los casos.

Grupos o factores de riesgo:

- ✓ Síndrome de ovarios poliquísticos.
- ✓ Trastornos tiroideos.
- ✓ Embarazo.
- ✓ Posmenopausia.

Etiología

Hirsutismo hiperandrogénico	Síndrome de ovarios poliquísticos. Tumores secretores de andrógenos. Hiperplasia suprarrenal congénita no clásica.
Hirsutismo no	Uso de medicamentos (andrógenos,

hiperandrogénico	glucocorticoides, antagonistas de estrógenos, progestágenos, minoxidil, ciclosporina, danazol, diazóxido, interferon, D-penicilamina, fenitoína). Endocrinopatías (síndrome de Cushing, trastornos tiroideos, hiperprolactinemia, acromegalia). Otras causas (embarazo, posmenopausia). Idiopático.

Elementos fisiopatológicos

Se trata de un trastorno dependiente de andrógenos el cual resulta de la interacción entre la sensibilidad del folículo piloso a los andrógenos y la cantidad de andrógenos circulantes en la sangre. La piel, puede retener testosterona en forma de dihidrotestosterona (DHT), mediante la enzima 5 alfa-reductasa, la cual tiene isoenzimas presentes en la piel y el folículo piloso. Además, tanto la piel como el folículo pilosebáceo presentan receptor de andrógenos.

El hirsutismo puede ser resultado de:

- ✓ Ingesta exógena de andrógenos.
- ✓ Hipersecreción de andrógenos por parte del ovario o las glándulas adrenales.
- ✓ Incremento de la sensibilidad cutánea a los niveles circulantes normales de andrógenos (hirsutismo idiopático).

Criterios diagnósticos

Clínica	Desarrollo o cambio del cabello en cuanto a la densidad y propiedades afectando especialmente a las áreas dependientes de andrógenos como el vello facial, pecho, areolas, línea blanca, sacro, parte interna de los muslos y genitales externos y glúteo. *Sistema Ferriman y Gallwey* Asignan puntos de 1 al 4 de acuerdo a la densidad del

	cabello que va desde la ausencia del pelo hasta el hirsutismo. Una puntuación entre 7 a 36 se considera normal. Otros síntomas asociados al hirsutismo: Acné. Irregularidades menstruales. Recesión temporal de la línea del cabello. Alopecia frontal.
Paraclínicos	La evaluación básica debe llevarse a cabo en la fase folicular temprana (entre el 3er y 6to día del ciclo, madrugada, ayuno) y posteriormente de la suspensión del anticonceptivo oran durante 2 o 3 ciclos (salvo en los casos en donde se sospeche neoplasias). Niveles de testosterona total. Sulfato de dehidroepiandrosterona. Delta 4-androstenediona. Niveles de LH y FSH. Medición de 17-hidroxiprogesterona. Globulina transportadora de hormonas esteroides. Perfil tiroideo. Nivel de prolactinas. Prueba de supresión de la dexametasona (en sospecha de Cushing). Prueba de estimulación de la ACTH. Índice HOMA o una prueba de tolerancia a los carbohidratos.

Opciones de tratamiento

Tratamiento farmacológico	Anticonceptivos orales (primera línea de tratamiento). Espironolactona. Finasterida. Corticoesteroides a baja dosis (Para ralentizar al hiperandrogenismo adrenal). Eflornitina tópica.

	Electrolisis.
Tratamiento no farmacológico	Afeitado. Decoloración con peróxido de hidrógeno. Depilación. Depilación química (tioglicolatos).
Tratamiento quirúrgico	Escisión quirúrgica de neoplasias. Ovariectomía: indicada en mujeres con hiperandrogenismo severo en mujeres perimenopáusicas o menopáusicas.

Referencias bibliográficas

1. Kshetrimayum C, Sharma A, Mishra VV, Kumar S. Polycysticovariansyndrome: Environmental/occupational, lifestylefactors; anoverview. J Turk Ger GynecolAssoc. 2019 Nov 28;20(4):255-263.
2. Jacobsen S, Lauszus FF. [Androgen-secretingtumoursoftheovaries]. Ugeskr. Laeg. 2019 Feb 04;181(6).
3. Azarchi S, Bienenfeld A, Lo Sicco K, Marchbein S, Shapiro J, Nagler AR. Androgens in women: Hormone-modulatingtherapiesfor skin disease. J. Am. Acad. Dermatol. 2019 Jun;80(6):1509-1521.

Capítulo 317. Acné

Se trata de un trastorno inflamatorio de la unidad pilosebácea que puede tener un curso crónico y autolimitante. El acné es un trastorno cutáneo muy frecuente que puede presentarse como lesiones inflamatorias y no inflamatorias habitualmente en el rostro, aunque pueden aparecer en la parte superior de los brazos, la espalda y el tronco. Una forma rara pero grave es el acné conglobata, la cual puede ocurrir por las mismas causas que el acné común o vulgar y puede ocasionar abscesos profundos interconectados entre sí.

Estadísticas y epidemiologia

Puede aparecer en la adolescencia y persistir hasta inicios de la 3era década de vida. Es más común en hombres que en mujeres. Las poblaciones urbanas tienen mayor incidencia de acné que las poblaciones rurales. Alrededor del 20% de las personas con acné pueden desarrollar acné severo.

Las razas asiáticas y afrodescendientes son más vulnerables a desarrollar la manifestación severa del acné, mientras que la población caucásica desarrolla más frecuentemente la forma leve. El acné infantil es relativamente poco común y afecta menos del 2% de los niños.

Factores de riesgo y agravantes

- ✓ Consumo de alimentos de alto índice glucémico.
- ✓ Uso de cosméticos a base de aceite y masaje facial.

- ✓ Ansiedad e ira.
- ✓ Síndrome premenstrual.
- ✓ Exposición solar excesiva.
- ✓ Antecedentes familiares de acné crónico.
- ✓ Uso de prendas ajustadas en áreas susceptibles al desarrollo del acné.

Etiología

El acné es ocasionado debido a la hipersensibilidad de las glándulas sebáceas frente al nivel de andrógenos circulantes y agravados por el microorganismo *Propionibacterium acnes*, el cual ocasiona una reacción inmunológica resultando en un proceso infeccioso e inflamatorio crónico.
Otros factores asociados:

- ✓ Uso de medicamentos (anticonvulsivos, esteroides, litio).
- ✓ Trastornos o cambios endocrinos (síndrome de ovario poliquístico, embarazo).
- ✓ Exceso de exposición solar.
- ✓ Factores genéticos que afecten los ácidos grasos ramificados en el sebo.

Elementos fisiopatológicos

Bajo la influencia de los andrógenos, la secreción sebácea se incrementa, a medida que la 5-alfa reductasa transforma la testosterona en DHT, para posteriormente unirse a los receptores específicos de las glándulas sebáceas incrementando la producción de sebo.
Incremento de la proliferación de la epidermis folicular, ocasionando la retención de sebo.

Ruptura de los folículos dilatados, liberando sustancias químicas proinflamatorias en la dermis, estimulando la inflamación.

Staphylococcus epidermis, y *Malassezia furfur*, inducen la inflamación y proliferación epidérmica folicular.
Histología: se muestra como un folículo dilatado con un tapón de queratina. El acné conglobata, asemeja a la hidradenitis supurativa con grandes nódulos sensibles y conductos nasales drenados. Puede haber granulomas por cuerpo extraño. El acné por lo general muestra áreas traumatizadas con evidencia de fibrosis y cicatrización.

Criterios diagnósticos

Clínica	El acné frecuentemente se presenta en áreas centro-faciales de la espalda, la parte superior del tronco, así como en la región deltoidea. Se evidencia como lesiones polimórficas: Grado 1: comedones. Pueden ser abiertos o cerrados. Los comedones abiertos son resultado del taponamiento del orificio pilosebáceo debido al sebo de la superficie de la piel. Los comedones cerrados, ocurren debido a que el sebo y la queratina obstruyen al orificio pilosebáceo debajo de la superficie de la piel. Grado 2: lesiones inflamatorias similares a una pequeña pápula con eritema Grado 3: pústulas. Grado 4: varias pústulas se fusionan para convertirse en nódulos y quistes. Cicatrices deprimidas de contorno suave (cicatrices de furgón) o cicatrices de pica-hielo que se presentan como hoyos profundos. También puede haber cicatrices hipertróficas o queloides. Puede asociarse seborrea y en presencia de

	hiperandrogenismo, se evidencia hirsutismo, acantosis nigricans, irregularidad menstrual y aumento de peso.
Paraclínicos	El diagnóstico es fundamentalmente clínico. No obstante, pueden solicitarse los siguientes paraclínicos especialmente en mujeres con antecedentes de dismenorrea o hirsutismo: Niveles de LH y FSH. Niveles de testosterona. Medición de DHEA. Puede ser considerado un cultivo de la secreción en casos graves.

Opciones de tratamiento

Terapia tópica	Se emplea retinoides tópicos como el ácido retinoico, adapaleno y tretinoína. Pueden ser utilizados solos o en conjunto con tratamientos antibióticos tópicos o peróxido de benzoilo. El mejor agente comedolítico es considerado el ácido retinoico el cual puede utilizarse en presentación de crema o gel al 0,025%, 0,05% y 0,1%. Clindamicina tópica al 1 a 2%. Nadifloxacina al 1%. Azitromicina al 1% en loción o gel. Puede emplearse estrógeno de grado 2 a 4. Peróxido de benzoilo tópico combinado con adapaleno a concentraciones de 2,5%, 4% y 5% a base de gel. Beta hidroxiácidos como ácido salicilico al 2% o exfoliación química del 10 al 20%. Dapsona tópica.
Terapia sistémica	Doxiciclina 100 mg dos veces al día. Minociclina en cápsulas de 50 a 100 mg a dosis única diaria. Puede emplearse antibióticos como amoxicilina, eritromicina, trimetropim/sulfametoxazol frente al crecimiento excesivo de bacterias. Puede emplear ciprofloxacina cuando exista evidencia de infección por pseudomonas.

	Isotretinoína a dosis de 0,5 a 1 mg/kg peso corporal, siguiendo un régimen de pulsos diarios o semanal. Anticonceptivos orales con 20 mcg de estrógenos a bajas dosis, en conjunto con acetato de ciproterona como antiandrógeno. Espironolactona 25 mg diarios (cuando sea necesario reducir la producción androgénica).
Otras medidas	Lavado regular del rostro con solución de pH equilibrado como el peróxido de benzoilo y ácido salicílico. Cambio de medidas dietéticas reduciendo alimentos con elevado índice glucémico. Manejo del estrés. Tratar causas endocrinas subyacentes.

Referencias bibliográficas

1. Yan HM, Zhao HJ, Guo DY, Zhu PQ, Zhang CL, Jiang W. Gut microbiota alterations in moderate to severe acne vulgaris patients. J. Dermatol. 2018 Oct;45(10):1166-1171.
2. ShlomoMelmed, Richard J. Auchus, Allison B. Goldfine, Ronald J. Kowning, Clifford Rosen. Williams Textbook of Endocrinology 14Th edition. ELSEVIER, 2020.
3. Sutaria AH, Masood S, Schlessinger J. Acne Vulgaris. [Updated 2020 Aug 8]. StatPearls Publishing; 2020.

Capítulo 318. Alopecia androgénica

Se trata de un trastorno o patrón genéticamente determinado debido a una excesiva respuesta a los andrógenos. La alopecia androgénica está caracterizada por una pérdida progresiva de cabello terminal del cuero cabelludo en cualquier momento posterior a la pubertad. La distribución es característica tanto en hombres como en mujeres, y consiste en la pérdida de pelo prominente en el vértice y las regiones frontotemporales en los hombres, mientras que en las mujeres generalmente es conservada la línea frontal del cabello con una pérdida difusa del cabello apical.

Estadísticas y epidemiologia

Afecta con mayor frecuencia a las poblaciones caucásicas, seguido por las poblaciones asiáticas, afrodescendientes y nativos americanos. En los hombres suele iniciar típicamente entre los 20 a 25 años de edad. Alrededor del 13% de las mujeres premenopáusicas tienen alopecia androgénica.

Grupos o factores de riesgo: Antecedente familiar de alopecia androgénica.

Etiología o causas más frecuentes

Predisposición genética y probable respuesta excesiva a os andrógenos. El patrón alopécico constituye un trastorno poligénico con penetrancia variable en el cual pueden encontrarse involucrados genes tanto maternos como paternos.

Elementos fisiopatológicos

Incremento de los receptores androgénicos y aumento de la enzima 5-alfa reductasa, la cual conduce a una mayor conversión de testosterona a dihidrotestosterona a nivel del folículo piloso.

La dihidrotestosterona es acumulada en los folículos del pelo.

Los folículos pilosos son sensibles a los andrógenos y la activación excesiva de los receptores de andrógenos acorta la fase anágena ocasionando miniaturización folicular lo que resulta en folículos pilosos más cortos y delgados incapaces de penetrar a través de la epidermis.

La muestra patológica muestra una proporción reducida 5:0 de cabello anágeno a telógeno en don de la norma es 12:1.

Criterios diagnósticos

Clínica	Inicio gradual posterior a la pubertad. *En hombres:* Inicia como un adelgazamiento bitemporal del cuero cabelludo frontal primero para posteriormente involucrar el vértice. La línea del cabello también puede seguir una regresión en forma de "M". *Clasificación de Norwood-Hamilton* Tipo I: mínima recesión bitemporal del cabello. Tipo II: extensión del tipo I. Tipo III: caída del cabello en el área de la tonsura y en la frene recesión del cabello. Tipo IV al VI: extensión del tipo III.

	Tipo VII: patrón más severo de alopecia con confluencia de las áreas calvas, el cabello solo se conserva alrededor de la espalda y los lados de la cabeza. *En mujeres:* Se observa como el adelgazamiento del cabello entre el frontal y el vértice del cuero cabelludo, pero sin afectar la línea frontal del cabello. Desenmascarado por efluvio telógeno 1 a 6 meses después de un factor estresante. Se manifiesta como una parte más ancha o un cuero cabelludo visible. *Clasificación Ludwig* Tipo I: forma leve de pérdida de cabello en la parte frontal y superior del cuero cabelludo, línea frontal del cabello relativamente conservada. *Tipo II:* moderado. *Tipo III:* grave.
Paraclínicos	Biopsia de cuero cabelludo (cuando el diagnóstico no sea claro con la clínica). Dermatoscopia: evidencia de cabello miniaturizado con moldes perihiliares marrones útiles para diferenciarla de la alopecia areata difusa. Se considera útil solicitar paraclínicos que desenmascaren causas subyacentes a la alopecia androgénica. Perfil tiroideo. Hemograma completo. Capacidad total de unión de hierro y ferritina.

Opciones de tratamiento

- ✓ Minoxidil tópico.
- ✓ Finestarida 1 mg diarios.
- ✓ Dutasterida.
- ✓ Antiandrógenos orales como la espironolactona y acetato de ciproterona (en mujeres).

- ✓ Trasplante de cabello.
- ✓ Luz roja o láser a 660 nm.
- ✓ Análogos de prostaglandinas (latanoprost y bimatoprost).

Referencias bibliográficas

1. Sasaki GH. Review of Human Hair Follicle Biology: Dynamics of Niches and Stem Cell RegulationforPossibleTherapeuticHairStimulationforPlasticSurgeons. Aesthetic Plast Surg. 2019 Feb;43(1):253-266.
2. Manabe M, Tsuboi R, Itami S, Osada SI, Amoh Y, Ito T, Inui S, Ueki R, Ohyama M, Kurata S, Kono T, Saito N, Sato A, Shimomura Y, Nakamura M, Narusawa H, Yamazaki M., Drafting Committee for the Guidelines for the Diagnosis and Treatment of Male- and Female-Pattern Hair Loss. Guidelines for the diagnosis and treatment of male-pattern and female-pattern hair loss, 2017 version. J. Dermatol. 2018 Sep;45(9):1031-1043.

Capítulo 319. Clitoromegalia

Consiste en un agrandamiento anormal del clítoris con una medida del índice del clítoris (ancho por largo en mm) la cual supera los 35 mm^2. Las causas de la clitoromegalia pueden ser adquiridas o congénitas. Puede ser un diagnóstico obvio en pacientes con genitales ambiguos, no obstante, las condiciones límite pueden pasar desapercibidas.

Estadísticas y epidemiologia

La causa hormonal más común de virilización de los genitales externos es la hiperplasia adrenal congénita, cuya prevalencia es aproximadamente entre 1 por cada 10.000 y su incidencia anual oscila entre 1caso por cada 5000 a 15000.

El síndrome de ovarios poliquísticos es un trastorno común que ocasiona hiperandrogenismo clínico o bioquímico y afecta alrededor del 9 al 18% de las mujeres en edad fértil y puede ser responsable de ocasionar signos de clitoromegalia.

Los síndromes sin virilización de origen genético como el síndrome de Fraser ocurren entre 1 de cada 100.000 nacidos vivos y la manifestación más común es la clitoromegalia con alrededor de 36,8% de aparición.

La neurofibromatosis tiene una incidencia de 1por cada 3000 nacidos vivos y la clitoromegalia puede ser la primera manifestación en niñas pequeñas.

Grupos o factores de riesgo:

- ✓ Antecedentes familiares.
- ✓ Trastornos endocrinológicos.
- ✓ Administración exógena de fármacos con acción androgénica (danazol, noretisterona) durante el embarazo.
- ✓ Masturbación (pseudoclitoromegalia).

Etiología o causas más frecuentes

- ✓ Condiciones hormonales
- ✓ Endocrinopatías (síndrome de ovarios poliquísticos)
- ✓ Neoplasias virilizantes.
- ✓ Exposición a andrógenos.
- ✓ Síndromes con virilización (síndrome de Turner, Síndrome de Antley-Bixler).
- ✓ Condiciones no hormonales
- ✓ Neurofibromatosis.
- ✓ Quistes epidermoides.
- ✓ Otros tumores.
- ✓ Síndromes sin virilización (síndrome de Fraser, síndrome de Donohue, síndrome de Seckel, síndrome de Beckwith-Wiedemann)
- ✓ Nevo.
- ✓ Pseudoclitoromegalia.
- ✓ Idiopático.

Elementos fisiopatológicos

Trastornos del desarrollo sexual asociado a 46, XY

Desorden en la síntesis o acción hormonal (gene *AR, SRD5A2*).

Trastorno de cromosomas sexuales del desarrollo sexual (gen *SRY*).
Trastornos ovotesticulares del desarrollo sexual (genes *SOX, RSPO, NR5A1, MAP3K1, SRY, DMRT1*).
Trastornos del desarrollo sexual asociado a 46, XX
Genética (genes *CYP21A2, HSD3 BETA 2, CYP11B1).*
Exceso de andrógenos.
Factores maternos o fetoplacentarios (factores exógenos como tumores virilizantes maternos o administración de medicamentos hormonales).
Neoplasias masculinizantes secretoras de andrógenos.

Criterios diagnósticos

<table>
<tr><td rowspan="7">Clínica</td><td colspan="3">Dimensiones del clítoris para el diagnóstico clínico de clitoromegalia</td></tr>
<tr><td>Edad</td><td>Largo</td><td>Ancho</td></tr>
<tr><td>0 a 3 años</td><td>>12,6 mm</td><td>>5 mm</td></tr>
<tr><td>4 a 8 años</td><td>>18,8 mm</td><td>>6 mm</td></tr>
<tr><td>9 a 12 años</td><td>>24,2 mm</td><td>>7 mm</td></tr>
<tr><td>13 a 16 años</td><td>>27,4 mm</td><td>>8 mm</td></tr>
<tr><td colspan="3">Pueden existir otras manifestaciones clínicas asociadas a la causa subyacente. Debe realizarse una historia clínica completa. Evalúe características sexuales secundarias, hirsutismo, alopecia, mediciones antropométricas.</td></tr>
<tr><td>Paraclínicos</td><td colspan="3">Medición de FSH y LH.
Nivel de testosterona.
Perfil tiroideo.
Electrolitos séricos.
Medición de 17 Hidroxiprogesterona (17-OH-P).
Niveles de prolactina
Nivel de cortisol.
Prueba de estimulación de HCG.
Prueba de ACTH.</td></tr>
</table>

	Cariotipo. Ecografía abdominal y ginecológica (de acuerdo a la sospecha clínica de neoplasias u otro).

Opciones de tratamiento

Tratar la causa subyacente a la clitoromegalia.
Terapia de reemplazo hormonal cuando esto se requiera (hiperplasia suprarrenal congénita).
Puede seguirse una conducta expectante durante el tratamiento hormonal.
Procedimiento quirúrgico o clitoroplastia (controvertido): clitorectomía, clitoroplastia de reducción, escisión completa de los cuerpos cavernosos, clitoroplastia con preservación de albugínea, clitoroplastia de reducción de circunferencia, entre otros.

Referencias bibliográficas

1. Kaefer, M., &Rink, R. C. (2017). TreatmentoftheEnlargedClitoris. Frontiers in pediatrics, 5, 125. https://doi.org/10.3389/fped.2017.00125.
2. Gupta, M., Saini, V., Poddar, A., Kumari, S., &Maitra, A. (2016). AcquiredClitoromegaly: A GynaecologicalProblemoranObstetricComplication?. Journalofclinical and diagnosticresearch : JCDR, 10(12), QD10–QD11. https://doi.org/10.7860/JCDR/2016/23212.9072.
3. Iezzi ML, Lasorella S, Varriale G, Zagaroli L, Ambrosi M, Verrotti A. Clitoromegaly in Childhood and Adolescence: Behind One ClinicalSign, a Clinical Sea. Sex Dev. 2018;12(4):163-74.https://doi.org/10.1159/000489385

Capítulo 320. SHBG

La tiroglobulina transportadora de hormonas sexuales (SHBG), es definida como una glicoproteína homodimérica transportadora de alta afinidad por estrógenos y andrógenos. El principal órgano periférico encargado de la producción de SHBG es el hígado, aunque se ha demostrado que su origen tiene lugar en el hipotálamo y la pituitaria, donde está estrechamente asociado a las neuronas productoras de oxitocina.

Hipótesis de "hormona libre"

Se trata de un dogma centran en la endocrinología, el cual establece que la actividad biológica delas hormonas, se encuentra determinada por sus concentraciones libres, es decir, cuando no se encuentran unidas a proteínas.

Por el contrario, en el caso de los estrógenos y andrógenos, se teoriza al respecto de que las concentraciones de hormonas libres y su actividad biológica, se encuentra determinada por la presencia de SHBG.

Funcionalidad de SHBG

Los andrógenos y estrógenos funcionan como reguladores clave de los órganos reproductores, así como de los otros tejidos sexualmente dismórficos, por ejemplo, el músculo, el tejido adiposo y huesos. En los adultos sanos, se estima que un 55% de la testosterona (T) en los hombres y el 17β-estradiol (E2) en las mujeres, se encuentra unido a SHBG circulante, mientras que el resto, se encuentra unido débilmente a proteínas transportadoras como la albumina, y tan solo entre el 1 al 3% de las hormonas sexuales circulan libremente. Por lo tanto:

En la práctica clínica las mediciones de las concentraciones de los esteroides sexuales libres, deben ser calculados a partir de: Las concentraciones totales de esteroides sexuales, albumina y SHBG. Diálisis de equilibrio. Otros métodos.

Utilidad clínica de SHBG

Es útil para evaluar trastornos leves del metabolismo de andrógenos. Permite identificar a las mujeres con hirsutismo que tienen mayor probabilidad de responder a terapia con andrógenos. Ayudan a discriminar a sujetos con excesiva actividad androgénica de los individuos normales. Las concentraciones bajas de SHBG han sido asociadas con la obesidad central y síndrome metabólico. En hombres asintomáticos, las concentraciones bajas de SHBG, se relaciona con mayor riesgo cardiovascular. Las concentraciones elevadas de SHBG, aparecen en algunos tipos de cáncer, la anorexia nerviosa y desnutrición caloricoproteínica.

Valores de referencia de SHBG

Grupo de edad (años)	**Valor de referencia nmol/L**	
	Hombre	Mujer
0 a 2	24 a 56	16 a 44
3 a 9	18 a 136	18 a 136
10 a 13	17 a 123	17 a 123
14 a 17	11 a 71	11 a 71
18 a 59	7 a 49	11 a 112
>60	20 a 63	17 a 95

Patología relacionada con los resultados anormales deSHBG	
Nivel elevado	Nivel bajo
Enfermedad hepática.	Hipotiroidismo.

Hipertiroidismo. **Trastornos alimentarios.** **Trastorno testicular o pituitario en hombres.** **Problema asociado a la hipófisis o enfermedad de Addison en mujeres.**	Diabetes mellitus tipo 2. Síndrome de Cushing. Exceso de uso de medicamentos esteroideos. Cáncer de testículo o cáncer adrenal en hombres. Síndrome de ovario poliquístico en mujeres.

Referencias bibliográficas

1. Hammond G. L. (2011). Diverse roles for sex hormone-binding globulin in reproduction. Biology of reproduction, 85(3), 431–441. https://doi.org/10.1095/biolreprod.111.092593
2. Laurent MR, Hammond GL, Blokland M, et al. Sex hormone-binding globulin regulation of androgen bioactivity in vivo: validation of the free hormone hypothesis. Sci Rep. 2016;6:35539. Published 2016 Oct 17. doi:10.1038/srep35539
3. Goldštajn MŠ, Toljan K, Grgić F, Jurković I, Baldani DP. Sex Hormone Binding Globulin (SHBG) as a Marker of Clinical Disorders. Coll Antropol. 2016;40(3):211-218.

Capítulo 321. Antiandrógenos

El grupo farmacológico conocido como "Antiandrógenos", se trata de una serie de fármacos cuyo efecto se pone al efeto de los andrógenos por distintas vías o mecanismos, entre los que se encuentran:

Inhibición de la síntesis con análisis de la hormona liberadora de LH (LHRH).
Antagonismo competitivo.
Inhibición de la 5 alfa- reductasa.

Análogos de la LHRH

Producen estimulación enérgica y selectiva de los receptores de LHRH en la hipófisisocasionando la facilitación inicial de la liberación de FSH y LH. No obstante, al utilizarlo de forma sostenida, ocasiona desensibilización en los receptores. Por esta razón, los análogos de LHRH ocasionan incremento de la testosterona circulante durante las primeras 2 a 4 semanas de tratamiento para posteriormente descender entre el 90 a 95% alcanzando niveles de testosterona obtenidos en la castración química.

Fármacos análogos de la LHRH:

- ✓ Buserelina.
- ✓ Goserelina.
- ✓ Leuprorelina.
- ✓ Triptorelina.

Antagonistas androgénicos

Tienen elevada afinidad por el receptor de los andrógenos y pueden unirse a este de forma reversible.

Esteroideos	
Acetato de ciproterona (ACP)	*Acción farmacológica:* Tienen además afinidad por los receptores de progesterona y glucocorticoides. Inhiben secreción de gonadotropinas hipofisarias y de andrógenos testiculares. Previene síntomas asociados a los LHRH Suprime niveles de testosterona, 5 alfa-DHT y LH. Reduce producción adrenal de andrógenos.
No esteroideos	
Flutamida. **Nilutamida.** **Bicalutamida**	*Acción farmacológica* Antagonistas competitivos puros sin afinidad por otros receptores. Aumentan niveles de LH.

Inhibidores de la 5 alfa-reductasa

Se oponen a los efectos de los andrógenos al impedir la transformación de testosterona en 5 alfa-DHT, disminuyendo la concentración intracelular de esta. Principalmente inhibe la isoenzima tipo dos de la 5 alfa-reductasa, la cual se distribuye sobre todo en la piel genital y las vías urogenitales. Debido a su acción farmacológica reduce os niveles circulantes y la concentración prostática de la 5 alfa-DHT, sin modificar los niveles de testosterona circulante.

Tipos de fármacos

Finasterida (dosis inferior a 1mg/día vía oral).
Dutasterida (dosis 0,5 mg/día).
Turosterida.
4-OH-androstenediona.

Características farmacocinéticas de los principales Antiandrógenos

Fármaco		**Tmax horas**	**Metabolismo**	**Excreción**	**Semivida de eliminación**
Antagonistas competitivos	Acetato de ciproterona	3 a 4	Hepático (15 y 16 beta-OH-ACP	Heces 65% Orina 35%	38 horas
	Flutamida	2	Hepático (2-hidroxiflutamida	Orina 96% Heces 4%	4 horas.
	Bicalutamida	16	Hepático	Orina 50% Heces 50%	7 días
	Nilutamida	1,6	Hepático	Orina 70% Heces 30%	56 horas
Inhibidores de la 5alfa-reductasa	Finasterida	6 a 8	Hepático (CYP3A, 2 metabolitos poco activos	Heces 57% Orina 39%	5 a 6 horas.
	Dutasterida	1 a 3	Hepático, CYP3A4 y CYP3A5	Heces	3 a 5 semanas

Tabla 269 – 2.

Reacciones adversas

- ✓ Ginecomastia (más frecuente con la flutamida).
- ✓ Mastodinia (en varones).

- ✓ Tensión mamaria (en mujeres).
- ✓ Disminución de la libido.
- ✓ Reducción de la erección y eyaculación.
- ✓ Oligospermia
- ✓ Infertilidad.
- ✓ Sofocos
- ✓ Cefaleas.
- ✓ Alteración del ánimo.
- ✓ Depresión.
- ✓ Alteraciones cardiovasculares y coagulopatías (con los ACP).
- ✓ Aumento doloroso del volumen testicular (Antiandrógenos no esteroideos en monoterapia).
- ✓ Metahemoglobinemia (flutamida).
- ✓ Alteraciones de la acomodación visual a la oscuridad (nilutamida).
- ✓ Toxicidad hepática (puede ser grave con la flutamida y en menor frecuencia con la nilutamida y la bicalutamida).
- ✓ Hepatomas (ACP).

Referencias bibliográficas

1. P. Lorenzo, A. Moreno, I. Lizasoain, J.C.Leza, M. A. Moro, A.Portolés. Velázquez. Farmacología Básica y Clínica 18ª Edición. Editorial médica panamericana. 2013.

Capítulo 322. Anticoncepción hormonal

La anticoncepción hormonal consiste en emplear métodos o tratamientos hormonales para prevenir embarazos no deseados. Los tratamientos anticonceptivos también se emplean como parte de otros tipos de terapias médicas obteniendo beneficios en la disminución del riesgo de cáncer de endometrio y ovario, entre otros.

Fundamentos del mecanismo de acción

- ✓ Inhibición de la ovulación total (progestinas) o parcial (estrógenos).
- ✓ Engrosamiento del moco cervical (progestágenos: vuelven el moco cervical viscoso y espeso).
- ✓ Implantación impedida por la producción de endometrio decidualizado con glándulas atróficas y agotadas (generan un medio endometrial hostil a la implantación como resultado de la exposición sostenida).
- ✓ Efecto sobre las trompas uterinas y posible inhibición de la captación espermática (paralización de la migración de la mórula a través de la trompa, impiden transporte de espermatozoides).
- ✓ Alteración de estructuras celulares endometriales y de secreciones (estrógenos).

Farmacología

Progestinas	Supresión de la LH y la ovulación. En altas cantidades es posible que inhiban la foliculogénesis. Formulaciones:

	Primera generación (poca potencia aunque bien tolerado, sangrado más intenso a dosis bajas de estrógeno): Noretinodrel. Noretindrona. Acetato de noretinodrona. Diacetato de etinodiol. *Segunda generación (mayo potencia, menos hemorragias intermenstruales, aunque más efectos secundarios androgénicos):* *Levonorgestrel.* *Norgestrel.* *Norgestimato.* *Tercera generación (reducción de efectos secundarios androgénicos):* Desogestrel. *Norgestimato.* *Gestodeno.* *Cuarta generación (efecto antiandrogénico y antimineralocorticoide):* Drospirinona
Estrógeno	Regulan el sangrado. Inhiben la FSH. Previenen la formación del folículo dominante. Formulaciones: Etinilestradiol. Mestranol Valerato de estradiol.

Métodos de anticoncepción hormonal

Píldora convencional o combinada (monofásicos o a dosis constantes con dosis cambiantes que pueden ser bifásicos y trifásicos). *Píldora secuencial* (14 a 16 comprimidos con estrógeno seguido por 5 a 7 comprimidos en donde cambian un estrógeno y un progestágeno, seguido de 7 días sin administración o sustituidos por comprimidos no

hormonales con hierro o vitaminas). *Minipíldora.* *Anticoncepción parenteral* (contraceptivos continuos, de acción prolongada). *Anticoncepción subcutánea.* *Dispositivos medicados (anillo vaginal, bobina anticonceptiva liberadoras de hormonas, otros).* *Píldora coital* (dosis únicas de progestágenos ingeridas 5 horas previas al coito para evitar la fertilización hasta 18 horas posteriores). *Píldora del día siguiente.* *Parche cutáneo anticonceptivo* (combinación de estrógeno y progestina).

Anticonceptivos de progestina

Método	**Descripción**	**Efectos secundarios**
Implantes de progestina (solo)	Se trata de una varilla única que contiene 68 mg de etonogestrel colocado vía subdérmica (generalmente en la extremidad superior). Puede durar de 3 a 5 años. *Eficacia:* falla en 1 de cada 1000 aproximadamente. *Beneficios no anticonceptivos:* Mejora la dismenorrea	Patrón de sangrado irregular o impredecible. Sangrado prolongado o frecuente- Mayor incidencia de quistes ováricos (clínicamente insignificantes).
Dispositivos intrauterinos impregnado de progestina	Pueden alterar el revestimiento del útero de modo que resulte desfavorable para la implantación. Libera levonorgestrel en	Dolor de cabeza. Sensibilidad en los senos. Cambios de humor. Dolor pélvico. Acné.

	pequeñas cantidades al día. *Beneficios no anticonceptivos:* Tratamiento de la menorragia (en fibromas uterinos y adenomiosis), tratamiento del dolor en mujeres con endometriosis, alternativa a la histerectomía en mujeres con menorragia.	
Inyectable solo de progestina	El acetato de medroxiprogesterona de deposito es administrado vía muscular a dosis de 150 mg cada 12 semanas. El nivel farmacológicamente activo se consigue a las 24 horas. *Beneficios no anticonceptivos:* Mejora la menorragia/dismenorrea, mejora el dolor en mujeres con endometriosis, alivia síntomas del síndrome premenstrual, mejora dolor pélvico/dispareunia de origen ovárico poshisterectomía.	Cambio en el patrón menstrual. Alteración del estado de ánimo. Ganancia de peso. Pérdida ósea (debido al uso a largo plazo)
Minipíldoras (anticonceptivos	No empleada frecuentemente en la	Irregularidad del ciclo menstrual.

orales solo de progestina).	actualidad. La principal indicación es en mujeres que se encuentren amamantando o que tengan contraindicaciones para estrógeno. Requiere administración constante.	Hemorragias punzantes o intermenstruales. Amenorrea. Reducción de la duración del ciclo. Embarazo ectópico.

Píldoras anticonceptivas

Consiste en la forma más común de anticoncepción de los países industrializados. Actualmente los comprimidos anticonceptivos orales disponibles, pueden ser de los siguientes tipos:

Combinación de estrógeno-progesterona (más comúnmente recetada).

Progesterona sola.

Píldora de uso contínuo o prolongado.

Efectos adversos:

- ✓ Hemorragia.
- ✓ Náuseas.
- ✓ Dolor de cabeza.
- ✓ Calambres abdominales.
- ✓ Sensibilidad en los senos.
- ✓ Aumento del flujo vaginal.
- ✓ Disminución de la libido.

Referencia bibliográfica

1. Horvath S, Schreiber CA, Sonalkar S. Contraception. [Updated 2018 Jan 17]. In: Feingold KR, Anawalt B,

Boyce A, et al., editors. Endotext. South Dartmouth (MA): MDText.com, Inc.; 2000-.

2. Finer LB, Zolna MR. Declines in unintendedpregnancy in theUnitedStates, 2008–2011. New EnglandJournalof Medicine. 2016 Mar 3;374(9):843-52.

Capítulo 323. Infertilidad femenina

Consiste en una condición médica en la cual la mujer no consigue quedar embarazada a pesar de ausencia de métodos anticonceptivos. La infertilidad femenina representa perjuicios psicológicos y físicos en el cual se ven afectados tanto la paciente como la pareja.

Estadísticas y epidemiologia

A medida que una mujer envejece se incrementan las probabilidades de fertilidad. Entre mujeres de 15 a 34 años, la tasa de infertilidad oscila alrededor del 7,3 al 9,1%. En mujeres de 35 a 39 años de edad, las tasas de infertilidad se incrementan hasta un 25%. Las tasas de infertilidad en mujeres de 40 a 44 años son de un 30%.
A nivel mundial, de las mujeres entre los 20 a 44 años al menos un 2% nunca pudo tener un nacimiento vivo, mientras que otro 11% con un nacimiento vivo anterior, no pudo tener un parto adicional.

Grupos o factores de riesgo:

- ✓ Infecciones de transmisión sexual.
- ✓ Neoplasias uterinas.
- ✓ Alteraciones anatómicas.
- ✓ Prolactinomas.
- ✓ Trastornos endocrinológicos.
- ✓ Etiología o causas más frecuentes
- ✓ Trastornos ovulatorios.
- ✓ Endometriosis.

- ✓ Adherencias pélvicas.
- ✓ Bloqueo de trompas.
- ✓ Otras anomalías tubáricas/uterinas.
- ✓ Hiperprolactinemia.

Elementos fisiopatológicos

Anovulación	Anovulación hipogonadotrópica hipogonadal (amenorrea hipotalámica): disminución de secreción hipotalámica de GnRH Anovulación normoestrogénica normogonadotrópica: síndrome de ovarios poliquísticos (Ver capítulo 268). Anovulación hipoestrogénica hipergonadotrópica: insuficiencia ovárica prematura (ver capítulo 273). Anovulación hiperprolactinemia (adenoma hipofisiario).
Endometriosis	Tejido endometrial fuera de la cavidad uterina. La infertilidad se asocia con la inflamación y una mayor producción de citocinas, prostaglandinas, macrófagos, células NK. La función de las trompas y los ovarios se altera con la inflamación resultando en una formación, fertilización e implantación folicular defectuosa. En los estadios III y IV, la infertilidad se asocia con adherencias o masas pélvicas que alteran la anatomía pélvica.
Adherencias pélvicas/tubáricas	Procesos infecciosos intraabdominales se asocian con infertilidad debido a la enfermedad inflamatoria pélvica. El microorganismo mayormente asociado a infertilidad es a *Chlamydia trachomatis*.
Causas uterinas	Lesiones ocupantes de espacio o reducida receptividad endometrial.

Criterios diagnósticos

Clínica	La evaluación de la infertilidad femenina, debe indicarse en mujeres con embarazo fallido después de 12 meses de relaciones sexuales regulares en ausencia de métodos de anticoncepción, o tras los 6 meses en caso de mujeres mayores de los 35 años. *Historia clínica* Es fundamental el desarrollo de una completa historia médica del paciente que reúna enfáticamente las siguientes características: Duración de la infertilidad. Historia obstétrica completa y ginecológica (deben incluirse los antecedentes de infecciones de transmisión sexual). Historia menstrual. Antecedentes médicos de importancia y quirúrgicos. Historia sexual (incluyendo frecuencia y momento del coito interrogando acerca de probables circunstancias masculinas como problemas de erección y eyaculación). Hábitos psicobiológicos: incluyendo estilo de vida, hábitostabáquicos, alcohólicos, uso de drogas ilícitas, ocupación, dieta y ejercicios. *Examen físico:* Realice un examen físico completo priorizando la evaluación que orienten hacia la causa específica de la infertilidad. Signos vitales. Medición antropométrica (IMC, peso, otros). Evaluación tiroidea. Examen de las mamas (evalúe la presencia de galactorrea). Signos de exceso androgénico (inspeccione genitales externos y realice un estudio dermatológico en busca de signos de virilización). Aparición de anatomía vaginal o cervical anormal. Sensibilidad o masas pélvicas.

	Agrandamiento o irregularidad uterina.
Paraclínicos	Ecografía transvaginal. *Evaluación de la unción ovárica* Kits de predicción de LH en orina. Nivel sérico de progesterona en el día 21 del ciclo. Nivel de progesterona en la fase lútea media (debe medirse 1 semana antes de la menstruación, un nivel superior a 3 ng/ml es evidencia de ovulación). Determinación de ovulación mediante ultrasonidos diarios (más precisa pero invasiva, no recomendable). *Evaluación de la reserva ovárica* Hormona antimulleriana: <0,5 ng/ml: predice dificultad para el crecimiento folicular (más de 3 folículos). <1.0 Ng/ml: suministro de óvulos limitados (puede necesitar protocolos de inducción de ovulación agresiva). 1.0 a 3,5 ng/ml: valores normales. >3,5 ng/ml: amplio suministro, puede requerir inducción leve como prevención del síndrome de hiperestimulación ovárica. *Niveles de FSH:* Los niveles de FSH inferiores a 10 UI/ml, indican reserva ovárica normal. Niveles de FSH de 10 a 20 UI/ml, indican reserva intermedia. Superior a 20 UI/ml indica mal pronóstico para ovulación espontánea. *Estradiol el día 3 del ciclo:* Inferior a 80 pg/ml: normal con reserva ovárica adecuada. Superior a 80 pg/ml: tasas de embarazo bajas. Superior a 100 pg/ml tasa de embarazo del 0%. *Evaluación de trompas* Laparoscopia con cromopertubación. *Evaluación de cavidad uterina* Histeroscopia.

	Ecografía con infusión de solución salina.

Opciones de tratamiento

De acuerdo a la causa de la infertilidad, las opciones terapéuticas pueden ser distintas. Algunas de las más habituales se describen a continuación.

Cambios de estilo de vida: las medidas se individualizan de acuerdo a las características peculiares del paciente. Una mujer con IMC > a 27, puede obtener beneficios con la pérdida de peso, no obstante, una paciente con IMC inferior a 17 y antecedentes de regímenes de ejercicio intenso o trastornos alimenticios, pueden requerir terapias correctivas diferentes.

Citrato de clomifeno (modulador selectivo del receptor de estrógenos con efectos agonistas y antagonistas estrogénicos): dosis de inicio 50 mg a partir del día 2, 3, 4, o 5 del ciclo durante 5 días consecutivas. Se inician las relaciones sexuales con día por medio durante una semana, iniciando 5 días posteriores a la última píldora.

Letrozol (inhibidor de la aromatasa): dosis de inicio 2,5, 5 o 7,5 mg al día en los días 3, 4, 5, 6, 7 del ciclo con relaciones sexuales en los días alternos iniciando 5 días posteriores de terminar el tratamiento. Es la primera línea en pacientes con síndrome de ovarios poliquísticos.

Terapia con gonadotropinas: régimen más intensivo.

Transferencia intrafalopiana de gametos.

Donación de oocitos y embriones.

Hiperestimulación ovárica controlada e inseminación intrauterina.

Fertilización in vitro (tratamiento de primera línea para la infertilidad ocasionada por factor tubárico bilateral).

Histerectomía quirúrgica para extirpación de fibromas.

Referencias bibliográficas

1. Shlomo Melmed, Richard J. Auchus, Allison B. Goldfine, Ronald J. Kowning, Clifford Rosen. Williams Textbook of Endocrinology 14Th edition. ELSEVIER, 2020.
2. Walker MH, Tobler KJ. Female Infertility. [Updated 2020 Mar 4]. StatPearls Publishing; 2020 Jan.

Capítulo 324. Reserva ovárica y antimulleriana

La hormona antimulleriana (AMH), es empleada en la práctica clínica como un marcador endocrino, útil para la evaluación de la reserva ovárica, debido a que el nivel sérico de esta hormona antimulleriana, es capaz de reflejar el número de folículos que han hecho la transición del conjunto primordial al conjunto de folículos de crecimiento y que no se encuentra controlado por gonadotropinas.

Aspectos biológicos de la hormona antimulleriana y la reserva ovárica

Se produce exclusivamente por las células de la granulosa de los folículos ováricos, en las primeras etapas del desarrollo del folículo.
Incrementa hasta la edad adulta temprana.
Las concentraciones de la hormona antimulleriana, disminuyen lenta y progresivamente con la edad hasta volverse indetectables a los 5 años previos de la menopausia cuando la reserva de folículos primordiales se agota.
Dado a los amplios rangos de edad en los que ocurre la menopausia de forma individual, existe una gran variabilidad en el ritmo de agotamiento del conjunto de folículo y el tamaño inicial del conjunto de folículos.

Factores que influyen en los niveles de AMH

Evalúe individualmente los casos donde se encuentren presentes condiciones que alteren el resultado de AMH, las mediciones de la concentración de AMH, no es un indicador confiable de la reserva ovárica en ciertos casos.

- ✓ Variación biológica.
- ✓ Condiciones clínicas de extracción de muestras.
- ✓ Uso de anticonceptivos orales (niveles reducidos).
- ✓ Administración de agonistas de GnRH en la mitad lútea.
- ✓ Sobrepeso.
- ✓ Etnia.
- ✓ Estado de vitamina D.
- ✓ Polimorfismos de AMH y su receptor.
- ✓ Variantes genéticas en el genoma.
- ✓ Tabaquismo (asociado con niveles más bajos).

Prueba de reserva ovárica

Su objetivo, consiste en evaluar el potencial reproductivo de la mujer, determinado en función de la cantidad y calidad de los ovocitos restantes.

Otras utilidades clínicas:

- ✓ Predicción de la menopausia.
- ✓ Evaluación de la menopausia precoz.
- ✓ Investigar causas de amenorrea.
- ✓ Orienta el diagnóstico de síndrome de ovario poliquísticos.
- ✓ Evaluación de neonatos con genitales ambiguos.
- ✓ Monitorización de algunos tipos de cáncer de ovario.

Nivel sérico de AMH y relación con la fertilidad

Fertilidad	Nivel de AMH
Nivel alto	>6,8 ng/ml
Fertilidad óptima	4 a 6,8 ng/ml
Fertilidad satisfactoria	2,2 a 6,8 ng/ml
Fecundidad baja	0,3 a 2,2 ng/ml
Muy bajo /indetectable	0,0 a 0,3 ng/ml

El nivel de la hormona antimulleriana, se correlaciona de manera sólida con la fertilidad, ya que es un marcador de la reserva ovárica estimado como superior a otros métodos (FSH, LH, inhibina B y E2 en el tercer día del ciclo). La hormona antimulleriana, se encuentra altamente asociado al número de folículos antrales y tiene poa variabilidad y disminución del ciclo a lo largo de la vida reproductiva de la mujer.

Referencias bibliográficas

1. Raeissi, A., Torki, A., Moradi, A., Mousavipoor, S. M., &Pirani, M. D. (2015). Age-specific serumanti-mullerian hormone and follicle stimulating hormone concentrations in infertileIranianwomen. International journal of fertility & sterility, 9(1), 27–32. https://doi.org/10.22074/ijfs.2015.4205
2. Iwase, A., Nakamura, T., Nakahara, T., Goto, M., & Kikkawa, F. (2014). Assessmentofovarian reserve using anti-Müllerian hormone levels in benign gynecologic conditions and surgical interventions: a systematic narrative review. Reproductive biology and endocrinology: RB&E, 12, 125. https://doi.org/10.1186/1477-7827-12-125
3. Simone L. Broer, Frank J.M. Broekmans, Joop S.E. Laven, Bart C.J.M. Fauser, Anti-Müllerian hormone: ovarian reserve testing and its potential clinical implications, Human Reproduction Update, Volume 20, Issue 5, September/October 2014, Pages 688–701, https://doi.org/10.1093/humupd/dmu020

Capítulo 325. Anovulación

Consiste en una de alteraciones ginecológicas más comunes, la cual corresponde a ciclos menstruales irregulares, sangrados uterinos anormales, amenorrea e infertilidad. Se considera a la anovulación como un signo de una condición subyacente particular.

Estadísticas y epidemiologia

Los trastornos ovulatorios, constituyen alrededor del 30% de los casos de infertilidad.

Las tasas de anovulación crónica oscilan entre el 6 al 15% en las mujeres en edad fértil.

Algunos estudios sugieren que la mayor frecuencia de anovulación ocurre en mujeres caucásicas que en las afrodescendientes o hispanas.

Factores de riesgo:

- ✓ Síndrome de ovarios poliquísticos.
- ✓ Trastornos endocrinos (hipotiroidismo, y otros).
- ✓ Estrés.
- ✓ Ejercicio intenso.

Etiología o causas más frecuentes

Causas hipotalámico	Baja concentración de la hormona liberadora de gonadotropinas (hipogonadismo hipogonadotrópico). Estrés. Síndrome de Kallmann. Amenorrea relacionada con peso o ejercicio vigoroso. Enfermedad crónica (SIDA, insuficiencia hepática o

	renal crónica).
Causas hipofisarias	Hiperprolactinemia. Insuficiencia hipofisaria (hipogonadismo hipogonadotrópico). Radioterapia cerebral. Craneofaringioma o hipofisectomía. Síndrome de Sheehan.
Causas ováricas	Síndrome de ovarios poliquísticos.
Otras causas	Hipotiroidismo. Hiperplasia suprarrenal congénita.

Elementos fisiopatológicos

En la fisiología normal, la ovulación tiene lugar, gracias a la presencia del eje hipotalámico-pituitario-ovario. Cuando el núcleo arqueado hipotalámico se estimula, libera GnRH hacia los vasos portales del tallo hipofisario de manera pulsátil. LA GnRH entonces estimula a los receptores de la hipófisisanterior ara que se produzca y libere tanto LH como FSH. En las mujeres, la FSH ocasiona que se madure los folículos ováricos y se produzca estrógenos, mientras que la LH, modula la liberación de andrógenos de las células de la teca de los ovarios.

Este sistema es tan sensible que tan solo una mínima alteración en cualquiera de sus factores, puede ocasionar que se altere su fluidez y desencadena anovulación.

Criterios diagnósticos

Clínica	***Historia clínica:*** Historial médico y quirúrgico. Historia familia asociada a sintomatologías actuales. Historia del desarrollo puberal. Aspectos detallados de la menstruación (incluyendo menarquia, frecuencia, regularidad, y otras).

	Historia reproductiva previa. Aspectos relacionados a la actividad sexual pasada y actual. Métodos anticonceptivos. Dieta actual y antecedentes de pérdida de peso. Uso de medicamentos. Antecedentes psicológicos. Síntomas actuales (alteraciones visuales, dolor de cabeza, cambios en la distribución y apariencia del cabello, profundización de la voz, secreciones mamarias, sangrados menstruales irregulares, entre otras). ***Examen físico*** Realice un examen físico completo por órganos y sistemas a fin de identificar la causa. Evalúe síntomas de hiperandrogenismo (hirsutismo, acné y otros).
Paraclínicos	Una historia clínica completa y un examen físico minucioso, es fundamental para identificar la causa subyacente a la anovulación. Los paraclínicos, deben ser orientados en función a los hallazgos clínicos y la impresión diagnóstica sospechada. Prueba de embarazo (beta-HCG cuantitativa). Debe realizarse en todas las mujeres. Nivel de FSH y LH. Nivel de hormonas esteroideas ováricas (estradiol y progesterona. Nivel de TSH. Nivel de prolactina. Glucemia. Nivel de cortisol con o si prueba de estimulación de ACTH. Testosterona total /testosterona libre. 17-hidroxiprogesterona-CAH. Pregnenolona (deficiencia de 17-alfa-hiddroxilasa. Sulfato de dehidroepiandrosterona. Perfil metabólico completo.

	Anticuerpos tiroideos. Proteína C reactiva. Factor reumatoide. Cariotipo (generalmente se realiza en menores de 30 años). *Estudios de imagen* Ultrasonografía (transvaginal para ovarios y endometrio o abdominal para suprarrenales). Imágenes por resonancia magnética: glándulas pituitarias y adrenales. Absorciometría de rayos X de energía dual. Escaneo de la densidad ósea. Gammagrafía tiroidea nuclear. *Biopsia* (cuando se quiera excluir hiperplasia endometrial).

Opciones de tratamiento

La identificación de la causa específica de la anovulación es fundamental para establecer el diagnóstico específico.

El sangrado uterino disfuncional, secundario a la anovulación suele responder bien al estrógeno oral o intravenoso. La terapia parenteral puede iniciarse con estrógeno a 25 mg cada 4 horas. Cuando no sea muy intenso el sangrado puede iniciarse un tratamiento vía oral con píldoras anticonceptivas a dosis alta (3 píldoras diarias por 7 días), seguidas de la continuación oral por 3 meses.

Casos de anovulación por hiperprolactinemia: puede indicarse bromocriptina iniciando a dosis de 1,25 mg con alimentos durante la noche.

Inducción médica. El tratamiento con la hormona liberadora de gonadotropinas comienza en un entorno hospitalario, este puede ser el tratamiento adecuado para mujeres con causas hipotalámicas.

Tratamiento con antiestrógenos (clomifeno), se realiza en circunstancias que permitan el monitoreo ecográfico.

Metformina a dosis de 1500 mg/día, ayuda a mejorar la regularidad menstrual y disminuye concentraciones de insulina y testosterona.

Inyecciones de hormona estimulante del folículo.

La inducción quirúrgica mediante la diatermia ovárica laparoscópica o perforación, se realiza mediante 5 a 6 punciones de diatermia o láser en el ovario. El procedimiento debe realizarse con cuidado para evitar destruir demasiado tejido ovárico.

Referencias bibliográficas

1. Shlomo Melmed, Richard J. Auchus, Allison B. Goldfine, Ronald J. Kowning, Clifford Rosen. Williams Textbook of Endocrinology 14Th edition. ELSEVIER, 2020.
2. Rebar R. Evaluation of Amenorrhea, Anovulation, and Abnormal Bleeding. [Updated 2018 Jan 15]. In: Feingold KR, Anawalt B, Boyce A, et al., editors. Endotext [Internet]. South Dartmouth (MA): MDText.com.

Capítulo 326. Inductores de la ovulación

Los inductores de la ovulación, son un conjunto de medicamentos pertenecientes a la familia de los antiestrógenos (citrato de clomifeno y letrozol) ygonadotropinas, los cuales tienen la capacidad de oponerse a la acción de los estrógenos y/o estimular directamente al ovario para producir óvulos, a través de un conjunto de mecanismos.

Fármacos inductores de la ovulación

Antiestrógenos		
Antagonistas estrogénicos	*Mecanismo de acción*	*Reacciones adversas*
Modulador selectivo del receptor estrogénico: **Clomifeno** **Tamoxifeno**	Inhibición de la síntesis de estrógenos por acción de los análogos de LHRH. Bloqueo de la unión del estradiol a sus receptores antagonistas competitivos. Inhibiendo la transformación periférica de los andrógenos en estrógenos a través de los inhibidores de la aromatasa.	*Clomifeno, Tamoxifeno y Letrozol:* Síntomas antiestrogénicos (sofocos, atrofia de la mucosa genital). *Clomifeno:* Alteración de la coagulación. Hipercalcemia. Cataratas. *Letrozol:* Linfopenia. Hipercolesterolemia. Trombocitopenia.
Inhibidores de la aromatasa		
Letrozol		

Gonadotropinas		
Descripción	*Mecanismo de acción*	*Reacciones adversas*
Denominadas por su acción sobre las gónadas. Se trata de la hormona luteinizante (LH), gonadotropina coriónica humana (hCG) y la hormona foliculoestimulante (FSH).	Las gonadotropinas estimulan la gametogénesis y la producción de los esteroides sexuales. En la mujer la FSH estimula la producción de estrógenos y el desarrollo folicular, mientras que incrementa los receptores ováricos para la FSH y mejora la sensibilidad a ella. La LH actúa en la maduración folicular final y la ovulación, mientras que simultáneamente provoca la luteinización del folículo luego de la ovulación. Además, estimula la síntesis de progesterona y estradiol por el cuerpo lúteo.	Síndrome de hiperestimulación ovárica (aumento de tamaño ovárico, dolor, distención abdominal). Ascitis. Hidrotórax Hipovolemia. Aumento de la velocidad sanguínea. Disfunción renal. Disfunción hepática. Fenómenos tromboembólicos. Reacciones alérgicas. Cefalea. Reacción en el lugar de inyección.
Biguanida		
Fármaco	Mecanismo de acción	Reacciones adversas
Metformina	Disminuye los niveles de insulina al reducir la gluconeogénesis hepática. Mejora la captación del cuerpo para excretar insulina mediante el tracto gastrointestinal y captación periférica.	Anorexia. Vómitos. Alteración del gusto, Dolor abdominal. Diarrea. Acidosis láctica (rara).

	Se emplea en las pacientes con síndrome de ovario poliquístico para mejorar la ovulación.	

Administración

Comience con una ecografía y análisis sanguíneos antes de iniciar el tratamiento.

Medicamentos para la inducción de la ovulación

Fármaco	**Dosis**	**Día de inicio del ciclo**
Citrato de clomifeno	50 mg x 5 días Dosis máxima: 250 mg.	2 al 5
Tamoxifeno	20 mg x 5 días Dosis máxima 80 mg	5
Citrato de clomifeno (CC) + Tamoxifeno	150 mg de CC x 5 días + 40 mg de tamoxifeno x 5 días	3
Letrozol	2,5 mg x 5 días Dosis máxima 7,5 mg	3
Metformina	500 mg al día. Titular hasta 500 mg día cada semana. Dosis máxima: 2500 mg/día	Diaria
Metformina + Letrozol	1500 mg de metformina al día + 2,5 mg x 5 días	Diariamente durante 6 a 8 semanas. Debe iniciarse con el letrozol de acuerdo al

		protocolo normal.
Metformina + CC	CC a dosis de 50 a 250 mg al día + 850 mg diarios de metformina.	Diariamente igual durante 6 a 8 semanas, iniciando el CC de acuerdo al protocolo normal.
Gonadotropinas	Dosis inicial 75 UI (intramuscular o subcutánea). *Protocolo de aumento:* más de 75 UI de incremento cada 7 días en ausencia de folículo reclutado. *Protocolo de aumento a dosis baja:* la dosis inicial es de 37,5 a 75 UI más incremento de 37,5 UI cada 7 a 14 días en ausencia del folículo reclutado. *Protocolo de reducción*: 150 UI hasta folículo dominante mayor de 10 mm, luego 112,5 UI durante 5 días. 75 UI durante 5 días hasta la ovulación	5

Tabla 276 – 2. Medicamentos inductores de la ovulación.

Referencias bibliográficas

1. P. Lorenzo, A. Moreno, I. Lizasoain, J. C. Leza, M. A. Moro, A. Portolés. Velázquez. Farmacología Básica y Clínica 18ª Edición. Editorial médica panamericana. 2013.
2. Lindheim SR, Glenn TL, Smith MC, Gagneux P. Ovulation Inductionforthe General Gynecologist. J

ObstetGynaecol India. 2018;68(4):242-252. doi:10.1007/s13224-018-1130-8

Capítulo 327. Endometriosis

La endometriosis es definida como la presencia de tejido de aspecto y características similares a las el endometrio en sitios ectópicos fuera de la cavidad uterina. Estos lugares son frecuentemente en el peritoneo pélvico y los ovarios y se caracteriza por asociarse a dolor pélvico crónico, dolor durante el coito e infertilidad.

Estadísticas y epidemiologia

Afecta entre el 5 al 10% de las mujeres estadounidenses en edad reproductiva, en una proporción de 4 de cada 1000 mujeres. La tasa de prevalencia es del 20 al 50% de las mujeres infértiles, y puede encontrarse entre el 71 al 87% de las mujeres que presentan dolor pélvico crónico.
Se estima que alrededor del 20 al 50% de las mujeres con endometriosis son asintomáticas de acuerdo a estudios laparoscópicos. No hay evidencia de predominio étnico.

Factores de riesgo

- ✓ Antecedentes familiares de endometriosis.
- ✓ Edad temprana de menarquia.
- ✓ Ciclos menstruales cortos (menores de 27 días).
- ✓ Duración menstrual prolongada (más de 7 días).
- ✓ Defectos en útero o trompas de Falopio.
- ✓ Hipoxia y deficiencia de hierro.
- ✓ Maternidad retrasada.
- ✓ Relación inversa a la paridad.

Etiología y elementos fisiopatológicos

No se conoce con exactitud la causa de la endometriosis. La endometriosis puede ser heredada de forma poligénica. Las principales teorías señalan la conversión metaplásica del epitelio celómico y la dispersión hematógena o linfática de las células endometriales, aunque puede ser resultado de varios factores.

Estas teorías sugieren el transporte de células endometriales viables mediante la menstruación retrógrada. Las células fluyen en forma retrógrada a través de las trompas de Falopio para depositarse en órganos pélvicos donde proliferan.

Factores asociados a la patogenia:

- ✓ Disfunción inmunológica.
- ✓ Menstruación retrógrada.
- ✓ Metaplasia.
- ✓ Células mullerianas remanentes.
- ✓ Genética.
- ✓ Diseminación y deposición anatómica.

Formas clínicas:

Endometriosis peritoneal: implantes endometriósicos en la superficie del peritoneo pélvico y ovarios.

Endometriomas: quistes ováricos revestidos por mucosa endometrioide.

Nódulo rectovaginal: masa sólida y compleja compuesta de tejido endometriótico combinado con tejido adiposo y fibromuscular, el cual reside entre la vagina y el recto.

Histología: presencia de células epiteliales o estromales endometriales en conjunto con hemorragias crónicas y cambios inflamatorios. Las lesiones pueden aparecer solas o combinadas.

El proceso inflamatorio que tiene lugar en la endometriosis, puede estimular las terminaciones nerviosas encontradas en la pelvis y ocasionar dolor, así como alterar la función de las trompas uterinas, reducir la receptividad del endometrio y alterar negativamente al desarrollo del ovocito y el embrión.

Criterios diagnósticos

Clínica	Los síntomas suelen aparecer después de la menarquia y suelen desaparecer después de la menopausia. Sospeche de endometriosis cuando exista clínica de menstruaciones intensamente dolorosas durante la adolescencia, las cuales han progresado a dolor pélvico crónico. *Síntomas probables:* Dismenorrea. Infertilidad. Sangrado abundante o irregular. Dispareunia. Dolor pélvico. Dolor abdominal inferior o de espalda. Hinchazón. Náuseas y vómitos Dolor al defecar, con ciclos de diarrea y estreñimiento. Dolor durante el ejercicio. Disuria. Dolor inguinal.
Paraclínicos	Visualización directa de las lesiones por vía laparoscópica o mediante laparotomía (endometriosis peritoneal). Ecografía vaginal (Endometriomas).

Opciones de tratamiento.

La infertilidad causada por la endometriosis, se trata mediante la extirpación quirúrgica (con o sin tecnología de reproducción asistida).

El dolor se trata mediante una combinación de supresión médica a la ovulación y cirugía.

Agonistas y antagonistas de GnRH.

Anticonceptivos orales.

Danazol.

Progestinas.

Inhibidor de la aromatasa (para endometriosis posmenopáusica persistente).

Actualmente el uso del danazol es controversial debido a sus efectos anabólicos y androgénicos (aumento de peso, calambres musculares y virilización), se recomiendan principalmente el tratamiento con agentes hormonales con anticonceptivos orales, progestágenos y agonistas de GNRG durante un ciclo de 6 meses con cualquiera de estos agentes para conseguir mejoría del dolor.

En mujeres premenopáusicas con endometriosis

Se plantea el uso de anticonceptivos combinados como primera línea de tratamiento (cuando no esté contraindicado). Este régimen de tratamiento puede seguirse por tiempo prolongado.

Cuando no se consigue alivio luego de 6 meses de tratamiento con anticonceptivos orales, se agrega un inhibidor de la aromatasa oral diario al régimen de los anticonceptivos orales:

- ✓ Anastrozol: 1 mg al día; ó

✓ Letrozol: 2,5 mg al día.

Al cabo de un año con este tratamiento, si el dolor persiste o el alivio no es satisfactorio, se plantea cirugía laparoscópica conservadora.

Referencias bibliográficas

1. Shlomo Melmed, Richard J. Auchus, Allison B. Goldfine, Ronald J. Kowning, Clifford Rosen. Williams Textbook of Endocrinology 14Th edition. ELSEVIER, 2020.
2. Lobo RA. Endometriosis: etiology, pathology, diagnosis, management. Comprehensive Gynecology. Philadelphia, PA: Mosby; 5th ed. 2007:chap 19.

Capítulo 328. Abortos recurrentes

En los Estados Unidos, los abortos recurrentes o la pérdida recurrente del embarazo (RPL), es definida como la pérdida de dos o más embarazos fallidos consecutivos, los cuales han sido documentados por ecografía o histopatología. Por su parte, en Reino Unido, los abortos recurrentes son definidos a partir de 3 o más pérdidas de embarazos tempranos consecutivos.

Puede clasificarse como RLP primario, cuando las mujeres nunca tuvieron un hijo vivo y como RLP secundario, cuando la pérdida del embarazo en mujeres en las que tuvieron un nacimiento vivo previo.

Estadísticas y epidemiologia

Ocurre solo en el 2% de las mujeres embarazadas. Alrededor del 50% de las mujeres con abortos recurrentes no presentan una causa claramente definida. Las anomalías congénitas uterinas se encuentran presentes en alrededor del 12,6% de las pacientes con abortos recurrentes.

Etiología y/o factores de riesgo

Genéticas	Aneuploidía. Translocaciones equilibradas, recíprocas y robertsonianas fetales.
Anatómicas	Anomalías congénitas del tracto de Müller. Anomalías uterinas: Útero tabicado. Útero unicorneados. Útero Bicorneados. Didelfos. Arqueados.

	Útero septado. Fibromas. Pólipos. Síndrome de Asherman.
Endocrino	Diabetes mellitus. Disfunción tiroidea. Hiperprolactinemia.
Síndrome de anticuerpos antifosfolípidos	Ocasiona mayor riesgo de trombosis e insuficiencia placentaria.
Factores ambientales	Tabaquismo (afecta la función trofoblástica). Obesidad. Consumo de alcohol (3 a 5 bebidas a la semana). Consumo de cocaína. Consumo de cafeína (más de 3 tazas al día).
Inmunológico	Trombofilias hereditarias

Elementos fisiopatológicos

Los abortos recurrentes, corresponden a una afección multifactorial, en la cual diversos factores (genéticos, anatómicos, endocrinos, ambientales, inmunológicos, síndrome de anticuerpos antifosfolipídicos), pueden ser responsables.

Las mutaciones *FOXD1*, se han visto estrechamente involucradas en abortos recurrentes, debido a que se trata de una molécula involucrada en la implantación embrionaria, a través de la regulación de enes endometriales y placentarios.

Criterios diagnósticos

Clínica	El diagnóstico es fundamentalmente clínico y se establece en función a la pérdida de 2 o más embarazos consecutivos. La historia clínica es fundamental para establecer el diagnóstico y debe reunir detalles pertinentes al

	síndrome: Detalles asociados a los embarazos anteriores. Edad gestacional del embarazo anterior. Método de tratamiento de la pérdida anterior (dilatación, legrado). Antecedentes médicos (problemas tiroideos, diabetes u otro). Antecedentes quirúrgicos. Patrón menstrual. Descripción de hábitos psicobiológicos (tabaquismo, alcoholismo, uso de drogas, exposición a contaminantes ambientales). Antecedentes familiares. El examen físico debe ser completo y detallado, incluyendo examen pélvico.
Paraclínicos	Una vez establecido el diagnóstico en función a la pérdida d Perfil tiroideo. Glucemia. Nivel de prolactina. Evaluación de cariotipo. Evaluación de anomalías uterina: Ultrasonido pélvico. Sonohisterografía con infusión salina. Histeroscopia. Histerosalpingograma. Resonancia magnética. Medición de anticuerpos anticardiolipina, anticoagulante lúpico y glicoproteína anti-beta 2. Análisis de microarrays de 24 cromosomas (evaluación genética del producto de concepción).

Opciones de tratamiento.

El tratamiento se orienta a tratar la causa específica subyacente. Considere indicar el apoyo emocional para parejas ansiosas, de forma independiente a la causa.

Refiera a sus pacientes con anomalías cromosómicas para asesoramiento genético. Informe a sus pacientes acerca de la posibilidad de presentar anomalías cromosómicas fetales en los embarazos posteriores.

En caso de hipotiroidismo, inicie terapia de reemplazo hormonal.

Administre metformina en pacientes con síndrome de ovarios poliquísticos y diabeticos tipo 2, y tratamiento pertinente al estado metabólico de la paciente.

Algunas anomalías uterinas congénitas y adquiridas responsables de abortos recurrentes en ocasiones pueden ser tratadas quirúrgicamente mediante resección histeroscópica del tabique, miomectomía, lisis de adherencias y reparación de un único bicorne.

Las pacientes que presentan síndrome de anticuerpos antifosfolipídicos, pueden ser tratadas con aspirina y heparina de bajo peso molecular.

Los inhibidores de TNF y factor estimulante de colonia de granulocitos, pueden ser beneficiosos en algunos casos de abortos recurrentes.

Referencias bibliográficas

1. Practice Committee of American Society for Reproductive Medicine. Definitions of infertility and recurrent pregnancy loss: a committee opinion. Fertil. Steril. 2013 Jan;99(1):63.
2. Shlomo Melmed, Richard J. Auchus, Allison B. Goldfine, Ronald J. Kowning, Clifford Rosen. Williams Textbook of Endocrinology 14Th edition. ELSEVIER, 2020.

Capítulo 329. Inseminación artificial

La inseminación artificial se trata de una técnica de concepción asistida, la cual implica la deposición de una muestra de semen, previamente procesada en la cavidad uterina superior de forma tal que supere las barreras naturales para el ascenso de los espermatozoides a través del tracto reproductivo femenino. Puede utilizarse bien sea semen de donante o semen homologo.

Métodos

- ✓ Fertilización in vitro.
- ✓ Inyección intracitoplasmática de espermatozoides.
- ✓ Inseminación sub-zonal.
- ✓ Inseminación intrauterina.

Utilidad clínica e indicaciones

Es considerada como una terapia de primera línea no invasiva y rentable indicada para pacientes seleccionadas con trompas uterinas funcionalmente normal, pero con infertilidad de la pareja asociada a otras causas como:

Causas femeninas	Causas masculinas
Anticuerpos anti-espermatozoides. Alteraciones ovulatorias. Infertilidad de causa inexplicable. Disfunción coital. Factor cervical alterado:	Factor masculino alterado en grado leve a moderado: Oligospermia. Astenospermia. Teratospermia. Dificultad para penetración de espermatozoides en la cavidad

Estenosis cervical.	uterina. Eyaculación retrógrada. Disfunción coital.

Uso limitado:

- ✓ Endometriosis (puede estar indicada en ciertos casos).
- ✓ Infertilidad grave por factor masculino.
- ✓ Infertilidad asociada a factor tubárico.
- ✓ Disfunción ovárica (actualmente puede ser indicada en estos casos).
- ✓ Edad materna superior a los 35 años.

Contraindicaciones

- ✓ Factor masculino severamente afectado.
- ✓ Trastorno tubárico severo.
- ✓ FSH basal (día 2 al 5 del ciclo) >15 UI/L.
- ✓ Presencia de alguna contraindicación absoluta de embarazo debido a razones médicas o psiquiátricas.
- ✓ Infección genital activa.
- ✓ Endometriosis pélvica severa.
- ✓ Mujeres mayores de 40 años.

Requisitos para el procedimiento

- ✓ Mujeres mayores de 18 años.
- ✓ Buen estado de salud general.
- ✓ Consentimiento de ambas partes.
- ✓ Al menos una trompa de Falopio normal y permeable.
- ✓ Ciclo ovulatorio (inducido con inductores de la ovulación o espontáneo).

Procedimiento

Se recomienda realizar estimulación de la ovulación, debido a que han sido registradas tasas de éxito superiores en ovulaciones inducidas que en ovulación natural. Se utilizan con mayor éxito las gonadotropinas y la hormona foliculoestimulante recombinante humana (ver capítulo 276).

Deben realizarse seguimientos ecográficos o mediante estudios serológicos para asegurar la ovulación e identificar el momento más adecuado para la fecundación.

La muestra de semen, debe ser entregada el día de la inseminación y con menos de una hora de haber sido recolectada.

Luego de un procedimiento de capacitación espermática (selección y recuperación de los espermatozoides con mejor morfología y movilidad), la muestra es colocada en un catéter flexible, el cual será introducido en el útero.

Una técnica de aplicación modificada, consiste en la liberación lenta de espermatozoides durante 3 horas.

Luego de haber practicado la inseminación, se indica suplementación de la fase lútea con progesterona, durante 15 días.

Después de transcurridos 16 días, debe realizarse medición de HCG en sangre y orina.

Efectos adversos

Síntomas asociados a la introducción del catéter a través del cuello uterino: Dolor tipo cólico. Sangrado escaso.

Embarazo múltiple. Síndrome de hiperestimulación ovárica. Embarazo ectópico Trastornos psicológicos: Ansiedad y depresión. Riesgos perinatales (en mujeres de edad avanzada).

Criterios de cancelación

- ✓ Ovulación prematura.
- ✓ Muestra espermática menor de 3 millones /ml
- ✓ Falla en la administración de GCh.
- ✓ Desarrollo folicular inadecuado (menor a 1mm día).
- ✓ Falla de crecimiento folicular.

Referencias bibliográficas

1. Zhang, A., Ma, X., Zhang, L., Zhang, X., & Wang, W. (2019). Pregnancy and off spring outcomes after artificial insemination with donor sperm: A retrospective analysis of 1805 treatment cycles performed in Northwest China. Medicine, 98(16), e14975. https://doi.org/10.1097/MD.0000000000014975
2. Farquhar, C., & Marjoribanks, J. (2018). Assisted reproductive technology: an overview of Cochrane Reviews. The Cochrane data base of systematic reviews, 8(8), CD010537. https://doi.org/10.1002/14651858.CD010537.pub5

Capítulo 330. Fertilización *in vitro*

Alrededor del 10 al 20% de las parejas, tienen problemas para concebir. La fertilización in vitro (FIV), es una técnica de reproducción asistida empleada para tratar la infertilidad. Esta técnica implica la estimulación ovárica mediante hormonas gonadotrópicas seguida de la recuperación de ovocitos bajo anestesia para la posterior fertilización por espermatozoides en el laboratorio para, de esta manera, desarrollar embriones en cultivo antes de ser transferidos al útero.

Desde el año 1978, han ocurrido alrededor de 5 millones de nacimientos concebidos a través de FIV. Esta técnica además puede ser combinada con la inyección intracitoplasmática de espermatozoides (ICSI), la cual, consiste en una técnica para fertilizar el ovocito en el laboratorio, através de la inyección directa de un solo espermatozoide en el citoplasma del ovocito.

Indicaciones

Indicaciones
Daño u obstrucción de las trompas de Falopio.
Fibromas uterinos.
Endometriosis.
Trastornos de ovulación.
Extracción previa de las trompas de Falopio.
Trastornos genéticos.
Preservación de la fertilidad antes de tratamiento médico (cáncer u otra causa).
Infertilidad masculina asociada a deficiencia en la producción o función de espermatozoides.
Síndrome de ovarios poliquísticos.
Infertilidad sin causa aparente.

Intentos fallidos previos de inseminación artificial. Mujeres solteras.

Resumen del procedimiento

Estimulación ováricacontrolada (análogo de GnRH y gonadotropina coriónica humana)
Aspiración folicular o captura folicular (guiada por ultrasonido transvaginal olaparoscópica, se realiza alrededor de 34 a 36 horas luego de la administración de hCG)y obtención de la muestra seminal (ICSI se recomienda para parejas con infertilidad masculina).
Clasificación de ovocitos y fertilización (la fecundación de los ovocitos debe ser confirmada mediante la observación de dos pronúcleos hallados en el cigoto unas 17 horas, luego de la fertilización, son seleccionados los embriones con alto potencial de implantación).
Transferencia (frecuentemente se espera hasta las 72 horas de la fertilización para transferir los embriones al útero, a través de un catéter del cuello uterino hacia el fondo del útero o hacia las trompas de Falopio para que posteriormente sean llevados al útero mediante la acción peristáltica de las trompas).

Resultados adversos

La asociación directa entre la FIV y algunos efectos adversos gestacionales, es difícil de determinar, debido a que la FIV es frecuentemente utilizada por mujeres añosas y/o con comorbilidades subyacentes que incrementan el riesgo de complicaciones obstétricas.

Resultado	Descripción
Trastorno hipertensivo del embarazo	Incluye hipertensión gestacional, preeclampsia y eclampsia.
Diabetes gestacional	La incidencia de DMG entre los embarazos asistidos con FIV/ICSI fue alrededor de 43% más elevada en comparación con embarazos sin asistencia.
Parto prematuro (antes de la semana 37).	Se ha evaluado un mayor riesgo de parto prematuro en niños concebidos luego de la FIV, no obstante, la transferencia de embriones congelados/descongelados podría reducir este riesgo mediante la simulación más aproximada a los niveles hormonales encontrados en un embarazo sin asistencia, evitando de esta manera los impactos potenciales del nivel elevado de estradiol y VEGF sobre la placentación.
Bajo peso al nacer	Menos de 2500 g Mayor riesgo encontrado en embarazos asistidos con FIV/ICSI.
Defectos congénitos y trastornos de la impronta.	Defectos ccongénitos cardiovasculares. Musculoesquelético. Urogenital. La tasa de defectos congénitos oscila entre el 8%. Los trastornos de impronta se encuentran asociadas afecciones como síndrome de Beckwith-Wiedemann, síndrome de Angelman, síndrome Prader-Willi. No obstante, su incidencia es rara. Faltan estudios epidemiológicos.
Trastornos del neurodesarrollo	La manipulación del entorno hormonal y físico del embrión puede ocasionar trastornos en el desarrollo del cerebro, por ejemplo: Parálisis cerebral. Autismo y trastorno del espectro autista.

Otros efectos adversos

- ✓ Aborto espontáneo.
- ✓ Embarazo ectópico.
- ✓ Cáncer.
- ✓ Bajo peso para edad gestacional.
- ✓ Embarazos múltiples.
- ✓ Síndrome de hiperestimulación ovárica.

Referencias bibliográficas

1. Sullivan-Pyke, C. S., Senapati, S., Mainigi, M. A., &Barnhart, K. T. (2017). In Vitro fertilization and adverse obstetric and perinatal outcomes. Seminars in perinatology, 41(6), 345–353. https://doi.org/10.1053/j.semperi.2017.07.001
2. Casper, R., Haas, J., Hsieh, T. B., Bassil, R., &Mehta, C. (2017). Recent advances in in vitro fertilization. F1000Research, 6, 1616. https://doi.org/10.12688/f1000research.11701.1

Capítulo 331. Ajustes hormonales del embarazo

El embarazo constituye un estado dinámico que incluye adaptaciones múltiples y variadas en la fisiología de la mujer, las cuales son necesarias para asegurar el ambiente ideal y el suministro continuo de metabolitos esenciales requeridos para que el crecimiento y desarrollo fetal se lleve a cabo satisfactoriamente.
En el sistema endocrino, el embarazo ocasiona un impacto profundo en la mujer, empezando tempranamente con la producción de hCG a partir del trofoblasto, ocurrido al momento de la implantación.

Glándula pituitaria

- ✓ La hipófisis anterior, se agranda aproximadamente un 36%, debido al aumento en número y tamaño de los lactotrofos, mientras que la posterior disminuye su tamaño durante el embarazo.
- ✓ Mejora la síntesis y liberación de prolactina debido al marcado incremento de los estrógenos durante el embarazo.
- ✓ Incremento de prolactina sérica (alrededor de 207 ng/ml con rango entre 35 a 600 ng/ml).
- ✓ Los niveles de la hormona de crecimiento (GH), en el suero materno no cambian durante el embarazo. No obstante, la fuente inmunorreactiva durante la gestación se modificada debido a la producción hormonal placentaria.
- ✓ El cuerpo lúteo del embarazo, secreta relaxina, mientras que los estrógenos estimulan la liberación de GH en las primeras etapas gestacionales.
- ✓ La GH hipofisaria (Gh1 o hGH-N), se reducen luego de la semana 25 de gestación y, a partir del 4 mes de embarazo. Mientras tanto, los sincitiotrofoblastos placentarios liberan una

variante de GH conocido como GH2 o hGH-V en patrón no pulsátil.

- ✓ La primera mitad del embarazo, ocurre una mejoría de la respuesta de GH, aunque esta se reduce en la segunda mitad.
- ✓ El factor de crecimiento similar a la insulina tipo 1 (IGF1), se incrementa en la segunda mitad del embarazo (5 veces superior a las mujeres no embarazadas).
- ✓ La síntesis y secreción de la hormona liberadora de gonadotropina (GnRH) hipofisaria se reduce durante el embarazo, aunque se incrementa la producción placentaria de esta. Esto india una reducción marcada en la inmunorreactividad de las gonadotropinas a partir de la semana 10 de embarazo.
- ✓ Disminución de los niveles séricos de la hormona luteinizante (LH) y la hormona estimulante del folículo (FSH).
- ✓ Disminución de la tirotropina o hTSH, durante el primer trimestre de embarazo.
- ✓ Niveles de hormona adrenocorticotrópica materna (ACTH o corticotropina), aumenta durante el embarazo llegando a cuadriplicar sus concentraciones en comparación a su estado no gestante. Esto ocurre entre la semana 7 y 10 de gestación. Se presenta un aumento gradual entre las semanas 33 a la 37. Los valores se reducen hasta un 50% poco antes del parto para elevarse nuevamente durante el estrés del parto hasta 15 veces.
- ✓ La CRH biológicamente activa es producida y liberada por la placenta, en menor proporción por las membranas fetal y decidual. Los glucocorticoides estimulan la expresión de CRH placentaria.
- ✓ La relación CRH y ACTH es alterada durante el embarazo.
- ✓ Las concentraciones de arginina vasopresina (AVP), son similares entre las mujeres embarazadas y las no embarazadas.
- ✓ Los niveles de oxitocina se incrementan en forma progresiva en la sangre materna. Su incremento es paralelo al aumento del nivel sérico de estradiol y progesterona. Durante la dilatación cervical y la distención vaginal durante el trabajo de parto, los niveles de oxitocina se incrementan aún más, estimulando la contracción de la musculatura lisa del útero.

Glándula tiroides

La tiroides incrementa su tamaño aproximadamente en un 18%. El incremento tiroideo, está asociado al aumento de tamaño de los folículos con mayores cantidades de coloide y mayor volumen de sangre. Aumento de la captación de yodo por la glándula tiroides materna. El incremento de las concentraciones de estrógeno del embarazo, promueve una mayor sialilación de TBG y el incremento de la síntesis hepática de globulina transportadora de tiroxina (TBG). Esto resulta en el incremento de la TBG doblemente, y al incremento de los niveles de la tiroxina y la triyodotironina en la circulación materna durante todo el embarazo. No ocurren cambios significativos de la prealbúmina fijadora de tiroxina, aunque los niveles de albumina se reducen como resultado del aumento del volumen vascular.
Criterios del enfoque de detección de hipotiroidismo en la embarazada
Antecedentes familiares de enfermedad tiroidea. Antecedentes personales de enfermedad tiroidea. Radiación previa en cabeza o cuello. Obesidad mórbida. Más de 30 años de edad.

Glándulas paratiroides

Los niveles de calcio sérico total materno, se reducen durante el embarazo. En paralelo con el aumento de la TFG, se incrementa la tasa de excreción uriana del calcio. Se teoriza que los niveles de la hormona paratiroidea (PTH), se incrementa durante el embarazo. Aunque las mediciones de la PTH intacta a través de ensayos inmunométricos indican el parámetro normal asociado a las mujeres no embarazadas. Las concentraciones de la proteína asociada con PTH se incrementa durante el embarazo. El nivel de 25-hidroxivitamina D, no se modifica por el embarazo, no

obstante, el incremento de la globulina fijadora de vitamina D impulsado por el estrógeno causa el incremento de la concentración de 1,25 dihidroxivitamina D (1,25$(OH)_2$D).
Incrementa la fracción libre y biológicamente activa de 1,25$(OH)_2$D.

Páncreas

El aumento del estrógeno y la progesterona ocasiona hiperplasia e hipertrofia en las células beta de los islotes de Langerhans.
Los requerimientos de glucosa fetal, incrementan el aporte de glucosa mediante la placenta por difusión facilitada. Esto puede conducir a hipoglucemia materna.
Aunque los niveles de insulina son normales, puede ocurrir una hipersecreción de insulina posprandial.
Debido al aumento de la síntesis y secreción de insulina, ocurre un mayor almacenamiento de glucógeno, así como una reducción de la producción de la glucosa hepática.
Conforme avanza el embarazo, se incrementan los niveles de hPL así como los niveles de los glucocorticoides, conduciendo a resistencia a la insulina durante la última mitad del embarazo.
Al final del embarazo, la ingesta de glucosa ocasiona niveles más elevados y sostenidos de insulina y glucosa, así como un mayor grado de supresión de glucagón.

Glándulas suprarrenales

Aumento de la producción hepática de la globulina transportadora de cortisol.
Disminución del aclaramiento metabólico del cortisol.
Cortisol plasmático incrementado hasta 3 veces en la semana 26 del embarazo.
Las concentraciones elevadas de progesterona ocasionan un efecto antiglucocorticoides, e impiden el desarrollo del estigma ocasionado por el exceso de glucocorticoides.
Incremento de niveles de androstenediona y testosterona.
Incremento adrenal de las tasas de dehidroepiandrosterona (DHEA) y sulfato de dehidroepiandrosterona (DHEAS), al doble, aunque su concentración sérica materna de DHEAS disminuye 1/3 o incluso hasta

la mitad del nivel fuera del embarazo, como resultado al incremento de la 16-hidroxilación y utilización placentaria de sulfato de 16-hidroxihidroepiandrosterona, para formar estrógenos.
Los niveles de catecolaminas en orinas de 24 horas, epinefrina y noradrenalina sérica son semejantes a los encontrados en las mujeres no embarazadas.

Referencias bibliográficas

1. Shlomo Melmed, Richard J. Auchus, Allison B. Goldfine, Ronald J. Kowning, Clifford Rosen. Williams Textbook of Endocrinology 14Th edition. ELSEVIER, 2020.
2. Tal R, Taylor HS, Burney RO, et al. Endocrinology of Pregnancy. [Updated 2015 Dec 7]. In: Feingold KR, Anawalt B, Boyce A, et al., editors. Endotext [Internet]. South Dartmouth (MA): MDText.com, Inc.; 2000-.

Capítulo 332. Disfunción sexual femenina

Consiste en los trastornos de excitación o interés sexual femenino, así como el trastorno orgásmico femenino y trastornos dolorosos con la penetración genitopélvica. Todos los trastornos para ser considerados como disfunciones sexuales femeninas, deben incluir síntomas de angustia y haber ocurrido al menos durante un período de 6 meses.

Estadísticas y epidemiologia

Se estima que la disfunción sexual femenina tiene una incidencia del 10% cuando la angustia se estima como criterio diagnóstico.
La incidencia es de al menos el 75% en las mujeres menopáusicas cuando se considera solo los síntomas como criterio diagnóstico.
El pico de edad de mayor incidencia oscila entre los 51 y 59 años.
La disfunción sexual femenina puede ocurrir en mujeres de todas las edades.

Factores de riesgo

- ✓ Estrés social.
- ✓ Antecedentes de trastornos psiquiátricos.
- ✓ Antecedente de abuso físico o sexual.
- ✓ Enfermedades endocrinas.
- ✓ Terapia con estrógenos.

Etiología y elementos fisiopatológicos

Los neurotransmisores desempeñan un papel fundamental en la función sexual femenina adecuada y de la cual se requiere un equilibro delicado de dopamina para el deseo y así mismo un nivel elevado de epinefrina, norepinefrina y serotonina para estimular la excitación y el orgasmo.

Cualquier trastorno que interfiera en la función de estos neurotransmisores puede ser responsable de la disfunción sexual femenina. Las deficiencias hormonales también pueden ser responsable de la fisiopatología de esta disfunción.

Las etiologías pueden incluir trastornos orgánicos como problemas hormonales, neurológicos y vasculares, no obstante, también se encuentran involucrados factores psicosociales, como, por ejemplo, problemas interpersonales en la relación, estrés social, estado de ánimo antecedentes de abuso físico o sexual e historial psiquiátrico.

Criterios diagnósticos

Clínica	*Historia clínica* Para establecer el diagnóstico, es fundamental la historia sexual completa incluyendo la descripción del evento señalando específicamente si la paciente tiene dificultad en el deseo sexual, excitación, orgasmo, o presenta dolor sexual o una combinación de los mismos, ai como la aparición de los síntomas (gradual o abrupta). Trastorno de interés sexual o excitación sexual Establezca diferencia entre el nivel de deseo al inicio antes de que la paciente identificara el problema.

	Dolor sexual femenino o trastorno penetrante Describa naturaleza, gravedad del dolor, ubicación y curso de tiempo. Interrogue acerca de prácticas o posiciones sexuales que provocan o atenúan el dolor. Trastorno orgásmico femenino Interrogue acerca de la experiencia orgásmica previa. (misma pareja, entorno particular u otra condición). *Examen físico* Examine la tiroides (la enfermedad tiroidea puede contribuir con la disfunción sexual femenina). Examen pélvico: busque signos que sugieran la causa. Es más útil en mujeres que refieren dolor sexual. Los hallazgos pueden incluir atrofia o áreas sensibles asociadas a la queja. Examen de genitales: realice examen bimanual previo a la inspección con espéculo. Hallazgos probables: Dolor de músculos elevadores y perineales del cuerpo (vaginismo). Nodularidad rectovaginal (endometriosis). Dolor en la pared anterior en relación a la vejiga, puede ser sinónimo de síndrome de vejiga dolorosa o cistitis intersticial. Sequedad vaginal. Afecciones ginecológicas comunes: leiomiomas, masas anexiales, cáncer de cuello uterino, dermatosis vulvar, prolapso de órganos pélvicos, endometriosis, vaginismo, adenomiosis, vulvodinia.
Paraclínica	Los paraclínicos a menudo no son necesarios para establecer el diagnóstico. Priorice la historia médica y las manifestaciones clínicas para el diagnóstico. Puede indicar los paraclínicos que considere útil en función a la sospecha clínica etiológica, pueden ser útiles: Niveles de estrógeno. Glucemia. Nieles de FSH.

	Pruebas tiroideas. Niveles de andrógenos. *Pruebas de imagen* Considere su uso en pacientes que presenten dolor sexual y dolor asociado a masas cervicales, vesicales, anexiales o uterinas identificadas en el examen clínico. La ecografía transvaginal es la más indicada para estos pacientes. Puede indicar una laparoscopia cuando sospeche adenomiosis, endometriosis o enfermedad adhesiva.

Opciones de tratamiento

Las opciones terapéuticas se orientan en función de la causa subyacente y el contexto del paciente. Considere referir a su paciente a psiquiatría, terapista sexual, fisioterapia, entre otras.

Trastorno de deseo o excitación sexual:

Ajuste las recetas de medicamentos asociados a la disfunción sexual femenina que se encuentre tomando su paciente.

Flibanserina: indicado para mujeres premenopáusicas con bajo deseo sexual. Se requiere administrarlo durante la noche de forma diaria (prohíba el consumo de alcohol durante el tratamiento debido al riesgo de síncope e hipotensión).

Bremelanotida: indicado para el trastorno del deseo sexual hipoactivo generalizado adquirido en mujeres premenopáusicas. Se administra vía subcutánea 45 minutos antes del acto sexual.

Andrógenos suplementarios (controversial).

Dolor genitopélvico o trastorno de penetración

Estrógeno tópico: indicado en mujeres con atrofia perimenopáusica o posmenopáusica. Está disponible en forma de crema, tableta o anillo de liberación continua.

Prasterona tópica: se aplica todas las noches en forma de supositorio vaginal.

Ospemifeno: aprobado para tratar la dispareunia al revertir atrofia genital.

Lubricanes y humectantes no estrogénicos.

Fisioterapia del suelo pélvico: se indica para ayudar con las contracciones musculares dolorosas de los músculos vaginales.

Vestibulectomía indicado para mujeres con vulvodinia.

Trastorno orgásmico femenino

Ajuste de la terapia antidepresiva.

Sildenafil (controversial en mujeres).

Peculiaridades del seguimiento:

Actualmente no existen pautas formales para el intervalo de seguimiento en pacientes con disfunción sexual femenino, no obstante, se recomienda evaluar el progreso del tratamiento cada 3 a 6 meses y en caso de mejoría el seguimiento se inicia anualmente. De acuerdo a la causa subyacente, los intervalos de consultas de seguimiento deberán ajustarse de acuerdo al paciente.

Referencias bibliográficas

1. American PsychiatricAssociation. Diagnostic and Statistical Manual of Mental Disorders. FifthEdition.

Washington, DC: American Psychiatric Publishing; 2013.

2. American CollegeofObstetricians and GynecologistsCommitteeonPracticeBulletins-Gynecology. ACOG PracticeBulletin No. 119: Female sexual dysfunction. ObstetGynecol. 2011 Apr. 117 (4):996-1007.
3. Al-Abbadey M, Liossi C, Curran N, Schoth DE, Graham CA. TreatmentofFemale Sexual PainDisorders: A SystematicReview. J Sex Marital Ther. 2016. 42 (2):99-142.

Capítulo 333. Condición fibroquística de la mama

Es considerada como la patología benigna de la mama más común. También es conocida como enfermedad fibroquística de la mama, la cual, es una condición diagnosticada en alrededor de mujeres en todo el mundo. Se trata de lesiones epiteliales benignas mamarias.Debido a su alta incidencia y su comportamiento benigno, a menudo no se designa el término de "enfermedad" para referirse a esta condición.

Los cambios fibroquísticos de la mama corresponden a un término general en el cual se incluye mastalgia, quistes mamarios y tumoraciones de carácter benigno.

Estadísticas y epidemiologia

De acuerdo a la literatura, la incidencia oscila entre el 30 al 60% y hasta el 50 al 60% de todas las mujeres. Es más común entre las mujeres de 30 a 50 años de edad.

La forma más común son los fibroadenomas y representan entre el 70 al 95% de todas las enfermedades mamarias de tipo benigno.

Etiología y elementos fisiopatológicos

La etiología de esta condición, ha sido fuertemente asociada al antecedente de terapias con estrógenos y progestinas durante más de 8 años. Los elementos fisiopatológicos de la condición fibroquística mamaria, se encuentra determinada por el predominio de estrógenos y la deficiencia de

progesterona ocasionando una hiperproliferación del tejido conectivo o fibrosis, seguida de la proliferación epitelial facultativa.
Debido a que el tejido mamario se ve afectado por los niveles de estrógeno y progesterona, los estados de hiperestrogenismo y anovulación se encuentran asociados al desarrollo de las afecciones mamarias benignas.

Tipos de enfermedades mamarias benignas:

- ✓ Hiperplasia.
- ✓ Quistes (fibrosos hiperplásicos, adenosis, papilomatosis).
- ✓ Fibroadenomas.
- ✓ Adenosis esclerosante.
- ✓ Mastitis.

Histopatología

Matriz extracelular de colágeno.
Patrones peri canaliculares de células estromales.
Hiperplasia epitelial florida.
Involución de fibroadenomas en la menopausia (es afectado el estroma de colágeno denso y las glándulas atróficas).
Cambios quísticos derivados de la unidad lobular del conducto terminal, ocasionados por la expansión de los conductos eferentes de la unidad lobular del conducto termina. La formación de los quistes ocurre como resultado de la acumulación de líquidos. Revestimiento plano con capa mioepitelial.

Criterios diagnósticos

Clínica	*Quistes* Los quistes benignos son móviles dentro del tejido glandular mamario. La pared torácica y piel tienen una textura semejante al caucho. Malestar y sensibilidad mamaria ausente o leve (a excepción en los quistes inflamatorios). La mayoría de los pacientes presentan quistes múltiples. Ubicación frecuente en el cuadrante superior externo de la mama. La textura suele ser desde firme hasta múltiples quistes subcentimétricos. *Fibroadenomas* Los fibroadenomas son de forma ovalada y se presentan en tamaños variables y margen bien definidos. Son móviles y, frecuentemente múltiples.
Paraclínicos	Toda mujer con hallazgo clínico de una masa palpable discreta, requiere una prueba triple que consta de un examen físico completo, estudios de imagen y biopsia por escisión. *Mujeres mayores de 35 años* Mamografía con examen de ultrasonido Quistes complejos (tanto líquido como materia solida), requieren una biopsia. Lesiones sólidas: requieren una biopsia de núcleo dirigida por radiografía o ultrasonido. *Mujeres mejores de 30 años* Vigilancia clínica. Examen de seguimiento en 2 a 3 meses. Mamografía y ultrasonido cuando se evidencia nodularidad, engrosamiento asimétrico o cambios en el bulto en las consultas de seguimiento.

Opciones de tratamiento

La condición fibroquística mamaria, es una situación benigna, no obstante, puede presentar sintomatología dolorosa. El tratamiento se orienta de forma individualizada conforme al paciente, considere una conducta expectante en pacientes asintomáticos con bajo riesgo de cáncer mamario.

Cambios del estilo de vida (evitar alimentos o bebidas con elevado contenido de cafeína, uso de sostén de apoyo).

Modificación de dosis del régimen de terapia de reemplazo hormonal.

Metformina.

Aspirina o ibuprofeno en pacientes con mastalgia. El aceite de onagra, está justificado como medidas de apoyo en caso de que el dolor persista a pesar del tratamiento. Puede emplearse durante 3 a 6 meses bajo observación de los efectos.

Tamoxifeno, bromocriptina o danazol, son opciones considerables cuando a pesar de las medidas regulares durante 6 meses, el dolor es intenso y persistente.

Aspiración de líquido de los quistes para alivio sintomático (PAAF). El líquido de los quistes tiene aspecto macroscópicamente teñido de sangre, cualquier aspecto inusual requiere una evaluación citológica.

Cirugía: está indicada para los quistes con aspecto persistentemente sólido intraquístico en la ecografía a pesar dePAAF frecuentes o cuando estos presenten una celularidad atípica en la evaluación citológica.

Peculiaridades del seguimiento

Las lesiones de tipo proliferativo, tienen un riesgo mayor de malignidad en ambas mamas. Cuando se evidencie el aumento de calcificaciones pleomórficas a través de estudios mamográficos, inicie un régimen de seguimiento con intervalos de 6 meses.

Referencias bibliográficas

1. Schünemann HJ, Lerda D, Quinn C, Follmann M, Alonso-Coello P, Rossi PG, Lebeau A, Nyström L, Broeders M, Ioannidou-Mouzaka L, Duffy SW, Borisch B, Fitzpatrick P, Hofvind S, Castells X, et al. EuropeanCommissionInitiativeonBreastCancer (ECIBC) ContributorGroup. BreastCancer Screening and Diagnosis: A SynopsisoftheEuropeanBreastGuidelines. Ann. Intern. Med. 2020 Jan 07;172(1):46-56.
2. Mitchell, Kumar, Abbas, Aster. Compendio de Robins y Cotran Patología Estructural Y Funcional. 9na Edición. Editorial Elsevier. 2017.
3. ShlomoMelmed, Richard J. Auchus, Allison B. Goldfine, Ronald J. Kowning, Clifford Rosen. Williams TextbookofEndocrinology 14Th edition. ELSEVIER, 2020.

Capítulo 334. Tumores funcionales de ovarios

Se trata de aquellas neoplasias desarrolladas en los ovarios, los cuales secretan una o más hormonas y las cuales pueden manifestarse clínicamente en la paciente. Los tumores funcionales del ovario, pueden incluir diversas categorías histológicas responsables y las cuales producen una diversidad de efectos hormonales. Por lo general, suelen ser sintomáticos una vez que alcanzan tamaño grande.

Estadísticas y epidemiologia

La edad de incidencia depende del tipo de tumor. Los tumores estromales y de los cordones sexuales representan el 7% de las neoplasias malignas de los ovarios. Los tumores de las células de Leydig representan menos del 0,5% de todos los tumores ováricos. Los tumores de estromales y de cordones sexuales del ovario (TECS), representan alrededor del 70% de los tumores del ovario. Los TECS, son los tumores que con mayor frecuencia tienen comportamiento funcional. Los tumores de las células germinales representan entre el 15 al 20% de los tumores del ovario.

Etiología o elementos fisiopatológicos

Los tumores ováricos pueden ser clasificados de acuerdo a su origen histológico en 3 grupos:

Clasificación histológica de los tumores ováricos	Tipo	Descripción	Presentación clínica
Tumores derivados del epitelio superficial (mülleriano) o tumores epiteliales ováricos (no funcionales).		Asociados a malignidad	No funcionales
Tumores derivados de células germinales.	Teratoma quístico maduro del ovario (benignos)	Asociado a síndromes paraneoplásicos. Quistes uniloculares que contienen pelo y material sebáceo. Cariotipo 46, XX	Puede comportase como tumor carcinoide o como neoplasia secretora de hormonas tiroideas. Puede ocasionar tirotoxicosis.
	Disgerminoma (usualmente no funcional).	Compuesto de granes células vesiculares con citoplasma claro. Expresan Oct3, Oct4 y Nanog	Genitales ambiguos. Niveles elevados de gonadotropina coriónica (algunos).
Tumores de origen estromal y de cordones sexuales (TECS).	Tumores de células de la granulosa (más frecuente).	Pueden producir hormonas femeninas o masculinas. Elementos celulares similares a la capa granulosa del folículo	Efecto virilizante en la mujer. Actividad endocrina análoga a las células foliculares normales. Pubertad precoz periférica

		ovárico.	isosexual. Clitoromegalia, acné, hirsutismo, voz grave (cuando ocurre en niñas postmenarquicas). Dolor abdominal inferior, aumento de perímetro abdominal. En la variante del adulto ocurren alteraciones del ciclo menstrual en mujeres de edad fértil. Sangrado ginecológico (en postmenospausia)
	Tecotas y fibrotecomas.	Frecuentemente unilaterales. Elementos celulares similares a los de la teca interna del folículo de Graff (contenido lipídico, comportamiento benigno).	Ocurren entorno a la menopausia con frecuencia. Asociado a síndrome de ovario poliquístico. Productores de estrógeno. Pueden ocasionar pubertad precoz periférica isosexual (en niñas). Asociado a sangrado uterino irregular en mujeres adultas de

			edad fértil.
	Tumores de células de Sertoli – Leydig.	También conocido como androblastomas o arrenoblastomas. Tumores unilaterales de tamaño moderado. Componente celular incluye células de Sertoli y Leydig en proporción variable y distintos grados de diferenciación.	Tumores ováricos virilizantes comunes en mujeres entre los 13 a 40 años. Secretores de andrógenos. Oligomenorrea, seguida por amenorrea franca. Voz ronca. Hirsutismo. Acne, alopecia frontotemporal. Clitoromegalia
	Tumores de células lipídicas (tumor de células de Leydig y tumor de células hiliares).	También conocido como tumor de Grawitz. Contiene residuos celulares de la corteza adrenal. Neoplasias de gran tamaño (>8cm).	Puede producir testosterona, estrógenos, androstenediona, cortisol, eritropoyetina y progesterona.

Tabla 257 – 1. Tumores del ovario funcionales.

Criterios diagnósticos

Las manifestaciones clínicas de los tumores ováricos funcionantes, dependen de la edad de presentación y el tipo de célula precursora de la neoplasia. Las manifestaciones clínicas fueron descritas de acuerdo al tumor en la Tabla 257 – 1.

Manifestaciones clínicas:

Síndrome paraneoplásicos (más común de los tumores funcionantes ováricos): la hipercalcemia tumoral.
Tirotoxicosis.
Síndrome de gonadotropina coriónica.
Pubertad precoz.
Virilización femenina.

Paraclínicos:

Pruebas de función tiroidea.
Nivel de gonadotropina coriónica.
Niveles de ACTH (frecuentemente superiores a 200 pg/mL).
Niveles de andrógenos y estrogenos.
Ecografía transvaginal.
Marcadores tumorales.

Opciones de tratamiento

De acuerdo a las características del tumor y su funcionalidad puede seguirse una conducta expectante de seguimiento.

Las opciones terapéuticas habituales consisten en cirugía (ooforectomía o cistectomía), aunque de acuerdo a la malignidad puede ser requerida terapia con radioterapia o quimioterapia.

Referencias bibliográficas

1. Mitchell, Kumar, Abbas, Aster. Compendio de Robins y Cotran Patología Estructural Y Funcional. 9na Edición. Editorial Elsevier. 2017.
2. Cruz Hernández Jeddú, Yanes Quesada Marelis, Hernández García Pilar, Isla Valdés Ariana, Turcios Tristá Silvia Elena. Tumores funcionales del ovario. Rev Cubana Endocrinol. 2007 Dic.
3. Roth, L.M., Billings, S.D. Hormonally functional ovarian neoplasms. Endocr Pathol 11, 1–17 (2000). https://doi.org/10.1385/EP:11:1:1.

Capítulo 335. Síndrome climatérico

El síndrome climatérico corresponde al período de transición entre la etapa fértil o reproductiva a la etapa menopáusica, así como una fracción no determinada de la posmenopausia. Este periodo de transición se caracteriza por un conjunto de manifestaciones clínicas particulares asociadas tanto físicas como psicológicas.

Estadísticas y epidemiologia

La menopausia ocurre alrededor de los 50 años de edad, la mediana de edad de inicio de la perimenopausia es de 47,5 años. Los sofocos constituyen los síntomas más frecuentes y llamativos. Más de cuatro quintas partes de las mujeres que experimentan posmenopausia experimentan sofocos los primeros 3 meses posteriores al cese de la función ovárica.

Etiología y aspectos fisiopatológicos

El síndrome climatérico es un proceso fisiológico del envejecimiento ovárico, probablemente determinado por los genes, aunque los mecanismos regulatorios asociados no han sido esclarecidos completamente. Entre los factores modificadores de la edad de aparición, destaca el tabaquismo prolongado y el uso de medicamentos capaces de ocasionar daño ovárico como la ciclofosfamida, medoretamina, entre otros.

Los aspectos fisiológicos y psicológicos tienen lugar como respuesta a la degradación gradual de la función ovárica y la reducción de la producción de estrógenos.

Clasificación etiológica: Natural- Quirúrgica- Abstinencia de estrógenos (debido a agonistas de GnRH).

Criterios diagnósticos

Clínica	Frecuencia irregular de la menstruación seguida de amenorrea. Inestabilidad vasomotora (sofocos y sudores): los sofocos son una sensación subjetiva de calor intenso en la parte superior del cuerpo que dura alrededor de 30 segundos a 5 minutos seguido de palpitaciones, cefalea, debilidad, entre otros. Atrofia urogenital (dolor durante el coito). Cansancio. Dolor de cabeza Mareos. Entumecimiento. Dolor en las extremidades. Problema de atención. Nerviosismo. Ansiedad. Insomnio. Cambios de humor. Depresión.
Paraclínicos	Cuantificación de FSH (superior a 25 mUI/ml). Nivel de estradiol (menor a 20 pg/mL). Nivel de estrona (37 pg/ml). Hormona antimulleriana Citología cervical (pesquisa regular cada 2 a 3 años hasta los 65 años).

Opciones de tratamiento

Terapia hormonal estrogénica: indicada para mujeres histerectomizadas

- ✓ Dosis estándar de estrógeno conjugado oral 0,625 mg/día.
- ✓ Dosis estándar de estradiol 17β micronizado: 1 mg/día.

Terapia hormonal combinada estrogénica-progestacional: administración diaria de estrógenos agregando el progestágeno durante algunos días al mes (7 a 14 días).

Tratamiento hormonal tópico:

- ✓ Crema vaginal hormonal (Estrógenos conjugados 0.625 mg/g de excipiente): 0,5 a 2 g al día.
- ✓ Óvulos, cápsulas vaginales: estriol, óvulos a dosis de 0,5 a 3,5 mg al día.

Antidepresivos:

- ✓ Paroxetina a dosis de 12,5 a 25 mg al día.
- ✓ Fluoxetina a dosis de 20 mg diarios.
- ✓ Veralipride (antagonista dopaminérgico): dosis de 100 mg/día por 20 días.

Lubricantes no hormonales.

Referencias bibliográficas

1. Shlomo Melmed, Richard J. Auchus, Allison B. Goldfine, Ronald J. Kowning, Clifford Rosen. Williams TextbookofEndocrinology 14Th edition. ELSEVIER, 2020.
2. Dorantes y Martinez. Endocrinología clínica 5ta edición, Editorial El Manual moderno 2016.

Capítulo 336. Falla ovárica prematura

También conocido como insuficiencia ovárica prematura, o menopausia prematura, consiste en el agotamiento temprano de los folículos ováricos previo a los 40 años de edad. Estas pacientes se caracterizan por atravesar una pubertad normal y un período variable de ciclos menstruales regulares, seguidos de episodios de oligomenorrea o amenorrea en conjunto con atrofia urogenital y sofocos.

Estadísticas y epidemiologia

Al menos el 1% de las mujeres inician su menopausia antes de los 40 años de edad.

Grupos o factores de riesgo:

- ✓ Antecedentes familiares de insuficiencia ovárica prematura.
- ✓ Antecedentes familiares o personales de trastornos autoinmunes.
- ✓ Quimioterapia.
- ✓ Radioterapia.

Etiología y elementos fisiopatológicos

La insuficiencia ovárica prematura ocurre como resultado del agotamiento temprano de folículos ováricos, esto puede ocurrir como resultado de cantidad pequeña de reserva ovárica (o la cantidad de folículos primordiales de una mujer en el momento de la gametogénesis) o como resultado de la destrucción acelerada del complemento de ovocitos.En la mayoría de los casos, la causa es desconocida, aunque algunos trastornos se encuentran asociados con la insuficiencia ovárica prematura.

Causas de la falla ovárica prematura.

Trastornos genéticos
Disgenesia gonadal con defectos del cromosoma X en mosaico.
Premutación del gen *FMR1,* una variante del síndrome de X frágil.
Síndrome de blefarofimosis-ptosis-epicantosisinversus (mutación *FOXL2).*
Galactosemi*a (*mutación *GALT).*
Trastornos autoinmunes
Síndrome poliendocrino autoinmune.
Otros:
Destrucción repentina de folículos
Quimioterapia.
Radioterapia.
Infecciones (ooforitis por parotiditis).

Criterios diagnósticos

La falla ovárica prematura, puede diagnosticarse en pacientes que presenten las siguientes características:
Mujer menor de 40 años de edad.
Amenorrea, oligomenorrea o irregularidad menstrual.
Sofocos.
Niveles de FSH sérica de la menopausia (40 UI/L), en mínimo 2 ocasiones

Otras manifestaciones clínicas probables:

- ✓ Infertilidad o subfertilidad.
- ✓ Sequedad vaginal.
- ✓ Alteraciones del sueño.
- ✓ Cambios de pigmentación en la piel.
- ✓ Vitíligo (autoinmune).
- ✓ Pérdida de cabello (patrón alopécico autoinmune).
- ✓ Bocio.

- ✓ Fatiga.
- ✓ Ansiedad o depresión.
- ✓ Signos de virilización.

El riesgo de cariotipos anormales, se incrementa cuando la insuficiencia ovárica prematura inicia a edades más tempranas. Indique análisis cromosómico a pacientes con insuficiencia ovárica prematura menores de 30 años.

Paraclínicos:

- ✓ Hormona estimulante de la tiroides.
- ✓ Prueba de estado portador de premutación del gen *FMR1*.
- ✓ Hormona estimulante del folículo (establece diagnóstico de insuficiencia ovárica prematura).
- ✓ Cariotipo (en mujeres menores de 30 años de edad o infantilismo sexual).

Opciones de tratamiento

El tratamiento de la falla ovárica prematura se orienta de acuerdo con la causaespecífica. Sin embargo, se considera como el tratamiento principal, la terapia hormonal, empleando combinados de estrógeno y progestina o un anticonceptivo oral a dosis baja. El reemplazo de andrógenos es controvertido.

Peculiaridades del seguimiento

La menopausia temprana, se asocia con el incremento del riesgo de mortalidad cardiovascular, así como del accidente cerebrovascular, fracturas óseas y cáncer. Estas pacientes presentan disminución de la calidad de vida y reducción de la esperanza de vida. Se recomienda iniciar un plan de seguimiento integral enfatizando la reducción de riesgos asociados a la menopausia prematura.

Referencias bibliográficas

1. Shlomo Melmed, Richard J. Auchus, Allison B. Goldfine, Ronald J. Kowning, Clifford Rosen. Williams TextbookofEndocrinology 14Th edition. ELSEVIER, 2020.
2. Torrealday S, Kodaman P, Pal L. PrematureOvarianInsufficiency - anupdateonrecentadvances in understanding and management. F1000Res. 2017;6:2069. Published 2017 Nov 29. doi:10.12688/f1000research.11948.1.

Capítulo 337. Reemplazo hormonal femenino

La terapia de reemplazo hormonal en las mujeres, permite suplir las pérdidas hormonales durante la transición a la etapa menopáusica, entre otros. Con el incremento de la esperanza de vida, las mujeres pueden pasar alrededor de un tercio de sus vidas en el periodo menopaúsico, y en ocasiones, presentar síntomas intolerables física y mentalmente, donde el asesoramiento clínico es una útil opción.

Indicaciones

Problemas asociados a la menopausia
Tratamiento de síntomas vasomotores menopáusicos.
Tratamiento del síndrome genitourinario de la menopausia (atrofia vaginal y vulvar).
Prevención de osteoporosis.
Amenorrea primaria o secundaria.
Sangrado uterino disfuncional.
Hiperplasia endometrial.
Tratamiento de tecnología de reproducción asistida.

Preparaciones de estrógenos y progesterona

Hormona	Preparación
Estrógeno oral	Estrógeno conjugado. Etinil-estradiol. Estrógenos esterificados. 17 beta-estradiol.
Estrógeno transdérmico	Parche de 17 beta- estradiol. Gel de 17-beta estradiol. Emulsión de 17-beta estradiol. Aerosol de 17-beta estradiol.

Estrógeno vaginal	Crema de 17beta-estradiol. Crema de estrógeno conjugado. Anillo de 17 beta-estradiol. Tabletas de 17 beta-estradiol.
Progestágeno oral	Drosperinona. Progesterona micronizada. Acetato de medroxiprogesterona. Acetato de noretindrona. Acetato de megestrol.
Progestágeno transdérmico	Acetato de noretindrona. Levonorgoestrel.
Progestina (sistema intrauterino)	Levonorgoestrel IUS

Tibolona

Se trata de un progestágeno con actividad estrogénica tisular selectiva. Suprime problemas vasomotores y mejora el estado de ánimo, así como la libido. La dosis recomendada es 2,5 mg/día. Se considera la terapia de elección para mujeres con antecedentes de endometriosis o que hayan presentado efectos indeseados con la terapia convencional.

Transferencia de la terapia de reemplazo para menopausia a tibolona

Mastalgia o tensión mamaria. Cambios de humor. Trastornos de apetencia sexual. Aumento de la densidad mamaria con necesidad de repetir mamografía o cuando esta no pueda leerse adecuadamente. Sangrado irregular sin hallazgo histopatológico.

Contraindicaciones de la terapia de reemplazo hormonal femenino

Carcinoma de mama: antecedente, actual o sospecha.
Carcinoma de mama invasivo.
Cambios premalignos de la mama (neoplasia lobulillar, hiperplasia ductal atípica).
Carcinoma ductal in sito (carcinoma intraductal).
Carcinoma dependiente de estrógeno no tratado.
Carcinoma de endometrio.
Sarcoma del estroma endometrial.
Carcinoma maligno dependiente de estrógeno (sospecha o conocido).
Sangrado infundado genital (como signo de carcinoma endometrial).
Hepatopatía activa.
Enfermedad tromboembólica idiopática (antecedente o actual).
Embolia pulmonar.
Flebotrombosis.
Tromboembolismo arterial activo o reciente.
Trombosis coronaria.
Angina de pecho.
Intolerancia conocida a un determinado componente del preparado.

Efectos adversos al tratamiento de reemplazo hormonal femenino

Riesgo de tromboembolismo venoso.
Riesgo de accidente cardiovascular.
Enfermedad coronaria.
Cáncer de mama.
Cáncer ginecológicos.

Referencias bibliográficas

1. Agarwal, S., Alzahrani, F. A., & Ahmed, A. (2018). Hormone Replacement Therapy: Would it be Possible to

Replicate a Functional Ovary?. International journal of molecular sciences, 19(10), 3160.https://doi.org/10.3390/ijms19103160
2. Fait T. (2019). Menopause hormone therapy: latest developments and clinical practice. Drugs in context, 8, 212551. https://doi.org/10.7573/dic.212551

Capítulo 338. Adolescente transgénero

Al inicio de la pubertad, la disforia de género parece surgir o empeorar implicando la elevada probabilidad de identidad transgénero en la edad adulta. Estos pacientes requieren evaluación exhaustiva por un especialista calificado en salud mental, de modo que este pueda identificar el diagnóstico de disforia de género y determinar la coexistencia de otros problemas de salud mental. Estudios demuestran la existencia de una asociación entre el espectro autista y la disforia de género en los adolescentes, por lo que es fundamental la remisión al especialista en salud mental.

Directrices de Endocrine Society para inducción de pubertad en adolescentes transgéneros

Inducción de pubertad femenina
Inducción de pubertad femenina mediante 17 beta-estradiol vía oral, aumentando dosis cada 6 meses. 5 μg /kg / día 10 μg /kg / día 15 μg /kg / día 20 μg /kg / día Dosis de adulto: 2 a 6 mg/día. En pospúberes trans adolescentes, la dosis de estradiol puede incrementar más rápido: 1 mg al día por 6 meses o 2 mg/día. Inducción de pubertad femenina mediante 17 beta-estradiol transdérmico (la dosis incrementa cada 6 meses y cada 3 a 5 días es colocado un nuevo parche. 06.25 a 12.05 μg / 24h 25 μg / 24 h 37,5 μg / 24 h

Dosis de adulto: 50 a 200 µg/24 h.
Inducción de pubertad masculina
Inducción de pubertad masculina mediante ésteres de testosterona, incremento de dosis cada 6 meses (vía subcutánea o intramuscular). 25 mg/m^2 cada 2 semanas (alternativa: mitad de esta dosis semanalmente o el doble cada 4 semanas). 50 mg/m^{2}cada 2 semanas. 75 mg/m^{2}cada 2 semanas *Dosis de adulto:* 100 a 200 mg cada 2 semanas. En adolescentes varones transgénero pospúberes, la dosis puede incrementar más rápido: 75 mg cada 2 semanas por 6 meses. 125 mg cada 2 semanas.

Pautas de Endocrine Society para el protocolo de referencia, examen físico, seguimiento y monitoreo durante la supresión puberal con agonista de GnRH

Cada 3 a 6 meses
Antropometría, presión arterial, estadios de Tanner.
Cada 6 a 12 meses
LH y FSH. E2/T 25 (OH)D.
Cada 1 o 2 años
DMO mediante DXA Edad ósea mediante radiografía de mano izquierda.

Pautas de Endocrine Society para la evaluación inicial, el seguimiento y monitoreo de paraclínicos de los jóvenes transgéneros durante la inducción de pubertad

Cada 3 a 6 meses
Antropométrica:

Peso. Altura. Altura sentada. Estadios de Tanner. Presión arterial.
Cada 6 a 12 meses
Varones transgénero: Hemoglobina/hematocrito. Lípidos. Testosterona. 25-hidroxivitamina D. Mujeres transgénero: Prolactina. Estradiol. 25 (OH)D
Cada 1 a 2 años
DMO mediante absorciometría de rayos X de energía dual (DXA). Edad ósea en radiografía de mano izquierda (siempre que esté clínicamente indicado)

Efectos adversos potenciales de bloqueadores de la pubertad en jóvenes transgénero

Actualmente se cuenta con pocos estudios a largo plazo sobre el efecto adversos potenciales, no obstante, se ha observado los siguientes efectos:

- ✓ Disminución de la DMO.
- ✓ Infertilidad.
- ✓ Alteraciones cognitivas.

Referencias bibliográficas

1. Shlomo Melmed, Richard J. Auchus, Allison B. Goldfine, Ronald J. Kowning, Clifford Rosen. Williams

Textbook of Endocrinology 14Th edition. ELSEVIER, 2020.

2. Kaltiala-Heino, R., Bergman, H., Työläjärvi, M., &Frisén, L. (2018). Gender dysphoria in adolescence: current perspectives. Adolescent health, medicine and therapeutics, 9, 31–41. https://doi.org/10.2147/AHMT.S135432

Capítulo 339. Mujer transgénero

De acuerdo con las definiciones de las directrices del 2017 de la Endocrine Society, se define como "Mujer transgénero", también conocido como "mujer trans" y "male-to-famale" (Hombre a mujer), a aquellos individuos que fueron asignados al sexo masculino al nacer pero que, por el contrario, se identifican y viven como mujeres.

Prevalencia

Se estima que alrededor del 0,5 al 1,3% de los hombres asignados al nacer viven como transgéneros.
Alrededor de 1 por cada 2800 hombres asignados al nacer viven como mujer transgénero.

Evaluación inicial

- ✓ Historia médica completa.
- ✓ Historial de la duración y gravedad de la disforia de género.
- ✓ Revisión cuidadosa de problemas médicos crónicos (especialmente aquellas que puedan exacerbarse con terapia hormonal).
- ✓ Sirva de enlace entre los proveedores de salud mental y cirujanos.
- ✓ Evalúe historial psiquiátrico, enfatizando en historial depresivo y riesgo de suicidio. Indique tratamiento antidepresivo o derivación urgente a salud mental en caso de considerarlo necesario.

Recomendaciones de la Endocrine Society para la administración hormonal

Estrógenos	
Estradiol vía oral	2,0 a 6,0 mg/día
Transdérmico	
Parche transdérmico de estradiol (nuevo parche cada 3 a 5 días)	0,025-0,2 mg/día
Parenteral	
Valerato **o** **Cipionato de estradiol**	5 a 30 mg intramuscular cada 2 semanas 2 a 10 mg intramuscular cada semana
Antiandrógenos	
Espironolactona	100 a 300 mg/día.
Acetato de ciproterona	25 a 50 mg/día.
Agonista de GnRH	3,75 mg SQ (SC) mensuales 11,25 mg SQ (SC) 3 meses

Recomendaciones de la Endocrine Society para el examen físico y seguimiento

Realice evaluación de seguimiento cada 3 meses durante el primer año. Posteriormente las consultas se realizarán una o dos veces al año para monitorear signos de feminización y evaluar desarrollo de reacciones adversas.
Mida los niveles de testosterona y estradiol sérico cada 3 meses: La testosterona sérica debe encontrarse en niveles inferiores a los 50 ng/dL. El estradiol sérico no debe ser excedido del rango máximo 100 a 200 pg/ml.
En caso de administrar espironolactona, deben medirse los electrolitos séricos, especialmente el potasio cada 3 meses durante el primer año, posteriormente se realiza la evaluación anual de los niveles de potasio sérico.
Realice la pesquisa de cáncer de rutina siguiendo el protocolo como una

persona no transgénero, en todos los tejidos presentes.
Considere realizar pruebas de densidad mineral ósea al inicio de la evaluación. En personas de bajo riesgo, realice la detección de osteoporosis a la edad de 60 años.

Riesgos asociados a la administración hormonal transfemenina

- ✓ Trombosis venosa y embolia pulmonar.
- ✓ Infarto de miocardio y accidentes cerebrovasculares.
- ✓ Hipertrigliceridemia.
- ✓ Hiperprolactinemia.
- ✓ Osteoporosis.
- ✓ Cáncer de mama.
- ✓ Disfunción hepática.

Referencias bibliográficas

1. Hembree WC, Cohen-Kettenis PT, Gooren L, et al. Tratamiento endocrino de personas con disforia de género / incongruencias de género: una guía de práctica clínica de la Endocrine Society. J Clin Endocrinol Metab . 2017; 102: 3869–3903.
2. Shlomo Melmed, Richard J. Auchus, Allison B. Goldfine, Ronald J. Kowning, Clifford Rosen. Williams Textbook of Endocrinology 14Th edition. ELSEVIER, 2020.

Capítulo 340. Hombre transgénero

La definición descrita en las directrices del 2017 de la Endocrine Society, sobre el hombre transgénero también conocido como "hombre trans", "female-to-male" (mujer a hombre) u "hombre transgénero", se refiere a las personas que han sido asignadas como mujer al momento del nacimiento, sin embargo, se identifican y viven como hombres.

Prevalencia

Se estima que alrededor del 0,4 al 1,2% de las mujeresse identifican como varón transgénero.

Evaluación inicial

Al igual que en el caso de la mujer transgénero, todo encuentro inicial con un adulto transgénero debe incluir el desarrollo completo de la historia médica del paciente y antecedentes médicos familiares pertinentes en busca de trastornos médicos subyacentes que pueden agravarse con la administración hormonal.

Debe realizarse una evaluación asociada a la estructura de apoyo social y familiar del individuo, especialmente si el entorno social actual no coincide con el rol de género afirmado.

El médico debe realizar una apropiada evaluación de signos depresivos e identificar riesgo de suicidio, dado al riesgo elevado en las personas transgénero de autolisis. Considere derivación a proveedor de salud mental cuando lo considere necesario.

Recomendaciones de la Endocrine Society para la administración hormonal

Testosterona	
Testosterona parenteral	
Enantato o cipionato de testosterona	100 a 200 mg SQ (vía intramuscular) cada 2 semanas o SQ (vía subcutánea) la mitad por semana.
Undecanoato de testosterone	1000 mg cada 12 semanas
Testosterona transdérmica	
Gel de testosterona 1,6%	50 a 100 mg/día.
Parche transdérmico de testosterona	2,5 a 7,5 mg/día.

Recomendaciones de la Endocrine Society para las consultas de seguimiento, examen físico y monitorización

Evalúe cada 3 meses a su paciente durante el primer año, posteriormente se realiza una consulta 1 o 2 veces al año para monitorear signos de virilización y aparición de reacciones adversas.
Medir los niveles de testosterona sérica cada 3 meses hasta obtener niveles en el rango masculino normal: Inyecciones de enantato/cipionato de testosterona: La testosterona debe medirse a la mitad de la administración entre las inyecciones. ***Nivel objetivo***: 400 a 700 ng/dl a 400ng/dL. Los niveles máximos y mínimos de testosterona, deben ser medidos, supervisando que permanezcan en el rango masculino normal. ***Undecanoato de testosterona parenteral:*** La testosterona se mide antes de la inyección. Cuando el nivel sea inferior a 400 ng/dl, debe ajustarse el intervalo de dosis. ***Testosterona transdérmica:*** El nivel de testosterona se mide no antes de 1 semana de aplicación

diaria (mínimo 2 horas después de la aplicación).
Debe ser medido el hematocrito o la hemoglobina al inicio del estudio y repetir la medición con intervalos de 3 meses durante el primer año. Posteriormente se realiza la medición 1 o 2 veces al año. Los controles regulares de seguimiento deben incluir medición del peso, presión arterial y lípidos.
La revisión de la osteoporosis debe ser realizada cuando sea interrumpida la administración de testosterona o exista riesgo de pérdida ósea.
En caso de presencia de tejido cervical, debe ser realizado los controles indicados por el Colegio Americano de Obstetras y Ginecólogos.
Anualmente se realizan exámenes subareolares y periareolares en los senos en caso de mastectomía. En ausencia de mastectomía, debe ser indicada una mamografía de acuerdo a lo recomendado por la Sociedad Estadounidense de Cáncer.

Riesgo potencial asociado a la administración hormonal transmasculina

- ✓ Eritrocitosis.
- ✓ Hiperlipidemia.
- ✓ Cáncer de cuello uterino y útero.

Referencias bibliográficas

1. Shlomo Melmed, Richard J. Auchus, Allison B. Goldfine, Ronald J. Kowning, Clifford Rosen. Williams Textbook of Endocrinology 14Th edition. ELSEVIER, 2020.
2. Nota NM, den Heijer M, Gooren LJ. Evaluation and TreatmentofGender-Dysphoric/Gender Incongruent Adults. [Updated 2019 Jul 21]. In: Feingold KR, Anawalt B, Boyce A, et al., editors. Endotext [Internet]. South Dartmouth (MA): MDText.com, Inc.; 2000-.

Capítulo 341. Andrología

Se trata de la rama de la medicina y la ciencia, que se encarga de la función reproductiva del hombre de acuerdo con las condiciones fisiológicas y patológicas. La andrología trata la salud reproductiva masculina. La andrología, abarca desde estudios genéticos, hasta cambios puberales del varón e incluye el estudio sobre la esterilidad y las técnicas de reproducción asistida hasta las alteraciones de la próstata, la anticoncepción y la función sexual.

Sistema reproductor masculino

El sistema reproductor masculino se encuentra integrado por un conjunto de órganos que actúan de forma coordinada, con la finalidad de producir espermatozoides funcionales para ser transportados al tracto reproductor femenino. El espermatozoide, se trata de una célula haploide la cual es producida en los testículos. Los espermatozoides sufren cambios madurativos mediante su tránsito por el epidídimo hacia los conductos eyaculadores encontrados en la próstata.

Componentes del sistema reproductor masculino:

Componente	Descripción
Testículos	Encargado de la espermatogénesis
Escroto	Aloja y protege los testículos, mientras que mantiene la temperatura testicular óptima para la espermatogénesis.
Epidídimo	Consiste en un túbulo único, muy plegado y conectad al testículo mediante un conjunto de ductos eferentes. Su función consiste en llevar a los espermatozoides testiculares a su completa maduración funcional.

Conducto deferente	Su función primaria en conjunto con el conducto eyaculador, se trata de transportar a los espermatozoides maduros, así como las secreciones de la vesícula seminal hacia la uretra prostática.
Vesículas seminales	Se ubica inmediatamente por arriba de la glándula prostática. Las secreciones de las vesículas seminales son ricas en prostaglandinas y fructosa y forman alrededor del 70% del volumen eyaculado.
Próstata	Produce secreciones ricas en zinc, ácido cítrico, colina y varias proteínas como la fosfatasa ácida, seminina, antígeno prostático y activador del plasminógeno, cuyo rol se presume relevante para la función espermática durante la eyaculación.
Pene	Es el responsable de depositar las células germinales masculinas en el tracto genital femenino durante el coito. Consiste en dos cuerpos cavernosos y un cuerpo esponjoso.

Control endocrino y nervioso del sistema reproductor masculino

Para que se lleve a cabo un apropiado funcionamiento del sistema reproductor masculino, debe mantenerse un equilibrio integral hormono-dependiente.

La hipófisis se encarga de producir gonadotropinas folículo estimulante y luteinizante, reguladas por el control hipotalámico. El inicio de la espermatogénesis requiere la FSH, mientras que la hormona luteinizante estimula la producción de los andrógenos en las células testiculares de Leydig.

Los testículos, necesitan que las concentraciones de testosterona permanezcan elevadas para mantener la espermatogénesis, por su parte, los órganos accesorios son dependientes de andrógenos para llevar a cabo su propia función secretora.

Además, los órganos reproductivos masculinos, se encuentran bajo el control neural del sistema nervioso simpático y parasimpático, a través de los cuales puede llevarse a cabo la funcióneréctil del pene mediante el control parasimpático y la función eyaculatoria mediante el control simpático.

Cada una de las patologías en cualquiera de los niveles señalados que interfiera con el funcionamiento del sistema reproductor masculino, es evaluada por la andrología el cual a su vez abarca ramas como la urología, anatomía, genética, y bioquímica.

Referencias bibliográficas

1. Rupert P. Amann, Ph.D.,John K. Amory, M.D., Janice L. Bailey, Ph.D.,William J. Bremner M.D., Ph.D. et al. The American SocietyofAndrology. HandbookofAndrology. 2da Edition. Allen Press, 2010.
2. Mario Brassesco. Sociedad Española de Fertilidad. Manual de andrología. 2011 EdikaMed, S.L.ISBN: 978-84-7877.
3. Barak S, Baker HWG. Clinical Management ofMaleInfertility. [Updated 2016 Feb 5]. In: Feingold KR, Anawalt B, Boyce A, et al., editors. Endotext [Internet]. South Dartmouth (MA): MDText.com, Inc.; 2000-.

Capítulo 342. Los testículos

Son glándulas sexuales masculinas, las cuales tienen función tanto endocrina como exocrina. Los testículos adultos, son órganos ovoides emparejados, que se encuentran fuera de la cavidad abdominal dentro del escroto y colgando del canal inguinal por medio del cordón espermático, el cual se compone por un pedículo neurovascular, músculo cremastérico y conductos deferentes.

Embriología

Para la formación de los testículos comprenden 3 tipos de células principales:

Células germinales	Se originan en la pared del saco vitelino y migran entre la quinta y sexta semana de gestación hacia las crestas genitales.
Células de sostén	Derivan del epitelio celómico de las crestas genitales
Células del estroma o intersticiales	Derivan del mesénquima de las crestas genitales

Tanto las glándulas adrenales, como las gónadas, el riñón y el aparto reproductivo, se derivan de las crestas urogenitales las cuales se localizan en la cavidad celómica del embrión.
La gónada bipotencial temprana se programa para convertirse en testículo alrededor de la 6ta a 7ma semana de gestación, debido a la acción de la región determinada del sexo del cromosoma Y, el cual se encuentra localizado en el brazo corto de este cromosoma.

Anatomía

Los testículos son estructuras ovoides de color blanco lechoso cuya consistencia es resistente y elástica. El testículo izquierdo cuelga más abajo en el escroto que el derecho en el 60% de los hombres.

- ✓ *Dimensiones:* miden alrededor de 4 a 5 cm de longitud y 3 cm de grosor (cada uno).
- ✓ Volumen promedio 18,6 ± 4.8 ml. (rangos entre 15 a 30 ml)

Se localizan en el escroto (estructura que confiere protección, manteniendo temperatura a 2ºC inferior a la temperatura abdominal).

Cada testículo se encuentra envuelto en 3 capas:

- ✓ Capa externa o vaginal: formada por células mesoteliales.
- ✓ Capa media o albugínea: formada por tejido conjuntivo fibroelástico y células musculares lisas.
- ✓ Capa interna o vasculosa: formada por redes de vasos sanguíneos.

Irrigación sanguínea	Arterias testiculares, ramas de las arterias espermáticas internas.
Inervación	Inervación simpática y parasimpática.
Drenaje venoso	Plexo pampiniforme, el cual se fusiona en la vena testicular (espermática interna). La vena testicular derecha drena hacia la vena cava inferior, mientras que la vena testicular izquierda drena en ángulo recto hacia la vena renal izquierda.

Histología

Los túbulos seminíferos tienen alrededor de 0,2 mm de diámetro, estos se encuentran revestidos por un epitelio que contiene células de Sertoli (elementos de nutrición y sostén) y las células germinales o espermatogénicas. Las células germinales se encuentran formando una gran masa y son las precursoras de los espermatozoides.

El epitelio descansa sobre una lámina basal delgada que se encuentra cubierta por una zona especializada de tejido fibroso la cual tiene fibroblastos, fibras de tejido conjuntivo y células similares al músculo liso, las cuales pueden modificar el diámetro del túbulo seminífero al contraerse para facilitar el transporte de los espermatozoides.

Células	Descripción
Células de Sertoli	Altas, sus bases descansan en la membrana basal, el contorno es irregular, núcleo ovoide y pálido. *Funciones:* Proporcionan un medio esencial para la diferenciación de las células germinales. Participa en el movimiento de las células germinales de la base del túbulo a la luz. Se encarga de fagocitar células germinales dañadas y cuerpos residuales. Secretan proteína de alta afinidad por andrógenos para mantener concentraciones adecuadas de testosterona.
Células espermatogénicas	Comprenden una capa estratificada de epitelio, tienen entre 4 a 8 células de altura con distinto grado de diferenciación. Pueden clasificarse según su diferenciación en: Espermatogonias (multiplicándose por división mitótica). Espermatocitos primarios.

	Espermatocitos secundarios (las cuales se dividen por meiosis). Espermátides. Espermatozoides.
Células de Leydig	Se encuentran formando grupos compacto en el intersticio, entre los túbulos seminíferos. Se trata de célula de gran tamaño, con citoplasma de aspecto vacuolado, núcleo con gránulos gruesos de cromatina y nucleolo preciso.

Espermatogénesis

Consiste en el proceso mediante el cual las células madre o espermatogonias, se diferencian en espermatozoides maduros, mediante 3 fases funcionalmente distintas:

Fase mitótica o proliferativa: en la cual la mayoría de las espermatogonias experimentan mitosis para poder renovar el conjunto de células madres, mientras que una pequeña parte se compromete con una mayor diferenciación y, de esta manera, producir espermatocitos.

Fase meiótica: los espermatocitos experimentan divisiones meióticas sucesivas para producir las células espermátidas que son células germinales haploides.

Espermiogénesis: finalmente, las células espermátidas redondas e inmaduras pasan a diferenciarse en espermatozoides maduros.

Los espermatozoides maduros, son liberados en la luz del túbulo seminífero y se transportan a la rete testis, a los conductos deferentes y posteriormente al epidídimo por contracciones peristálticas y flujo del líquido intratubular.

Espermatozoide: la mayoría se componen de una cabeza con forma ovalada, la cual contiene cromatina condensada y nucleoproteínas. Tienen además un casquete acrosómico el cual recubre alrededor de 2 tercios anteriores de la cabeza. Tienen un cuello corto, el cual contiene centriolos fundamentales para la unión de la cola y la división del cigoto luego de la fertilización. Contienen además una cola larga conocida como flagelo, la cual le permite movilidad normal y progresiva hacia adelante.

Referencias bibliográficas

1. Shlomo Melmed, Richard J. Auchus, Allison B. Goldfine, Ronald J. Kowning, Clifford Rosen. Williams Textbook of Endocrinology 14Th edition. ELSEVIER, 2020.
2. Dorantes y Martinez. Endocrinología clínica 5ta edición, Editorial El Manual moderno 2016.

Capítulo 343. Esteroides anabólicos

También conocidos como esteroides androgénicos, se trata de un conjunto de derivados sintéticos de la testosterona. Los andrógenos ejercen sus efectos en diversas partes del cuerpo, incluyendo los músculos, huesos, folículos pilosos, hígado, riñones, tejidos reproductivos, sistema nervioso central, hematopoyético e inmunológico. Sus efectos son a menudo asociados a la masculinización y efectos anabólicos especialmente en la formación de proteínas del músculo esquelético y hueso.

Tipos de esteroides anabólicos

Derivados alquilados(se obtienen por sustituciones en posición 17 alfa)	Oxandrolona. Oximetolona. Fluoximesterona Danazol
Ésteres de testosterona (Se obtienen por esterificación en posición 17beta)	Cipionato de testosterona. Enantato de testosterona. Heptilato de testosterona. Propionato de testosterona. Decanoato de nandrolona Fenpropionato de nandrolona Dromostanolona.

Indicaciones de los esteroides anabólicos

Indicaciones aprobadas por la FDA
Hipogonadismo primario. Retraso de la pubertad Hipogonadismo hipogonadotrópico Deficiencia de gonadotropina y hormona liberadora de hormona luteinizante. Disfunción del eje hipotalámico-hipofisario (varios tumores, lesiones y

radiación). Insuficiencia testicular primaria: Criptorquidia. Orquitis. Torsión testicular. Síndrome de testículo desaparecido. Historia previa de orquiectomía. Síndrome de Klinefelter. Agentes quimioterapéuticos. Daño tóxico por consumo de alcohol y metales pesados.
Indicaciones más comunes en España
Endometriosis. Enfermedad benigna de la mama. Menorragia. Pubertad precoz. Edema angioneurótico hereditario. Trastornos del metabolismo proteico asociadas con desnutrición grave. Impotencia, climaterio masculino. Osteoporosis posmenopáusicas y senil. Supresión de la lactancia.

Acciones farmacológicas

Crecimiento y desarrollo de órganos sexuales masculinos y mantenimiento de las características sexuales secundarias.

En el músculo esquelético, regulan la transcripción de los genes diana que regulan la acumulación de ADN en el músculo esquelético para permitir el crecimiento muscular.

Regulación positiva e incremento de la cantidad de receptores de andrógenos (contribuye al aumento de tamaño y fuerza muscular).

Efecto estimulante cerebral mediante efectos sobre neurotransmisores, estimulación del eje de la hormona de crecimiento-factor de crecimiento similar a la insulina-1 y al antagonismo de los glucocorticoides.

Retención de nitrógeno en los músculos incrementando el tamaño muscular y aliviando el dolor articular mediante la promoción de la síntesis de colágeno y mineralización ósea mejorada (decanoato de nandrolona y fenpropionato de nandrolona).
Propiedades antiestrogénicas (dromostanolona)

Administración de esteroides anabólicos

Fármaco	Dosis
Cipionato de testosterona	50 a 400 mg vía intramuscular 1 a 4 veces al mes.
Undecanoato de testosterona	750 mg (dosis inicial), luego 750 mg 4 semanas posteriores de la primera dosis y otros 750 mg posteriormente (intervalos de 10 semanas entre dosis). O 10 a 25 mg /día
Enantato	200 mg cada 10 a 14 días.
Propionato	10 a 25 mg 2 a 3 veces a la semana
Fluoximesterona	5 a 40 mg al día

Efectos adversos

Cardiovascular	Hipertensión. Miocardiopatía. Enfermedad coronaria.
Metabólico y endocrino	Reducción del colesterol HDL. Hipopotasemia. Hiperlipidemia. Hipertrigliceridemia. Aumento de la hormona estimulante de la tiroides. Aumento de estradiol. Sofocos. Aumento de peso.
Genitourinario	Aumento del antígeno prostático específico. Atrofia testicular.

	Hipertrofia prostática benigna. Supresión de espermatogénesis. Mastalgia. Hipogonadismo. Prostatitis. Hematuria. Disuria. Impotencia. Dolor pélvico. Infección urinaria.
Gastrointestinal	Irritación de la boca. Gingivitis. Aumento de la bilirrubinemia. Disminución del apetito. Disgeusia. Enfermedad por reflujo gastroesofágico. Hemorragia gastrointestinal.
Dermatológico	Ampollas cutáneas. Acné vulgar. Piel costrosa. Escoriación nasal. Erupción cutánea. Prurito. Dermatitis por contacto.
Neuromuscular y esquelético	Mialgia. Cierre epifisario prematuro. Dolor en extremidades. Rotura de tendones. Crecimiento óseo anormal. Hemartrosis.
Neuropsiquiátrico	Labilidad emocional. Depresión. Nerviosismo. Dolor corporal. Insomnio Comportamiento agresivo y violencia. Anosmia.

	Trastornos en el estado de ánimo.
Otros	La nandrolona ocasiona hirsutismo y voz grave en mujeres con periodos prolongados.

Referencias bibliográficas

1. P. Lorenzo, A. Moreno, I. Lizasoain, J. C. Leza, M. A. Moro, A. Portolés. Velázquez. Farmacología Básica y Clínica 18ª Edición. Editorial médica panamericana. 2013.
2. Lusetti M, Licata M, Silingardi E, Bonsignore A, Palmiere C. Appearance/Image- and Performance-EnhancingDrugUsers: A ForensicApproach. Am J ForensicMedPathol. 2018 Dec;39(4):325-329.

Capítulo 344. Genitales ambiguos

Se determina como genitales ambiguos a los genitales cuya apariencia externa en el recién nacido, no se asemeja a los de un niño ni a los de una niña, sino que tiene una apariencia intermedia entre los dos sexos. Esta definición también podría incluir apariencia fenotípica no correspondiente al sexo genético existiendo una discordancia entre la apariencia genital y el cariotipo. No obstante, este tipo de casos son descubiertos en la pubertad.

Estadísticas y epidemiologia

La hiperplasia suprarrenal congénita es la causa más común de virilización en personas 46XX. El déficit más común es el de la enzima 21-hidroxilasa entre un 90 a 95% de los casos de la hiperplasia suprarrenal congénita.

Etiología o causas más frecuentes

Ovario	Hiperplasia adrenal congénita. Deficiencia de aromatasa placentaria. Síndrome de virilización materna.
Testes	Insensibilidad andrógenos. Hipoplasia de células de Leydig. Deficiencia de 5 alfa-reductasa. Deficiencia de biosíntesis de testosterona.
Gónadas disgenéticas	Síndrome de Denys-Drash y Frasier. Disgenesia gonadal. Síndrome de Smith-Lemli-Optz Enanismo camptomélico.

Elementos fisiopatológicos

Deficiencias enzimáticas:
De origen glandular (testículo y suprarrenal): Deficiencia de 46 XY/17β-hidroxiesteroide-deshidrogenasa (17 β-HSD3). Deficiencia de 46 XY/ 3β-hidroxiesteroide deshidrogenasa. Deficiencia de 46XY/ StAR. De origen periférico: Deficiencia de 46 XY/5 alfa reductasa 2.
Anormalidades del desarrollo de las gónadas
Síndrome de Klinefelter. Síndrome de Turner. Disgenesia gonadal pura o mixta. Hipoplasia de células de Leydig tipo 1 y 2. 46, XX o 46, XX/XY o 46, XY/ Ovo-testis (anteriormente llamado hermafroditismo verdadero).
Anormalidades del receptor de andrógenos
Síndrome de insensibilidad completa a los andrógenos. Síndrome de insensibilidad parcial a los andrógenos.
Exceso de andrógenos maternos (raro)
Virilizado por tumor materno. Virilizado por andrógenos exógenos.

Criterios diagnósticos

Clínica	***Aparentemente varón:*** Testículos no palpables bilateralmente en recién nacido a término. Hipospadias y testículos sin descender. Hipospadias penoescrotal. Hipospadias asociadas y separación de sacos escrotales (escroto bífido). ***Aparentemente femenino:*** Hipertrofia del clítoris en cualquier grado.

	Hernia inguinal con contenido gonadal. Fusión labial. Gónadas palpables.
Paraclínicos	Electrolitos séricos. Nivel de glucosa (la deficiencia de cortisol puede manifestarse como hipoglucemia trastornos por hiperplasia suprarrenal congénita). Cariotipo. Estudio hormonal: especialmente mediciones de gonadotropinas, andrógenos y precursores de andrones, esteroides suprarrenales e inhibidores de Müller. Ecografía o resonancia magnética (evaluación del desarrollo de órganos internos). Secuenciación masivamente paralela o secuenciación completa del exoma/genoma.

Opciones de tratamiento

El tratamiento debe ser planificado por un equipo multidisciplinario que conste con neonatólogo, endocrino pediátrico, psicólogo y cirujano pediátrico.

Un neonato 46XX con genitales ambiguos, por lo general se adjudica sexo femenino, especialmente en caso de hiperplasia suprarrenal congénita. Se plantea la reconstrucción quirúrgica hacia el sexo femenino.

El tratamiento quirúrgico se realiza en función del sexo civil adjudicado. Se plantea la extirpación de gónadas no ováricas debido al riesgo de malignización de las gónadas disgenéticas.

En caso de elección de sexo masculino, la reconstrucción requiere un tamaño mínimo de los cuerpos cavernosos, descenso a la bolsa o conducto inguinal gonadal masculino (extirpación cuando no puedan ser conservadas) y corrección de hipospadias. En caso de ausencia de gónadas se coloca prótesis testiculares con fines estéticos.

La terapia hormonal se iniciará entre los 11 a 12 años de edad ósea en las niñas y entre os 12 a 13 años de edad ósea en los niños. El tratamiento se continúa en la edad adulta.

Peculiaridades del seguimiento

El diagnostico de asignación de sexo debe seguirse en conjunto con la elección de crianza de los padres, aspectos funcionales, el cariotipo, entre otros elementos. Desde el punto de vista funcional y quirúrgico la reasignación de género debido a un diagnóstico incorrecto, ocasiona situación psicológica muy negativa, por lo que algunas literaturas optan por retrasar el procedimiento quirúrgico hasta la adolescencia.

Referencias bibliográficas

1. Krishnan S, Meyer J, Khattab A. AmbiguousGenitalia in theNewborn. [Updated 2019 Dec 2]. In: Feingold KR, Anawalt B, Boyce A, et al., editors. Endotext [Internet]. South Dartmouth (MA): MDText.com, Inc.; 2000-.
2. Pelayo Baeza FJ, Carabaño Aguado I, Sanz Santaeufemia FJ, La Orden Izquierdo E. Genitales ambiguos. RevPediatr Aten Primaria. septiembre de 2011;13(51):419-33.
3. Acimi S. (2019). WhatTermtoChoose: AmbiguousGenitaliaorDisordersof Sex Development

(DSD)?.Frontiers in pediatrics, 7, 316. https://doi.org/10.3389/fped.2019.00316

Capítulo 345. Hipogonadismo masculino prepuberal

Se trata de la reducción de la producción de los espermatozoides o la testosterona, aunque en ocasiones, puede ocurrir la reducción de la respuesta a la testosterona y como resultado, ocurre un retraso en la pubertad o una insuficiencia reproductiva en los pacientes prepuberales.

Estadísticas y epidemiologia

Las causas más comunes son las de tipo primario. El síndrome de Klinefelter es el desorden sexual más común, aproximadamente el 10% de los pacientes diagnosticados con este síndrome son identificados en la pubertad.
La criptorquidia ocurre en un 3% de los neonatos a término y hasta un 33% de los neonatos prematuros. En otras estadísticas, alrededor del 26 al 36% de los pacientes masculinos sobrevivientes de cáncer pediátrico tienen hipogonadismo después del tratamiento.

Grupos o factores de riesgo:

- ✓ Traumatismo craneoencefálico.
- ✓ Antecedente de tratamiento para el cáncer (quimioterapéuticos).
- ✓ Parotiditis.
- ✓ Criptorquidia.

Hipogonadismo primario		Hipogonadismo secundario	
Congénito	**Adquirido**	**Congénito**	**Adquirido**
Síndrome de Klinefelter. Criptorquidia. Síndrome de Noonan. Hiperplasia adrenal congénita.	Tratamiento de cáncer. Daño testicular. Orquitis secundaria a parotiditis.	Síndrome de Kallmann Hipogonadismo hipogonadotrópico idiopático. Insuficiencia panhipofisaria.	Enfermedad de daño de la glándula pituitaria. Traumatismo craneal. Abuso de alcohol o drogas

El hipogonadismo prepuberal, puede ocurrir como resultado de un trastorno que interfiera en el desarrollo de la testosterona y/o los espermatozoides, o una insensibilidad periférica a la testosterona. En ocasiones ambas circunstancias pueden coexistir. Un trastorno testicular altera la producción de la testosterona o es capaz de dañar los túbulos seminíferos, por otro lado, los trastornos congénitos o adquiridos que afecten al hipotálamo o la función hipofisaria, ocasionan deficiencia de gonadotropina y consecuentemente fracaso para la estimulación de los testículos.

Antes de la pubertad, los niveles de gonadotropina y esteroides se encuentran en niveles bajo acorde para la edad, no obstante, esto representa una dificultad diagnóstica para el estado hipogonadotrópico en este grupo de edad.

Criterios diagnósticos

Clínica	Diferenciación de los conductos de Wolff internos y genitales externos inadecuada (cuando la deficiencia de andrógenos tiene lugar durante el primer trimestre de gestación). Genitales externos ambiguos o genitales externos femeninos de apariencia normal. Microfalo y criptorquidia parcial (deficiencia durante el segundo y tercer trimestre de gestación). Alteración del desarrollo sexual secundario: voz aguda, ausencia de vello corporal, escaso bello púbico, escaso desarrollo muscular, ginecomastia (retraso puberal).
Paraclínicos	Nivel de glucosa en sangre. Determinación de testosterona. Niveles de LH y FSH. Cariotipo (cuando se sospeche causas genéticas). Prueba de estimulación con gonadotropina coriónica humana (hCG).

Opciones de tratamiento

El tratamiento se establece de acuerdo a la causa específica. Frecuentemente la terapia consiste en cirugía y terapia de reemplazo.

La criptorquidia se corrige mediante una cirugía de forma temprana.

El hipogonadismo secundario requiere terapia de reemplazo de andrógenos iniciando a dosis baja y se incrementa de forma progresiva.

En el síndrome de Kallmann el tratamiento se realiza con hCG para permitir corregir la criptorquidia y establecer fertilidad. Puede inducirse la pubertad mediante la administración de testosterona en gel o inyectable.

Pacientes con síndrome de Prader-Willi, obtienen beneficios con la terapia de reemplazo de la hormona de crecimiento humana.

Peculiaridades del seguimiento

El seguimiento debe realizarse a largo plazo, en conjunto con un equipo multidisciplinario que evalúe factores de riesgo futuros asociados a cáncer testicular, trastornos de fertilidad u otro.

Referencias bibliográficas

1. Shlomo Melmed, Richard J. Auchus, Allison B. Goldfine, Ronald J. Kowning, Clifford Rosen. Williams Textbook of Endocrinology 14Th edition. ELSEVIER, 2020
2. Brito VN, Berger K, Mendonca BB. Male hypogonadism: childhood diagnosis and future therapies. Pediatric Health. Octubre de 2010;4(5):539-55.

Capítulo 346. Micropene

También conocido como microcéfalo, es definido como una longitud del pene estirado inferior a 2,5 desviaciones estándar (DE), por debajo de la media para la edad. También el término de micropene puede asociarse a una forma normal, mientras que el término microcéfalo e emplea para describir hipospadias asociadas.

Estadísticas y epidemiologia

La incidencia de micropene se estima que oscila entre el 1,5 de 10000 niños recién nacidos. Se ha informado alta prevalencia de micropene enpoblaciones con uso intensivo de pesticidas. La causa más común es el funcionamiento anormal hipotalámico o hipofisario.

Etiología o causas más frecuentes

Secreción de testosterona insuficiente
Hipogonadismo hipogonadotrópico Síndrome de Kallmann. Síndrome de Laurence-Moon. Síndrome de Prader-Willi. En conjunción con otro defecto pituitario. Síndrome de Rud. Síndrome de Bardet-Biedl.
Hipogonadismo primario Síndrome de Robinow. Trisomía 21.

Síndrome de Noonan Síndrome de Klinefelter y poli-X Disgenesia gonadal (forma incompleta). Esteroidogénesis de testosterona. Anorquia. Defecto del receptor de hormona luteinizante.
Defectos de la activación de testosterona
Deficiencia de hormona de crecimiento/IGF-1. Síndrome de hidantoína fetal. Deficiencia de 5-alfa reductasa (forma incompleta). Defecto del receptor de andrógenos (forma incompleta).
Anormalidades del desarrollo
Agenesia del pene. Extrofia cloacal.
Idiopática
En conjunto con otra malformación congénita

Elementos fisiopatológicos

La producción fetal de la testosterona y su conversión a dihidrotestosterona (DHT) en los tejidos periféricos es fundamental para que se desarrolle de manera normal el aparato masculino. Asimismo, losreceptores de andrógenos periféricos intactos son esenciales para el desarrollo normal. Cualquier alteración en estos elementos, puede ocasionar micropene:

- ✓ Eje hipotalámico-pituitario-gonadal.
- ✓ Defecto de la acción de los andrógenos periféricos.
- ✓ Deficiencia aislada de la hormona de crecimiento.
- ✓ Anomalía estructural primaria.
- ✓ Síndrome genético.

Criterios diagnósticos.

Clínica	El examen físico debe ser minucioso en busca de rasgos dismórficos. Una velocidad de crecimiento anormal, luego de los primeros 6 a 12 meses de vida, puede indicar una deficiencia pituitaria. La medición debe realizarse cuidadosamente. Los métodos tradicionales emplean na regla o un calibre para realizar la medición de la longitud del pene. Esta debe llevarse a cabo con el pene completamente estirado, no flácido. Sujete el glande del pene con el pulgar. La medida se inicia a partir de la rama púbica extendiéndose hasta la punta distal del glande sobre el lado dorsal. El prepucio debe ser retraído durante la medición, mientras que se presiona hacia adentro la almohadilla de grasa suprapúbica. Otro enfoque implica el uso de una jeringa adaptada para medir la longitud del pene. El diagnóstico de micropene es fundamentalmente clínico, cuando la medición de la longitud del pene se encuentra en - 2,5 DE, por debajo de lo esperado normal para la edad.
Paraclínicos	Los paraclínicos, se indican para establecer la causa subyacente al micropene. Medición de gonadotropinas séricas. Nivel de testosterona antes o después de prueba de estimulación con hCG (administrar hCG vía intramuscular dosis de 1000 UI durante 3 días o 1500 U cada 2 días durante 12 días): niveles de testosterona inferiores a 300 ng/dL pueden indicar disgenesia gonadal. Nivel de DHT. Precursores de testosterona. Hormonas hipofisarias (cuando sea necesario). Medición de inhibina B y AMH. Ecografía pélvica: cuando se requiera visualizar genitales internos.

	Resonancia magnética: sospecha de defectos estructurales de la línea media. Pruebas genéticas.

Opciones de tratamiento

Terapia con testosterona vía intramuscular a dosis de 25 a 50 mg. Puede administrarse cipionato de testosterona o enantato una vez cada 3 o 4 semanas durante 3 meses.
Terapia con testosterona tópica (cema de testosterona al 5%), se emplea durante 30 días.
Gel tópico de 5-a dihidrotestosterona: dosis diaria de 0,2 a 0,3 mg/kg durante 3 o 4 meses.
LH y FSH humana recombinante.
Tratamiento quirúrgico: cuando el micropene no alcanza la longitud esperada a pesar de la administración del tratamiento médico, puede considerarse la reconstrucción peneana.

Peculiaridades del seguimiento

El tratamiento es a menudo orientad a alcanzar resultados estéticos y funcionales aceptables para el paciente. No obstante, es habitual el descontento general de los pacientes con su apariencia genital. Las consultas de seguimiento se orientan en función a la causa específica del micropene.

Referencias bibliográficas

1. Hatipoğlu, N., &Kurtoğlu, S. (2013). Micropenis: etiology, diagnosis and treatmentapproaches. Journalofclinicalresearch in pediatric endocrinology, 5(4), 217–223. https://doi.org/10.4274/Jcrpe.1135.

2. Bonomi M, Vezzoli V, Krausz C, et al. Characteristicsof a nation wide cohort of patients presenting with isolated hypogonadotropic hypogonadism (IHH). Eur J Endocrinol. 2018 Jan. 178 (1):23-32

Capítulo 347. Criptorquidia

La criptorquidia o testículo no descendido,se trata de una anomalía congénita, que consiste en la ausencia de al menos un testículo en el escroto. Es el defecto congénito más común en los genitales externos masculinos. Aunque puede ocurrir en ambos testículos, afecta frecuentemente al testículo derecho.

Estadísticas y epidemiologia

Al menos el 3% de los recién nacidos masculinos a término, presentan criptorquidia. La prevalencia de la criptorquidia en neonatos prematuros es del 30%. Se estima que la heredabilidad entre parientes de primer grado oscila entre el 0,5 al 1%. Alrededor del 7% de los hermanos de niños con criptorquidia pueden presentar esta anomalía.

Grupos o factores de riesgo

- ✓ Peso placentario más pequeño.
- ✓ Bebés prematuros antes del descenso testicular.
- ✓ Bebés más pequeños para edad gestacional.
- ✓ Obesidad materna.
- ✓ Diabetes materna.
- ✓ Plaguicidas.
- ✓ Disruptores endocrinos químicos.
- ✓ Preeclampsia.
- ✓ Fertilización in vitro.
- ✓ Consumo de alcohol durante el embarazo.
- ✓ Síndrome asociado a malformaciones congénitas (síndrome de Noonan, Down, Prader-Willi).

- ✓ Antecedente familiar de criptorquidias en familiar de primer grado.

Etiología

En la mayoría de los casos de criptorquidia, los aspectos etiológicos son desconocidos, no obstante, en algunos casos de criptorquidia, la causa puede deberse a una combinación entre factores hormonales, ambientales, genéticos y anatómicos.

Etiología anatómica
Anomalías del canal inguinal. Proceso vaginal persistente y hernia inguinal. Anomalía del testículo, epidídimo y conducto deferente. Inadecuado apego del gubernaculum
Hormonal
Producción de INSL3 deficiente o insensibilidad del receptor de INSL3. GnRH deficiente y/o producción de gonadotropinas. Insensibilidad de los receptores de GnRH o LH. Deficiente producción de andrógenos o insensibilidad del receptor a los andrógenos. Deficiente producción de CGRP o insensibilidad del receptor. Producción de AMH deficiente o insensibilidad al receptor de AMH.
Genético
Mutaciones del gen de la 5 alfa reductasa. Mutaciones del gen HOXA10. Mayor incidencia de un alelo polimórfico de factor esteroidogénico 1 (SF-1), con actividad de transcripción reducida. SF-1, afecta la expresión de LGR8 y INSL3. Mutaciones heterocigotas de los genes Lgr8 e Insl3 del cromosoma 19. Mutaciones en el receptor de andrógenos en el cromosoma X, incrementa la longitud de repetición de GAG o GGN.

Elementos fisiopatológicos

En la fisiopatología de los testículos no descendidos, principalmente destaca el aumento de la temperatura. Para que se lleva a cabo efectivamente la espermatogénesis, la temperatura testicular debe encontrarse entre 2 a 7 ºC por debajo de la temperatura corporal. Las características anatómicas únicas del escroto para la termorregulación, confieren el ambiente óptimo para que la espermatogénesis se lleve a cabo. Sin embargo, una reducción del gradiente de temperatura rectoescrotal en tan solo 1 a 2 º C, es capaz de suprimir la espermatogénesis.
Es probable que las deficiencias hormonales transitorias ocasionen una falta de descenso testicular y ocasionen alteraciones en el desarrollo del tejido espermatogénico.

Clasificación

- ✓ Congénito y adquirido.
- ✓ Palpable y no palpable.
- ✓ Unilateral o bilateral.

Criterios diagnósticos

Clínica	*Historia médica:* debe recolectar datos asociados al embarazo, medicación utilizada, exposición a toxinas, peso al nacer, posiciones de los testículos al nacer, entre otros detalles. *Examen físico:* examine cuidadosamente al paciente en posición supina y de pie (en niños mayores) en un ambiente cálido. La palpación des obligatoria para determinar aspectos testiculares (palpables o no, retractiles, deslizantes u otros). Examine el tamaño, turgencia, y anomalías gonadales. Descarte hernias o

	hidrocele. Alrededor del 70% de las criptorquidias son palpables, por lo que no suele ser necesario estudios de imagen en la mayoría de los casos. Cuando el diagnóstico no se hace en la infancia, la esterilidad puede ser un motivo de consulta en el adulto con criptorquidia.
Paraclínicos	*Estudios de imagen:* Ecografía: evalúa el tamaño de los testículos inguinales. Es menos confiable para los testículos ubicados en el abdomen. Tomografía computarizada y resonancia magnética: útil cuando los testículos no son palpables en ambos escrotos. Los niños pequeños pueden requerir anestesia general. Venografía y angiografía: no es útil en niños, es difícil de realizar y tiene elevada tasas de complicaciones. Cariotipo: puede ser útil para excluir el diagnóstico de hipogonadismo primario disgenético. Niveles de gonadotropina. Niveles de hormona antimulleriana.

Opciones de tratamiento

No deben ser utilizadas las terapias hormonales para inducir el descenso testicular.

La AsociaciónEstadounidense de Pediatría, recomienda la terapia hormonal para casos de testículos no descendidos que se encuentren asociados al síndrome de Prader-Willi, debido a que la cirugía es más riesgosa para este grupo de pacientes debido al alto riesgo de compromiso respiratorio.

Se utiliza frecuentemente la gonadotropina coriónica humana mediante una serie de inyecciones y evaluaciones recurrentes.

El tratamiento quirúrgico es la primera opción de tratamiento para los niños con criptorquidia congénita entre los 6 a 18 meses de edad. La fertilidad mejora cuando se realiza tempranamente la orquiopexia.

Cuando no sean palpables los testículos, puede indicarse una laparoscopia exploradora y en caso de ser hallados durante el procedimiento puede procederse a las siguientes opciones:

Orquiopexia laparoscópica con preservación de vasos.

Orquiopexia laparoscopia de Fowler Stevens en una o dos etapas.

Peculiaridades del seguimiento

Estos pacientes pueden tener problemas de fertilidad, especialmente si se diagnostica en la edad adulta.

Por otro lado, el riesgo de cáncer testicular si la orquiopexia se realiza antes de la pubertad es entre 2 a 3 veces mayor que en la población general, mientras que el riesgo puede ascender entre 5 a 6 veces cuando la orquiopexia se realiza después de la pubertad. Se recomienda enseñar a sus pacientes la técnica para realizar el autoexamen testicular y establecer consultas de seguimiento de pesquisa.

Referencias bibliográficas

1. Niedzielski, J. K., Oszukowska, E., &Słowikowska-Hilczer, J. (2016). Undescendedtestis - currenttrends and guidelines: a reviewoftheliterature. Archives of medical science : AMS, 12(3), 667–677. https://doi.org/10.5114/aoms.2016.59940
2. Shlomo Melmed, Richard J. Auchus, Allison B. Goldfine, Ronald J. Kowning, Clifford Rosen. Williams Text book of Endocrinology 14Th edition. ELSEVIER, 2020.

3. Braga LH, Lorenzo AJ, Romao RLP. Canadian UrologicalAssociation-Pediatric UrologistsofCanada (CUA-PUC) guidelineforthe diagnosis, management, and followupofcryptorchidism. Can UrolAssoc J. 2017 Jul;11(7):E251-E260

Capítulo 348. Síndrome de Kallmann

Se trata de una forma congénita de hipogonadismo hipogonadotrópico el cual se manifiesta con trastornos olfativos como hipo o anosmia. La disminución de la función gonadal de este síndrome, es ocasionada como resultado del fallo en la diferenciación o migración de las neuronas durante el desarrollo embriológico, las cuales surgen en la mucosa olfativa, para establecerse en el hipotálamo que actúa como neuronas de la hormona liberadora de gonadotropina (GnRH).

La disminución de los niveles de GnRH, resulta en una disminución de la cantidad de esteroides sexuales, conduciendo a una falta de madurez sexual y a la ausencia de los caracteres sexuales secundarios.

Estadísticas y epidemiologia

La prevalencia del síndrome de Kallmann (SK), es alrededor de 1 caso por casa 8000 a 10000 hombres.

Hay un marcado predominio masculino con una proporción hombre: mujer de 4:1 a 5:1.

Entre el 30 al 40% de los casos ocurre como resultado de una mutación conocida de genes involucrados en la migración de las neuronas GnRH desde la placa olfatoria hasta el hipotálamo.

Etiología y elementos de la fisiopatología

La causa de este síndrome es una alteración genética que da como resultado un defecto en las neuronas de GnRH hipotalámicas o de su diferenciación y migración al hipotálamo en el transcurso del desarrollo embrionario. Se han informado mutaciones en aproximadamente 40 genes distintos. Los defectos genéticos más comunes se encuentran relacionados con el SK los genes *ANOS1* y *FGFR1*

Mutaciones genéticas asociadas:

FGFR1 / KAL2, TAC3R y PROK2: genes de la leptina (*LEP)* y su receptor (*LEPR).*

PROKR2.

KISS1R: codifica el receptor de kisspeptina 1/metastina (importante neuropéptido estimulante de GnRH.

TAC3: codifica neuroquinina B.

*GNRH1 (*en raras ocasiones).

Criterios diagnósticos

Clínica	Pubertad retrasada o ausente. Síntomas asociados al hipogonadismo. Hiposmia o anosmia. Clínica asociada a cardiopatías: fatiga, cianosis, disnea, palpitaciones, síncope. Daltonismo. Déficit auditivo. Paraplejía. Epilepsia. Esterilidad. Osteoporosis, anomalías esqueléticas. En hombres: Disfunción eréctil. Disminución de la libido. Disminución de la fuerza muscular. Reducción de agresividad e impulso. **En mujeres:** Amenorrea.

	Dispareunia. ***Examen físico*** Proporción corporal eunucoidea. Extensión del brazo mayor que la altura en más de 5 cm. Distancia entre la sínfisis y el piso menor a 5 cm mayor que la distancia entre la corona y la sínfisis. Piernas desproporcionadamente largas en relación a los brazos (hombres). Micropene o pene pequeño, escroto no pigmentado y no rugoso, testículos pequeños o ausentes, criptorquidia. Vello púbico, en brazos, torácico y facial ausente. Predominio de grasa en el rostro, pecho y caderas. Ginecomastia.
Paraclínicos	Prueba de embarazo. Perfil tiroideo. Medición de IGF-1. Niveles de LH y FSH. Nivel de testosterona sérica (disminuida menor a 100 ng/dl en adultos). Nivel de estradiol sérico bajo. Nivel de ferritina (normal en SK). Imágenes por resonancia magnética del cerebro (75% tiene sistemas olfatorios anormales). Densitometría ósea.

Opciones de tratamiento

El síndrome de Kallmann, a menudo puede ser tratado mediante terapia de reemplazo hormonal, mediante la administración de esteroides como la testosterona o suplemento de estrógeno-progestina. Deben identificarse todas las complicaciones asociadas al síndrome de Kallmann e indicar tratamiento específico y referencia especialistas en caso de requerirse.

Peculiaridades del seguimiento

El síndrome de Kallmann, tiene buen pronóstico con la administración de tratamiento adecuado. Por sí mismo, no se encuentra asociado a la reducción de la esperanza de vida, aunque puede estar asociado a trastornos cardiacos y osteoporosis. Se recomienda planificar consultas de seguimiento regular de acuerdo a las condiciones presentes en el paciente para evaluar efectividad del tratamiento y aparición de complicaciones relacionadas con el síndrome de Kallmann.

Referencias bibliográficas

1. Shlomo Melmed, Richard J. Auchus, Allison B. Goldfine, Ronald J. Kowning, Clifford Rosen. Williams Textbook of Endocrinology 14Th edition. ELSEVIER, 2020.
2. Boehm U, Bouloux PM, Dattani MT, de Roux N, Dodé C, Dunkel L, Dwyer AA, Giacobini P, Hardelin JP, Juul A, Maghnie M, Pitteloud N, Prevot V, Raivio T, Tena-Sempere M, Quinton R, Young J. Expert consensus document: European Consensus Statement on congenital hypogonadotropic hypogonadism--pathogenesis, diagnosis and treatment. Nat Rev Endocrinol. 2015 Sep;11(9):547-64

Capítulo 349. Síndrome de Klinefelter

Consiste en una anomalía cromosómica sexual común la cual es responsable de ocasionar hipogonadismo primario. Se caracteriza por presentar testículos muy pequeños y firmes, en conjunto con azoospermia e infertilidad, así como diversos grados de deficiencia androgénica y signos de eunucoidismo e incremento de las concentraciones de gonadotropina.

Estadísticas y epidemiologia

Ocurre alrededor de 1 caso por cada 500 a 700 neonatos y prenatales.
La prevalencia entre los adultos es de 1 caso en 2500.
Se estima que el 75% de los hombres con síndrome de Klinefelter, nunca serán diagnosticados.
El riesgo de hijos con el síndrome de Klinefelter se incrementa a medida que aumenta la edad materna y paterna.

Grupos o factores de riesgo:

- ✓ Edad materna y paterna avanzada.
- ✓ Etiología o causas más frecuentes
- ✓ Enfermedad de origen genético en donde se han descrito distintos trastornos:
- ✓ Cariotipos mosaicos como: 46,XY/47, XXY.
- ✓ Aneuploidías como 48, XXXY y 49, XXXXY.
- ✓ Cariotipo 47, XXY (representa más del 90% de los casos).

El cromosoma X adicional, se adquiere de manera aleatoria y frecuentemente se debe a una no disyunción meiótica o una no disyunción poscigótica. El fenotipo es más grave en relación a la cantidad de cromosomas X añadidos.

Elementos fisiopatológicos

No están bien caracterizados los mecanismos que subyacen a la insuficiencia testicular primaria y a la variedad fenocítica de las características neurocognitivas y físicas. Se ha demostrado que el cromosoma X añadido, puede ocasionar la hialinización de los testículos, así como a la fibrosis que ocasiona la insuficiencia gonadal primaria, y la cual evoluciona durante la adolescencia y la adultez. Tan temprano como se manifieste la disfunción, las manifestaciones clínicas serán más evidentes, encontrando en el neonato, rasgos característicos del hipogonadismo.
La cantidad adicional del gen SHOX ubicada en la región pseudoautosómica del cromosoma X, ocasiona rasgos característicos como las extremidades largas, estatura eleva y la reducción de la proporción entre el segmento superior y el inferior.

Criterios diagnósticos:

Clínica	Micropene, hipospadias, criptorquidia, testículos pequeños (recién nacidos). Retraso del desarrollo. Alta estatura. Clinodactilia. Hipertelorismo. Ginecomastia. Displasia del codo. Paladar arquead alto.

	Hipotonía. Retraso del lenguaje o aprendizaje. Discapacidades de lectura. Problemas de comportamiento. En adultos la característica clínica más relevante, son los testículos muy pequeños con al menos 4 ml de volumen e inferiores a 2,5 cm de longitud. Infertilidad. Eunucoidismo. Coeficiente intelectual reducido de 10 a 15 puntos, pero sin alcanzar grado de discapacidad intelectual.
Paraclínicos	El diagnóstico se establece mediante el análisis de cariotipo. Pruebas prenatales no invasivas de ADN libre. Nivel de gonadotropinas elevadas. Nivel de testosterona sérico reducido. Estradiol elevado. Aumento de las concentraciones de SHBG.

Opciones de tratamiento

El tratamiento consiste en la corrección del déficit de los andrógenos.

Los lactantes con micropene pueden recibir testosterona (tópica para el pene o sistémica).

Niños más grandes requieren intervención temprana con terapia del habla y lectura especialmente si existe dislexia o retraso en el habla.

Durante la pubertad, la administración de testosterona es necesaria para el adecuado desarrollo de los rasgos sexuales secundarios, masa y fuerza muscular, masa ósea máxima, entre otras.

Los adultos deben recibir terapia de reemplazo de testosterona, adicionalmente puede emplearse tecnología reproductiva avanzada.

La ginecomastia puede tratarse mediante tratamiento médico como el tamoxifeno o mediante cirugía depende del tiempo de aparición y el grado de la ginecomastia.

Peculiaridades del seguimiento

El síndrome de Klinefelter, tiene riesgo de desarrollar otros trastornos asociados como diabetes mellitus tipo 2, dislipidemias, enfermedad cardiovascular y tromboembólicas a largo plazo. Se recomienda exámenes de control y detección regular.

Referencias bibliográficas

1. Shlomo Melmed, Richard J. Auchus, Allison B. Goldfine, Ronald J. Kowning, Clifford Rosen. Williams Textbook of Endocrinology 14Th edition. ELSEVIER, 2020.

Capítulo 350. Síndrome de Noonan

Anteriormente denominado como síndrome de Turner masculino, consiste en una enfermedad de tipo hereditaria autosómica dominante u ocasional esporádica, cuyas manifestaciones fenotípicas son heterogéneas.

Estadísticas y epidemiologia

Afecta alrededor de 1 caso por cada 1000 a 2500 nacidos vivos, tanto a hombres como mujeres, sin preferencias étnicas.

Grupos o factores de riesgo: Asociado a la edad paterna avanzada.

Etiología o causas más frecuentes

Es una enfermedad autosómica dominante pleomórfica, es decir, los padres presentan la mutación síndrome de Noonan con un 50% de probabilidad de transmitirla a su descendencia. Puede también ocurrir como una mutación esporádica o de novo.

La mitad de los hombres con el síndrome de Noonan, poseen alteraciones en el gen no receptor de la proteína tirosina fosfatasa tipo 11 *(PTPN11)*. Otra mutación que puede presentarse en los genes *SOS1, RAF1* o *KRAS.*

Elementos fisiopatológicos

Los hombres con el síndrome de Noonan, presentan hipogonadismo cuya característica principal se trata de la deficiencia de andrógenos y la producción alterada del esperma con incremento en las concentraciones de gonadotropina.

Criterios diagnósticos

Clínica	*Etapa prenatal:* Aumento de la traslucidez nucal en el útero. Polihidramnios por trastornos renales. Cardiopatías congénitas. Acortamiento leve de extremidades. Macrosomía fetal. Etapa posnatal, infancia y adultos. Macrocefalia. Criptorquidia. Ojos muy abiertos. Estatura baja. Estenosis pulmonar. Infertilidad (más frecuente en hombres). Miocardiopatía hipertrófica. Dificultad para alimentarse y retraso de crecimiento (lactantes). Estrabismo. Pérdida de la audición. Retraso intelectual y de desarrollo. Rasgos faciales inusuales (hipertelorismo, ojos inclinados hacia abajo, orejas con implantación baja u jelices gruesas, puente nasal alto, ptosis, micrognatia, cara con forma triangular, paladar alto, maloclusión dental, línea del cabello baja). Cuello corto y palmeado. Tórax en forma de escudo. Pectus excavatum o carinatum. Escoliosis Cúbito valgo. Laxitud articular. Hepatoesplenomegalia. Discapacidad intelectual.

Paraclínicos	El diagnostico es principalmente clínico. Pueden realizarse pruebas genéticas moleculares para confirmar el diagnostico. Una vez establecido el diagnóstico de Noonan, debe indicarse paraclínicos para evaluar las complicaciones asociadas al mismo: Evaluación cardíaca: ecocardiografía y electrocardiógrafo. Evaluación audiológica y oftalmológica. Ecografía renal. Perfil de coagulación. Evaluación de desarrollo. Imágenes de tórax y espalda.

Opciones de tratamiento

El tratamiento del síndrome de Noonan, consiste en la mejora sintomática y la atención de apoyo multidisciplinaria. De acuerdo a los órganos y sistemas afectados por el síndrome, puede ser necesario tratamiento específico:

La orquiopexia se indica en pacientes con criptorquidia en los niños de un año de edad para reducir el riesgo de cáncer testicular durante la edad adulta.

Se debe obtener una evaluación cardiaca cada 5 años con ecocardiografía y electrocardiograma.

Puede indicarse terapia con hormona de crecimiento para la baja estatura.

Peculiaridades del seguimiento

El seguimiento se llevará a cabo en conjunto con un equipo interdisciplinario en función a las patologías del paciente. El pronóstico depende de la gravedad del fenotipo. Puede haber alta mortalidad y morbilidad de acuerdo a la gravedad del defecto cardíaco.

Referencias bibliográficas

1. Shlomo Melmed, Richard J. Auchus, Allison B. Goldfine, Ronald J. Kowning, Clifford Rosen. Williams Textbook of Endocrinology 14Th edition. ELSEVIER, 2020.

Capítulo 351. Tumores funcionales de testículos

Los tumores funcionales de los testículos se definen como neoplasias que se originan en el interior de los testículos, capaces de secretar hormonas. Las neoplasias de células germinales suelen ser las productoras de hormonas o enzimas y pueden utilizarse estas secreciones como biomarcadores para el diagnóstico y monitorización del tumor.

Estadísticas y epidemiologia

Los tumores de las células germinales corresponden al 95% de los casos y suelen ser malignos.
Pueden ocurrir a cualquier edad, aunque más del 90% tienen una prevalencia máxima entre los 25 a 40 años de edad.
Los seminomas representan alrededor de un tercio de todos los tumores malignos de las células germinales de los testículos y es uno de los cánceres más tratable.
La tasa de supervivencia de los seminomas es de 98 al 99% en la etapa inicial.
Afecta 5 veces más a los caucásicos más que a los afrodescendientes.

Grupos o factores de riesgo:

- ✓ Antecedente de criptorquidia.
- ✓ Síndrome de disgenesia testicular.

- ✓ Antecedentes familiares de tumores de células germinales.
- ✓ Exposición a pesticidas.

Etiología y patogenia

La mayor parte de las neoplasias se origina de un foco de neoplasia intratubular de las células germinales, la cual aparece intrauterino, aunque queda silente hasta llegar a la pubertad. Estas células mantienen la expresión de los factores de transcripción conocidos como *OCT3/4* y *NANOG*, los cuales se encuentran asociados a la totipotencialidad. También se encuentran manteniendo compartiendo algunas alteraciones genéticas.

Clasificación de los tumores testiculares más comunes

Tumores de células germinales	
Tumores seminomatosos	Seminomas. Seminomas espermatocítico.
Tumores no seminomatosos	Carcinoma embrionario. Tumor del saco vitelino (seno endodérmico). Coriocarcinoma
Teratoma	
Tumores de los cordones sexuales y del estroma	
Tumores de células de Leydig. **Tumores de Sertoli**	

Seminomas

Macroscópica: masas homogéneas, lobuladas, color blanco grisáceo sin evidencia de zonas de hemorragia o necrosis. Túnica albugínea intacta.

Microscópica: células del seminoma poliédricas, abundante citoplasma, núcleo grande, estroma fibroso con densidad variable. Lobulillos irregulares, presencia de infiltrado linfocítico, positividad difusa para c-KIT, OCT4 y PLAP. Pueden contener células sincitiotrofoblásticas.

Seminoma espermatocítico

Macroscópica: superficie de corte grisácea y blanda con ocasionales quistes mucoides.

Microscópica: mezcla e tres poblaciones celulares incluidas células pequeñas similares a espermatocitos secundarios, células medianas con núcleo redondeado y eosinofilia citoplasmática y células gigantes dispersas.

Carcinoma embrionario

Macroscópica: corresponde a masas mal delimitadas de tamaño pequeño, blanquecino-grisáceo con presencia hemorrágica o necrosis puntiforme. Se extiende a través de la túnica albugínea y puede afectar el cordón y el epidídimo.

Microscópica: células epiteliales primitivas con márgenes poco definidos. Crecen formando láminas irregulares con túbulos, alvéolos y estructuras papilares. Se encuentra frecuente mitosis y células grandes. Expresan OCT3/4, PLAP, CD30 y citoqueratina, pero no c-KIT.

Tumor del saco vitelino (tumor del seno endodérmico)

Macroscópica: aparece como un tumor infiltrante, mucinoso, homogéneo, de color blanco-amarillento.

Microscópica: células neoplásicas dispuestas en una trama en forma reticular o de red, y pueden encontrarse áreas sólidas y papilas. Se pueden identificar cuerpos de Schiller-

Duval, y sus células pueden asociarse a glóbulos hialinos eosinófilos, con contenido de alfa 1-antitripsina inmunorreactiva.

Coriocarcinoma

Macroscópica: lesión pequeña, puede aparecer como una masa hemorrágica hasta una lesión poco llamativa sustituida por una cicatriz fibrosa.

Microscópica: células citotrofoblásticas poligonales y uniformes las cuales crecen en cordones y láminas mezcladas con células sincitiotrofoblásticas multinucleadas. Demuestran hCG.

Teratoma

Macroscópica: neoplasias grandes entre a 5 a 10 cm con aspecto heterogéneo. Contiene focos de necrosis y hemorragia que sugieren existencia de coriocarcinoma, carcinoma embrionario o ambos.

Microscópica: elementos diferenciados mesodérmicos, ectodérmicos y endodérmicos, los cuales se disponen de forma irregular. Estos elementos pueden ser maduros o inmaduros con rasgos similares al tejido embrionario o fetal.

Criterios diagnósticos

Clínica	Aumento de tamaño testicular no doloroso. Subfertilidad o espermatogénesis alterada. Puede haber dolor testicular, aunque es raro. Masa palpable única firme o dura en el escroto. Puede haber hidrocele. En caso de enfermedad metastásica se evidencia linfadenopatía retroperitoneal y mediastínica anterior.

Paraclínicos	Ecografía testicular: masa intratesticular hipoecoica relativamente y homogénea. Puede volverse menos homogénea debido a hemorragia y necrosis conforme aumenta su tamaño. Puede solicitarse una radiografía de tórax inicial y en caso de hallazgos anormales, se solicita una tomografía computarizada. *Biomarcadores:* AFP: aumentada en los tumores del seno endodérmico, puede encontrarse en menor media en otros tumores de células germinales. hCG: se eleva típicamente en loscoriocarcinomas, aunque los seminomas pueden describir menor intensidad. Lactato deshidrogenasa: es inespecífica, aunque aporta una ida de la carga tumoral.

Opciones de tratamiento

Orquiectomía radical: utilizado con más frecuencia como primera opción terapéutico con alta tasa de éxito.

Radioterapia de dosis baja.

La quimioterapia presenta persistencia o recaída en gran número de casos, por lo que no se considera como tratamiento de elección, no obstante, en el manejo posquirúrgico de los tumores diseminados, suele asociarse quimioterápicos de combinación sistémica y fármacos citotóxicos (etopósido, bleomicina, otros).

Peculiaridades del seguimiento

Las mayores tasas de recaída ocurren en los primeros 2 años luego del tratamiento inicial, aunque se han observado recaídas tardías, por lo tanto, se recomienda seguimiento de por vida en el paciente mediante consultas regulares. El seguimiento debe llevarse a cabo con el manejo y controles oncológicos posquirúrgicos y apropiado seguimiento andrológico.

Referencias bibliográficas

1. Rajpert-De Meyts E, Skakkebaek NE, Toppari J. Testicular CancerPathogenesis, Diagnosis and EndocrineAspects. [Updated 2018 Jan 7]. In: Feingold KR, Anawalt B, Boyce A, et al., editors. Endotext [Internet]. South Dartmouth (MA): MDText.com, Inc.; 2000.
2. Stephenson A, Eggener SE, Bass EB, Chelnick DM, Daneshmand S, Feldman D, Gilligan T, Karam JA, Leibovich B, Liauw SL, Masterson TA, Meeks JJ, Pierorazio PM, Sharma R, Sheinfeld J. Diagnosis and TreatmentofEarlyStage Testicular Cancer: AUA Guideline. J. Urol. 2019 Aug;202(2):272-281.

Capítulo 352. Infertilidad masculina

Se habla de infertilidad cuando una pareja presenta incapacidad para producir un embarazo luego de 6 meses o un año de relaciones sexuales regulares (2 a 3 días), sin protección. La infertilidad en hombres, puede ser resultado de deficiencias en la formación, transporte o concentración de espermatozoides.

Estadísticas y epidemiologia

Alrededor del 30% de las causas de infertilidad en una pareja, corresponde a causas masculinas y otro 30% ocurre por infertilidad tanto del hombre como de la mujer. Se estima que entre el 10 al 15% de las parejas son infértiles. Las tasas de infertilidad masculina varían mucho entre las regiones. Las tasas de fertilidad más altas se registran en Finlandia, mientras que las más bajas en Gran Bretaña.

Grupos o factores de riesgo:

- ✓ Antecedente de radioterapia.
- ✓ Antecedente de quimioterapia.
- ✓ Traumatismos testiculares.
- ✓ Diabetes mellitus.
- ✓ Esclerosis múltiples.
- ✓ Uso de fármacos alfa-agonistas.
- ✓ Tabaquismo.
- ✓ Consumo de marihuana.

Etiología o causas más frecuentes

Causas pretesticulares
Hipogonadismo hipogonadotrópico idiopático.
Síndrome de Prader-Willi.
Síndrome de Laurence-Moon-Biedl.
Prolactinoma.
Deficiencia aislada de LH.
Deficiencia aislada de FSH.
Talasemia.
Enfermedad de Cushing.
Causas testiculares primarias de infertilidad
Síndrome de Klinefelter.
Síndrome de inversión sexual (hombre XX).
Hombre XYY.
Síndrome de Noonan.
Disgenesia gonadal mixta (45,X/46, XY).
Disfunción del receptor de andrógenos.
Síndrome de microdeleción del cromosoma Y.
Síndrome de testículos desaparecidos o anorquia bilateral.
Síndrome de Down.
Distrofia miotónica.
Varicocele.
Insuficiencia testicular no cromosómica.
Criptorquidia.
Trauma.
Quimioterapia.
Síndrome de células de Sertoli solamente.
Orquitis.
Radioterapia.
Causas postesticulares de infertilidad
Bloqueo congénito del sistema ductal.
Fibrosis quística.
Obstrucción adquirida del sistema ductal.
Anticuerpos anti espermatozoides.
Defectos en los cilios.
Obstrucción del conducto eyaculatorio.
Trastornos eyaculatorios (eyaculación retrógrada o aneyaculación).

Elementos fisiopatológicos

De acuerdo a la causa, los mecanismos fisiopatológicos pueden ser diversos, no obstante, los mecanismos pueden implicar alteraciones en la formación, concentración y transporte de los espermatozoides.

- ✓ Insuficiencia del túbulo seminífero primario.
- ✓ Autoinmunidad espermática.
- ✓ Azoospermia obstructiva.
- ✓ Deficiencia de gonadotropinas.
- ✓ Trastorno de la función sexual.
- ✓ Efectos reversibles de toxinas.
- ✓ Oligospermia.
- ✓ Astenospermia y teratozoospermia.
- ✓ Normospermia con defectos funcionales.

Criterios diagnósticos

Clínica	*Historia médica* Debe contener la información completa del historial médico y urológico, describiendo la duración de la infertilidad o fertilidad previa, momento de la pubertad, trastornos crónicos subyacentes, entre otros. *Examen físico* Realice una completa inspección del pene, los testículos y características sexuales secundarias, así como el hábito corporal. Puede utilizar el orquidómetro de Prader o una ecografía para estimar el volumen testicular. Hallazgos probables: Señales de atrofia testicular.

	Hinchazón con dolor (orquitis). Agrandamiento testicular no doloroso (neoplasias, tuberculosis, sífilis terciaria). Epidídimo agrandado e indurado con componente quístico sugiere obstrucción ductal. Sensibilidad en el epidídimo sugiere epididimitis. Varicocele. Ginecomastia. La evaluación del pene se centra en la permeabilidad y ubicación del meato ureteral, descartando presencia de estenosis del meato. El examen rectal se orienta hacia el examen dela próstata y la evaluación de quistes, induraciones o masas prostáticas.
Paraclínicos	Análisis de semen (volumen de semen, concentración de esperma, morfología, motilidad, anticuerpos de esperma). Prueba de anticuerpos antiespermatozoides. Niveles de FSH y LH Niveles de testosterona. Niveles de prolactina. *Pruebas de imagen* Ecografía transrectal (sospecha de azoospermia u oligospermia severa, útil para evaluar obstrucción del conducto eyaculador). Ecografía escrotal evalúa anatomía del testículo el cordón espermático y el epidídimo. Se utiliza para evaluar apropiadamente el volumen testicular y masas testiculares o paratesticulares y descartar varicocele). Vasografía (evalúa la permeabilidad ductal). *Otros estudios* Prueba poscoital. Prueba de la función espermática. Biopsia de testículo.

Opciones de tratamiento

La causa específica de la infertilidad puede requerir opciones terapéuticas distintas. Es fundamental hallar la causa subyacente de la infertilidad y orientar el tratamiento en función a esta. Existe una cantidad limitada de tratamientos disponibles para mejorar la concepción en hombres.

Modificación del estilo de vida (terapia de alivio del estrés, dejar de fumar, reducir exposición ambiental y condiciones nocivas, suplementos dietéticos y vitaminas).

Cirugía epididimaria y vascular (obstrucción del tracto genital masculino). Vasovasostomía o vasoepididimostomía.

Imipramina o los alfa-simpaticomiméticos como la pseudoefedrina pueden ser útiles en la eyaculación retrograda.

Preparación del semen para inseminación.

Varicocelectomía.

Embolización de varicocele.

Electroeyaculación.

Técnicas de reproducción asistida.

Peculiaridades del seguimiento

El seguimiento se realiza de acuerdo a la causa. Se recomienda realizar las consultas de seguimiento en conjunto con un médico endocrinológico.

Referencias bibliográficas

1. Barak S, Baker HWG. Clinical Management ofMaleInfertility. [Updated 2016 Feb 5]. In: Feingold KR, Anawalt B, Boyce A, et al., editors. Endotext [Internet]. South Dartmouth (MA): MDText.com, Inc.; 2000-.
2. Shlomo Melmed, Richard J. Auchus, Allison B. Goldfine, Ronald J. Kowning, Clifford Rosen. Williams Text book of Endocrinology 14Th edition. ELSEVIER, 2020

Capítulo 353. Espermatograma

Se trata de un examen de laboratorio esencial para evaluar la fertilidad para el estudio de los trastornos genitales masculinos, así como otras patologías asociadas a infertilidad como las ocasionadas por la exposición a productos químicos, medicamentos y otros factores ambientales, entre otros.

Instrucciones de recolección

Recomendaciones de la Organización Mundial de la Salud y la Sociedad Europea de Embriología y Reproducción Humana:

- ✓ La muestra seminal debe recolectarse con un período de abstinencia sexual entre 2 a 7 días.
- ✓ La muestra debe ser depositada en un recipiente de boca ancha, limpio y estéril, el cual permita que todo el líquido seminal sea depositado en el recipiente. En caso de pérdida de alguna gota de semen, debe repetirse el procedimiento con el mismo periodo de abstinencia previo. Debe informar a su paciente que la primera gota de semen contiene alrededor del 50% del total de espermatozoides.
- ✓ El recipiente debe ser tapado herméticamente y marcado con el nombre del paciente.
- ✓ Transporte el recipiente a temperatura corporal y entregue al laboratorio hasta una hora después de haber sido recolectada la muestra. La muestra debe recolectarse en el hogar del paciente o en el laboratorio, brindando un ambiente de seguridad y privacidad.
- ✓ Cuando el paciente rechace el autoestímulo, puede emplear

preservativos especiales (sin espermaticidas), para recolectar muestra mediante relación coital. El paciente no debe lavar los órganos genitales con jabones quirúrgicos que puedan alterar el semen el día de la recolección.

Interpretación de los resultados

El espermiograma, suministra información de factores físicos relacionados con las glándulas e información de las células relacionadas al testículo, entre otras.

Volumen del semen

El volumen normal para 2 días de abstinencia es 2 cc mínimo.

Un valor inferior sugiere hipospermia asociado a testosterona baja.

Cuando a pesar de haber orgasmo, no hay líquido seminal externo, se denomina aspermia y es común entre diabéticos o en pacientes con lesión medular. Si esto sucede, se solicita una muestra de orina al paciente luego de la relación sexual, si se evidencian espermatozoides, se trata de una eyaculación retrógrada.

pH seminal

Valor normal de referencia es igual o mayor a 7,2

El pH ácido ocasiona muerte de espermatozoides, el volumen suele ser inferior a 2cc. Puede confirmarse mediante una titulación de fructuosa en el semen.

El pH elevado (superior a 8.0), sugiere procesos inflamatorios o infecciones crónicas relacionadas.

Mucólisis

El aumento de la viscosidad del líquido seminal se asocia a procesos inflamatorios de las glándulas, lo cual impide el libre desplazamiento de espermatozoides ocasionando astenozoospermia.

Color

Habitualmente se describe del color blanco grisáceo.
Color amarillento: prostatitis.
Blanco purulento: infección aguda.
Marrón: presencia de sangre o hemospermia, puede deberse a una ruptura ocasional de un vaso sanguíneo en la vía ureteralo vejiga. Si persiste, debe descartarse la presencia de neoplasias.

Olor

Sui generis relacionado con el olor de hipoclorito de sodio.

Aspectos celulares del semen

Recuento de espermatozoides	< 20 millones/cc o menor a 40 millones en recuento total: oligozoospermia. Ausencia de espermatozoide: azoospermia. Asociado a trastorno secretor o daño testicular por inflamación, infección, varicocele u otra. También puede ocurrir como resultado de trastornos congénitos o adquiridos.
Movilidad	*Grado a:* móviles y rápidos con movilidad rectilínea. *Grado b:* espermatozoides lentos con desplazamiento no rectilíneo. *Grado c:* no hay desplazamiento del espermatozoide, pero sí hay movilidad flagelar. *Grado d:* espermatozoide inmóvil.

Morfología	Se clasifica las alteraciones morfológicas de acuerdo a la localización cabeza, cuello, flagelo y combinadas. Actualmente se acepta como una normal irregularidad morfológica hasta en un 70% y un 30% de morfología espermática normal. No cumplir con el porcentaje de normalidad, se denomina teratozoospermia y puede ser resultado de enfermedades de transmisión sexual, drogas, ambientales, tóxicos, entre otros.
Vitalidad	El test de eosina permite identificar la cantidad de espermatozoides vivos o muertos.
Otras células	Puede identificarse otras células como linfocitos, virus (VIH, hepatitis B), bacterias y hongos.

Referencias bibliográficas

1. Vásquez, F., Soler, C., Camps, P., Valverde, A., & García-Molina, A. (2016). Spermiogram and sperm head morphometry assessed by multivariate cluster analysis results during adolescence (12-18 years) and the effect of varicocele. Asian journal of andrology, 18(6), 824–830. https://doi.org/10.4103/1008-682X.186873.
2. Fernando Vásquez R., Daniel Vásquez Echeverri. Espermograma y su utilidad clínica. Salud Uninorte. Barranquilla (Col.) 2007; 23 (2): 220-230.

Capítulo 354. Oligospermia

Se trata de las concentraciones de espermatozoides encontradas en el semen menores a 15 millones/mL o menos de 39 millones en la concentración total del volumen de semen, se describe como la densidad de espermatozoides por debajo del quinto percentil en hombres fértiles. Clínicamente se percibe como la disminución de la probabilidad de conseguir un embarazo.

Estadísticas y epidemiologia

La infertilidad puede afectar a 1 de cada 20 hombres. La infertilidad ocasionada por factor masculino, representa alrededor del 50% de los problemas de infertilidad en la pareja.

Se estima que más del 90% de la infertilidad por factor masculino, se caracteriza por una baja cantidad de espermatozoides en el semen o por la producción de mala calidad de estos.

La oligospermia no tratada puede empeorar con la edad, y progresar a azoospermia hasta en un 12,8% de acuerdo a la causa subyacente.

Grupos o factores de riesgo:

- ✓ Infección genital.
- ✓ Cirugía testicular.
- ✓ Uso de drogas de abuso.
- ✓ Obesidad o sobrepeso.
- ✓ Tabaquismo.
- ✓ Infección por VIH.

	Insuficiencia espermatogénica idiopática	**Idiopática**
Insuficiencia testicular primaria	Daño testicular	Infección (orquitis). Vascular (torsión) Varicocele Cirugía (orquiectomía, orquidopexia, pélvica o inguinoescrotal).
	Medicamentos y toxinas	Agentes quimioterápicos. Salazopirina (sulfasalazina) Agentes anti metabólicos.
	Trastornos cromosómicos	Numéricas o estructurales Traslocación o inversiones Yq microdeleciones
	Genético	Defecto de un solo gen (distrofia miotónica).
Mixta (primaria y secundaria)	Enfermedad no reproductiva	Enfermedad aguda o crónica Insuficiencia hepática o renal. Hepatitis. VIH Inanición. Sobrecarga de hierro (talasemia
	Enfermedad febril aguda	Enfermedad transitoria.
Insuficiencia testicular secundaria	Deficiencia parcial de GNRH	Hipogonadismo hipogonadotrópico. Síndrome de Kallmann. Otras
	Deficiencia parcial de gonadotropinas	Supresión mediada por esteroides sexuales. Neoplasia secretora de esteroides sexuales. Células de Leydig adrenales. Uso de esteroides androgénicos

		(abuso).
	Trastornos hipotálamo-hipofisario	Prolactinoma. Macroadenoma (secretor de ACTH, acromegalia, adenoma no funcionante). Traumatismos. Enfermedad infiltrativa. Sobrecarga de hierro (hemocromatosis, transfusiones en anemia crónica).

Criterios diagnósticos

Clínica	Específicamente la oligospermia, no presenta manifestaciones clínicas adicionales a los problemas de fertilidad. No obstante, de acuerdo a la causa, la gravedad y la edad de aparición, pueden ser observadas manifestaciones clínicas asociadas a esta y son valiosas en la identificación de la causa. ***Historia clínica*** Reúna antecedentes reproductivos como edad de pubertad, intentos previos de fertilidad, antecedentes de infecciones genitales, parotiditis, cirugías, entre otros. Interrogue acerca de los medicamentos o drogas que el paciente se encuentre tomando. ***Presentación clínica*** El hipogonadismo hipogonadotrópico prepuberal grave puede haber signos deficientes de virilización, micropene, testículos pequeños (menos de 4 ml). En el abuso de andrógenos, puede ocurrir acción androgénica excesiva caracterizada por exceso de musculatura, acné y testículos blandos y pequeños.
Paraclínicos	Pruebas de testosterona. Nivel de LH y FSH sérico. Análisis de semen (espermograma). *Recuento de espermatozoides:*

	Normal: > 15 millones /ml Oligospermia 5 a 14 millones /ml Oligospermia moderada1 a 5 millones /ml Oligospermia severa < 1 millón /ml

Opciones de tratamiento

Las opciones de tratamiento deben enfocarse en resolver la causa específica de la oligospermia.

Modificación de estilo de vida y nutrición: debe iniciarse una nutrición adecuada, especialmente frente a pacientes obesos, debe orientarse la alimentación hacia la pérdida de peso y la apropiada ingesta de nutrientes. Instruya a sus pacientes a dejar hábitos tabáquicos, y otros hábitos nocivos como el uso de drogas de abuso.

En caso de varicocele, debe plantearse la varicocelectomía. Aunque su efectividad en la fertilidad es controvertida.

Vitaminas E, C, B6, antioxidantes y otros suplementos, pueden mejorar la producción de espermatozoides.

Inhibidores de clomifeno o aromatasa.

Tratamiento con testosterona.

Tratamiento de reproducción asistida para la fertilidad (fertilización in vitro, inseminación artificial, FIV-ICSI).

Referencias bibliográficas

1. Robert I. McLachlan, Approach to the Patient With Oligozoospermia, *The Journal of Clinical Endocrinology & Metabolism*, Volume 98, Issue 3, 1 March 2013, Pages 873–880, https://doi.org/10.1210/jc.2012-3650
2. Kirby EW, Wiener LE, Rajanahally S, Crowell K, Coward RM. Undergoing varicocele repair before assisted reproduction improves pregnancy rate and live

birthrate in azoospermic and oligospermic men with a varicocele: a systematic review and meta-analysis. Fertil Steril. 2016;106(6):1338-1343.

Capítulo 355. Disfunción eréctil

Anteriormente era conocida como impotencia o disfunción eréctil masculina. Se define como la incapacidad de lograr o mantener una erección. También incluye la imposibilidad de lograr la rigidez del pene de forma suficiente de modo que pueda producir una relación sexual satisfactoria.
La DSM-5, para definir la disfunción eréctil requiere que ocurra una incapacidad para lograr o mantener una erección en el 75 al 100% de los encuentros sexuales, durante un período de 6 meses o más.

Estadísticas y epidemiología

Alrededor del 52% de los hombres entre los 40 a 70 años se han visto afectados por la disfunción eréctil en algún grado. Se estima que la prevalencia entre los hombres de 20 a 39 años de edad es aproximadamente del 5,1%. Entre los hombres de 40 a 59 años la prevalencia es de 14,8% aproximadamente.
Los hombres con patologías crónicas (enfermedad renal termina, debates, hipertensión y enfermedad cardiovascular), tienen una prevalencia significativamente más elevada que los hombres sanos.
La incidencia oscila entre los 12,4 casos por cada 1000 personas al hombre para los hombres entre los 40 a 49 años, y 29,8 casos por cada 1000 hombres al año en hombres entre los 50 a 59 años de edad. Para los hombres entre 60 a 69 años de edad la incidencia es de 46,4 por cada 1000.

Grupos o factores de riesgo:

- ✓ Edad avanzada.
- ✓ Diabetes mellitus.
- ✓ Hipertensión arterial.
- ✓ Tabaquismo
- ✓ Depresión.
- ✓ Uso de medicamentos.
- ✓ Dislipidemias.
- ✓ Enfermedades cardiovasculares.

Etiología y elementos fisiopatológicos

Categoría de la disfunción	**Trastorno más frecuente**	**Fisiopatología**
Neurogénico	Enfermedad de Alzheimer. Lesión de médula espinal. Accidente cerebrovascular. Neuropatía diabética. Lesión pélvica.	Inervación neuronal interrumpida. Fallo aliniciar la liberación de óxido nítrico (NO)
Hormonal	Deficiencia de andrógenos. Uso crónico de opioides. Diabetes mellitus Hiperprolactinemia.	Pérdida de la libido. Liberación inadecuada de NO. Cambios morfológicos en el pene (atrofia).
Psicógeno	Depresión Tensión psicológica. Problemas interpersonales. Ansiedad.	Liberación inadecuada de NO. Activación del sistema nervioso simpático. Disminución o pérdida de la libido.

Enfermedades sistémicas	Envejecimiento. Diabetes mellitus. Enfermedad ateroesclerótica generalizada. Enfermedad renal crónica.	Multifactorial. Alteración de la función neuronal y vascular.
Vasculogénico (arterial y cavernoso)	Hipertensión arterial. Obesidad. Hiperlipidemia. Aterosclerosis. Trauma o fractura pélvica. Tabaquismo. Enfermedad de Peyronie.	Irrigación arterial inadecuada. Oclusión alteración de la vena del pene.
Inducido por drogas	Antihipertensivos. Abuso de alcohol. Antidepresivos. Antiandrógenos	Supresión del sistema nervioso central. Neuropatía alcohólica. Disminución de la libido. Insuficiencia vascular.

Tabla 292. Etiología y fisiopatología de la disfunción eréctil. Fuente. Shindel AW, Brandt WO, Bochinski D, et al. Medical and Surgical Therapy of Erectile Dysfunction. [Updated 2018 Jul 10]. In: Feingold KR, Anawalt B, Boyce A, et al., editors. Endotext.

Criterios diagnósticos

Clínica	*Historia clínica* Determinar la historia psicosexual (naturaleza de la disfunción, características eyaculatorias, deseo sexual, otras, depresión, estrés, ansiedad por desempeño sexual, entre otras). Determine los factores de riesgo (trastornos crónicos subyacentes, cirugías previas, uso de medicamentos, uso de drogas, alcohol, tabaquismo, entre otros). Interrogue acerca de los factores que pueden ocasionar interacción con la terapia a elegir para la disfunción (uso

	actual de nitratos, bloqueadores alfa-adrenérgicos, vasodilatadores, entre otros). *Examen físico* Examine signos de deficiencia de andrógenos (pérdida del vello corporal, volumen testicular pequeño, proporciones eunucoideas, ginecomastia. Evalúe el déficit neurológico por lesión traumática, trastorno neurológico o vascular, mediante la examinación de la sensación genital y perineal. Mida la presión arterial y las variaciones frente a cambios posturales en la presión arterial. Examine pulsos femorales y en los pies, así como la isquemia de las extremidades inferiores. El pene debe ser examinado para descartar deformidades y enfermedad de Peyronie.
Paraclínicos	La evaluación básica de paraclínicos a realizar en todos los pacientes con disfunción eréctil, consiste en: Glucosa en sangre en ayunas. Lípidos plasmáticos. Nivel de testosterona total y libre en sangre. Indique los paraclínicos pertinentes en función a los hallazgos clínicos identificados durante el examen físico y la recolección de la historia médica. Los paraclínicos adicionales se indican en función a la sospecha clínica del paciente.

Opciones de tratamiento

Modificación del estilo de vida para mejorar salud general y reducir riesgo cardiometabólico.

Consejería psicosexual.

Inhibidores selectivos de la fosfodiesterasa 5 (contraindicados en hombres que consumen nitratos de forma regular o cardiopatías graves):

Sildenafil a dosis inicial de 50 mg, puede emplearse 100 mg o dosis máxima tolerada en caso de ineficacia a la dosis inicial, siempre que no halla evidencia de efectos adversos (1 a 2 horas antes del acto sexual)
Vardenafilo: dosis inicial de 10 mg y puede aumentarse a 20 mg o dosis máxima tolerada. Puede reducirse a 5mg depende del efecto del fármaco (1 o 2 horas antes del acto sexual).
Avanafil: dosis inicial de 20 a 100 mg y puede ajustarse hasta 200 mg (30 minutos antes de la relación sexual).
Dispositivos de vacío para inducir la erección (segunda línea de tratamiento)
Terapia intraureterales: alprostadil a dosis inicial de 250 a 500 µg. Debe aplicarse en el consultorio para evaluar los cambios en la presión arterial o si se produce hemorragia ureteral secundaria a la aplicación errónea.
Inyección intracavernosa de agentes vasoactivos.
Prótesis de pene (tercera línea de tratamiento).
Reemplazo de testosterona en hombres con deficiencia de andrógenos.

Peculiaridades del seguimiento:
El seguimiento debe establecerse en función a la causa subyacente y el riesgo del paciente al tratamiento de elección.

Referencias bibliográficas

1. Shlomo Melmed, Richard J. Auchus, Allison B. Goldfine, Ronald J. Kowning, Clifford Rosen. Williams Text book of Endocrinology 14Th edition. ELSEVIER, 2020.

2. Shindel AW, Brandt WO, Bochinski D, et al. Medical and Surgical Therapy of Erectile Dysfunction. [Updated 2018 Jul 10]. In: Feingold KR, Anawalt B, Boyce A, et al., editors. Endotext.

Capítulo 356. Orquiectomía

La orquiectomía consiste en un procedimiento quirúrgico mediante el cual se realiza la extirpación del testículo. Puede ser una orquiectomía unilateral cuando se quiere extraer un solo testículo o una orquiectomía bilateral para extracción simultánea de ambos testículos.

Indicaciones para la orquiectomía

- ✓ Terapia antiandrogénica en el cáncer de próstata avanzado o metastásico.
- ✓ Torción testicular con necrosis testicular completa.
- ✓ Infarto o destrucción testicular posterior a traumatismo.
- ✓ Absceso testicular secundario a infección, por ejemplo, de epididimitis.
- ✓ Cáncer de testículo.
- ✓ Cáncer de mama en hombres.

Tipos de abordaje

Procedimiento	Descripción
Abordaje escrotal	
Orquiectomía subcapsular	Técnica de Riba. Se indica en el carcinoma prostático avanzado y evita la sensación del escroto vacío posterior a la orquiectomía. Una vez realizada la incisión en la piel y en la túnica vaginalis parietalis, se procede a realizar una incisión en la túnica albugínea iniciando desde el polo superior hacia el polo inferior. Se desprende de la túnica

	albugínea el tejido testicular que sobresale hasta que el parénquima solo se fija al hilio. Debe ser disecado el tejido testicular y extraído, manteniendo seguros los vasos hiliares con una pinza.
Orquidoepididimectomía	Se indica para torsión testicular o para infecciones. Realizada la incisión cutánea se moviliza el testículo junto a la túnica vaginalis parietalis intacta. Se abre el cordón espermático y los conductos deferentes y los vasos testiculares son disecados por separado entre pinzas overholt y ligaduras de sutura. Se realiza un cauterio cuidadoso para evitar sangrado.
Abordaje inguinal	
Orquiectomía radical	La incisión se realiza comenzando 2 cm por encima del tubérculo púbico extendiéndose alrededor de 5 a 7 cm en paralelo con el ligamento inguinal de modo que se exponga el anillo inguinal externo. La incisión puede ser extendida hasta la parte superior del escroto, especialmente cuando se trate de tumores grandes. Se realiza a continuación una escisión de la grasa subcutánea, la fascia Camper y finalmente la fascia Scarpa, mientras se sujeta cuidadosamente los vasos sanguíneos encontrados. Identifique y movilice el nervio ilioinguinal, teniendo cuidado de no resecarlo durante el procedimiento. Se diseca el cordón espermático y se expone el tubérculo púbico. El testículo se extrae del escroto tirando del cordón cerca del tubérculo del pubis y aplicando presión hacia arriba sobre el escroto por debajo del testículo.

	Puede ser necesario extender la incisión sobre la cara anterolateral del escroto cuando el tumor sea muy grande.

Antes del procedimiento, se debe plantear con el paciente la opción de colocar una prótesis estética en el lugar, así como la posibilidad de realizar una biopsia en el testículo contralateral presuntamente sano. El escroto y la parte inferior del abdomen deben afeitarse completamente. Durante el procedimiento puede ser extraído uno o ambos testículos de acuerdo a las peculiaridades del paciente.

Referencias bibliográficas

1. Hashim H., Abrams P. (2008) Radical Orchidectomy (Orchiectomy). In: Hashim H., Abrams P., Dmochowski R. (eds) TheHandbookof Office UrologicalProcedures. Springer, London. https://doi.org/10.1007/978-1-84628-706-0_8.

Capítulo 357. Castración química

Consiste en un procedimiento médico reversible y temporal en el cual se emplean sustancias hormonales para conseguir la inhibición de la libido y el control de los impulsos sexuales. Es un método utilizado para suprimir los impulsos sexuales violentos de agresores sexuales, especialmente los pederastas o pedófilos. No obstante, es un procedimiento controversial.

Medicamentos utilizados en la castración química

Se utilizan diversos medicamentos con efecto antiandrógeno para suprimir o reducir los niveles de la testosterona y consecuentemente el impulso sexual.

- ✓ Derivados estrogénicos.
- ✓ Antiandrógenos esteroideos y no esteroideos.
- ✓ Análogos de LHRH.
- ✓ Antagonistas LHRH.

Los fármacos más ampliamente utilizados son el acetato de medroxiprogesterona (MPA) o el acetato de ciproterona (CPA).

No obstante, de acuerdo con estudios animales, se presume que el CPA, podría inducir el desarrollo de carcinoma en células hepáticas, por lo tanto, no ha sido aprobado en los Estados Unidos, siendo el MPA el más utilizado en dicho país.

Por su parte, el MPA, no es utilizado en el continente europeo, debido a los efectos secundarios que ocasiona el medicamento, entre los que destaca la andropausia, inestabilidad del estado de ánimo grave ocasionando depresión clínica, insomnio, diabetes, feminización, migrañas, desmineralización ósea entre otras, por lo que en Europa, se emplea principalmente el CPA.

Los agonistas de GnRH, han sido empleados más recientemente consiguiendo reducir drásticamente los niveles de testosterona en la sangre, así como la atenuación del comportamiento sexual inapropiado autoinformado.

Efectos esperados de la castración química

- ✓ Disminución de los niveles de testosterona.
- ✓ Disminución de las tasas de reincidencia en delitos sexuales (especialmente parafílicos).
- ✓ Reducción del interés sexual.
- ✓ Disminución del desempeño sexual.

Efectos adversos

- ✓ Andropausia.
- ✓ Inestabilidad grave del estado de ánimo.
- ✓ Depresión clínica.
- ✓ Feminización.
- ✓ Migrañas.
- ✓ Desmineralización ósea.
- ✓ Aumento de peso.

Países donde actualmente se practica la castración química

- ✓ Canadá.
- ✓ Argentina.
- ✓ España.
- ✓ Estados Unidos (algunos estados).
- ✓ Corea.

Actualmente la castración química no cuenta con suficientes estudios de medicina basada en evidencia que confirme los efectos de la técnica en una población suficiente para considerarla efectiva. Su aplicación supone una controversia tanto en efectividad como en conflictos éticos debido a sus efectos secundarios.

Referencias bibliográficas

1. Douglas, T., Bonte, P., Focquaert, F., Devolder, K., & Sterckx, S. (2013). Coercion, incarceration, and chemical castration: an argument from autonomy. Journal of bioethical inquiry, 10(3), 393–405. https://doi.org/10.1007/s11673-013-9465-4.
2. Sandra Mayerly Méndez Bejarano. Castración química, última opciónen pacientes pedófilos y pederastas, considerando su autonomía y dignidad. Universidad El Bosque • Revista Colombiana de Bioética. Vol. 14 No 02 • Julio-Diciembre 2019.
3. Lee, J. Y., & Cho, K. S. (2013). Chemical castration for sexual offenders: physicians' views. Journal of Korean medical science, 28(2), 171–172. https://doi.org/10.3346/jkms.2013.28.2.171

Capítulo 358. Ginecomastia del adulto

El término conocido como "ginecomastia" se deriva del griego *"gyne"* (femenino) y *"masto"* (senos) y corresponde al agrandamiento benigno de la mama masculina, el cual frecuentemente ocurre de manera bilateral. Clínicamente se define por la aparición de una masa firme o gomosa la cual puede extenderse de manera concéntrica desde los pezones.

Estadísticas y epidemiologia

Alrededor del 60 al 90% de los bebés tienen ginecomastia transitoria como consecuencia del nivel elevado de estrógenos durante el embarazo. El pico de ginecomastia durante la pubertad, puede variar desde el 4 al 69%.

Los niños entre 10 a 12 años pueden presentar ginecomastia puberal, y desaparece a los 18 meses. Se estima que la persistencia es poco común en varones de 17 años.

El tercer pico de ginecomastia aparece en los hombres mayores de 65 años entre un 24 a 65%.

Grupos o factores de riesgo:

- ✓ Antecedentes familiares de ginecomastia.
- ✓ Enfermedad renal crónica.
- ✓ Enfermedad hepática.
- ✓ Trastornos tiroideos.
- ✓ Uso de drogas de abuso.
- ✓ Uso de medicamentos.

Etiología y elementos fisiopatológicos

Ginecomastia fisiológica	Recién nacidos (debido a la estimulación del estradiol y progesterona materna). Pubertad (desequilibrio entre le estradiol y la testosterona. Desaparece alrededor de 2 o 3 años después). Adultos mayores (aumento de la actividad de la aromatasa periférica secundaria al incremento de la grasa corporal, aumento de LH y reducción de testosterona)
Ginecomastia patológica	Estrógeno aumentado Tumores: Tumor de las células de Leydig. Tumor de células de Sertoli. Tumor suprarrenal. Tumor de la granulosa. Tumor gonadal o extra gonadal de células germinales. No tumorales: Mayor actividad de aromatasa. Desplazamiento de estrógeno de la globulina transportadora de hormonas sexuales. Disminución de la resistencia a la testosterona y los andrógenos: Síndrome de Klinefelter. Deficiencia de 17-oxosteroide reductasa. Síndrome de Kallmann. Enfermedad de Kennedy. Otras enfermedades Enfermedad renal terminal. Enfermedad hepática. Tirotoxicosis. Trastornos de la médula espinal. Drogas o fármacos Marihuana.

	Ketoconazol. Ranitidina. Cimetidina. Espironolactona. Etanol Metronidazol. Otros.

Histopatología

Las características típicas de la ginecomastia incluyen la proliferación del estroma y los conductillos, así como el estroma suelto, en casos agudos mientras que el estroma denso con pocos conductillos, aparece en casos crónicos.

Criterios diagnósticos

Clínica	***Historia clínica*** Inicio y duración de la ginecomastia. Síntomas adicionales asociados. Investigue problemas con sistemas específicos (suprarrenales, próstata, pulmones, hígado, riñones, testículos, tiroides). Antecedentes familiares, genéticos, medicamos o drogas recreativas. ***Examen físico*** En el examen de cabeza y cuello busque masas anormales. Evalúe cuidadosamente la tiroides. El examen de los senos debe describir la naturaleza del tejido, especialmente en los cambios de la piel, la secreción del pezón, sensibilidad, asimetría, atrofia o agrandamiento. Diferencie de la pseudoginecomastia (grasa circunferencial en el área subareolar). Examine presencia de rasgos feminizantes. *Clasificación*

	Grado I: pequeña ampliación, no hay exceso de piel. *Grado IIa:* moderado agrandamiento, sin exceso de piel. *Grado IIb:* moderado agrandamiento con piel extra. *Grado III:* marcado agrandamiento con piel extra
Paraclínicos	De acuerdo a los hallazgos clínicos y la historia médica, oriente los paraclínicos en busca de la causa específica. Niveles de testosterona sérica. Niveles de LH y FSH. Estradiol. Pruebas de función tiroidea. Pruebas de función renal. Pruebas de función hepática. Cariotipo. Ecografía testicular. Mamografía o ecografía. Tomografía computarizada abdominal.

Opciones de tratamiento

El principal objetivo del tratamiento consiste en resolver la causa subyacente especifica. El tratamiento médico orientado a reducir la ginecomastia, no es muy efectivo cuando tiene larga duración. Se emplean fármacos como el clomifeno, danazol y tamoxifeno son utilizados frecuentemente en los casos agudos obteniendo un éxito variable.

Pacientes con grado I o IIa: puede indicarse liposucción y escisión quirúrgica en casos crónicos.

Pacientes con grado IIb: indicada escisión quirúrgica abierta. La resección de la piel es posible si existe una gran ptosis.

Peculiaridades del seguimiento

Aunque la ginecomastia no ocasiona un riesgo para la vida, ocasiona una significativa angustia emocional. Considere realizar seguimiento específico en casos donde exista riesgo elevado de otras complicaciones asociadas a la causa subyacente, por ejemplo, en el síndrome de Klinefelter, debe ser realizado seguimiento de pesquisa contra el cáncer de mama masculino.

Referencias bibliográficas

1. Brown JD. Critique of "Risk of Gynecomastia with Users of Proton Pump Inhibitors". Pharmacotherapy. 2019 Jul;39(7):791.
2. Rasko YM, Rosen C, Ngaage LM, Al Fadil S, Elegbede A, Ihenatu C, Nam AJ, Slezak S. Surgical Management of Gynecomastia: A Review of the Current Insurance Coverage Criteria. Plast. Reconstr. Surg. 2019 May;143(5):1361-1368.

Capítulo 359. Andropausia

También conocido como hipogonadismo de inicio tardío, definido como un síndrome clínico y bioquímico relacionado con la edad avanzada en el varón, y el cual se caracteriza por la deficiencia de los valores séricos de la testosterona, la cual se encuentra por debajo del nivel esperado en un hombre adulto sano. La andropausia, corresponde al proceso de envejecimiento normal del hombre, en la cual, ocurre una disminución de la capacidad funcional de las células de Leydig, así como una discreta reducción del volumen testicular, entre otras. No obstante, es un término polémico en la actualidad.

Estadísticas y epidemiologia

Se considera un hombre anciano al mayor de 65 años. Se estima que para el 2030 la población de ancianos de los Estados Unidos será alrededor del 22%. Con el envejecimiento los niveles de testosterona se reducen en 1% por año.
El nivel de testosterona se ve más reducido en el envejecimiento en pacientes con patologías crónicas.

Grupos o factores de riesgo:

Es un proceso esperado del envejecimiento. No obstante, las reducciones de testosterona son más significativas en sujetos con patologías de evolución crónica:

- ✓ Obesidad.
- ✓ Diabetes mellitus tipo 2.

- ✓ Estrés emocional.
- ✓ Polifarmacia.

Etiología y mecanismos desencadenantes

A partir de los 30 o 40 años, comienza una lenta disminución casi imperceptible de la frecuencia de estímulos pulsátiles de la GnRH a nivel hipotalámico. A medida que la edad avanza, el defecto de la producción de GnRH se hace cada vez más marcado, ocasionando hipogonadismo hipogonadotrópico. Es probable que esta condición se encuentre asociada al incremento de la grasa corporal que acompaña al proceso de envejecimiento, especialmente el aumento de la grasa visceral.

Además, durante el envejecimiento comienzan a desarrollarse alteraciones en la microcirculación testicular y aparecen cambios degenerativos en las células de Leydig, en conjunto con una reducción de la sensibilidad a la LH en ellas. Esto resulta en una disminución de la producción de testosterona.

Los mecanismos etiopatogénicos involucran, por lo tanto, defectos hipotalámicos y testicular, asociado al envejecimiento biológico, lo cual conduce a la reducción de la testosterona circulante y el desarrollo de la clínica de andropausia.

Criterios diagnósticos

Clínica	Asegúrese de recolectar una historia clínica completa que le permita identificar otras patologías o factores de riesgo no asociados a la andropausia. La reducción de la testosterona en el varón de edad

	avanzada se asocia con: Cambios en la composición corporal. Anemia. Depresión. Fatiga o disminución de la energía. Reducción de fuerza muscular. Disminución de la densidad mineral ósea. Disminución de la libido y erecciones matutinas. Disfunción eréctil.
Paraclínicos	Dos mediciones diferentes de testosterona libre(por debajo de 8 nmol/L o inferior a 300 ng/dl). Nivel de LH (elevada)

Opciones de tratamiento

Cambios en el estilo de vida, especialmente a los pacientes obesos o con sobrepeso. Aliente a sus pacientes a reducir la grasa corporal mediante cambios de alimentación y ejercicio físico. Considere referencia a nutriólogo.

Terapia de reemplazo con testosterona. Pueden indicarse distintas preparaciones de acuerdo a las características individuales del paciente:

Enantato o cipionato de testosterona vía intramuscular cada 2 o3 horas.

Puede indicar testosterona en gel, cuando sea requerido mantener valores apropiados constantes. No obstante, el precio es más elevado.

La presentación oral de la testosterona, presenta un radical alquilo en el carbono 17, lo que le confiere un potencial hepatotóxico, no se recomienda esta administración.

Peculiaridades del seguimiento:

Para la vigilancia del tratamiento, se recomienda establecer consultas de seguimiento a los 3 a 6 meses desde e comienzo del tratamiento con testosterona. En la consulta, debe interrogar acerca de la experiencia del paciente con el medicamento tanto su efectividad como aparición de efectos adversos. Si el paciente no refiere mejoría sintomática, se recomienda suspender el medicamento.

Revise con periodicidad durante el tratamiento, los niveles de hemoglobina, el hematocrito, antígeno prostático y examen rectal.

Referencias bibliográficas

1. Dorantes y Martínez. Endocrinología clínica 5ta edición, Editorial El Manual moderno 2016.
2. Parminder Singh. Andropause: Current concepts. Indian J Endocrinol Metab. 2013 Dec; 17(Suppl 3): S621–S629.
3. Shlomo Melmed, Richard J. Auchus, Allison B. Goldfine, Ronald J. Kowning, Clifford Rosen. Williams Textbook of Endocrinology 14Th edition. ELSEVIER, 2020.

Capítulo 360. Reemplazo hormonal masculino

Para mantener el apropiado bienestar físico y emocional en los hombres se requiere de la presencia de la hormona sexual conocida como testosterona, una hormona esencial para los hombres. No obstante, en el hipogonadismo masculino, una condición endocrina caracterizada por la deficiencia de testosterona, se relaciona con el potencial de ocasionar quejas psicosociales y múltiples morbilidades. La testosterona es una hormona necesaria para la diferenciación, el crecimiento del desarrollo y el mantenimiento del fenotipo masculino.

Indicaciones

La FDA, aprueba el uso de testosterona como terapia de reemplazo en hombres con síntomas de hipogonadismo y niveles bajos de testosterona.

Síntomas sugestivos de hipogonadismo

Síntomas
Disminución de erecciones espontáneas.
Disminución de tumescencia nocturna del pene.
Reducción del crecimiento de la barba.
Disminución de la libido.
Reducción de los testículos.

Pruebas de laboratorio iniciales

Deben incluir 2 mediciones de testosterona sérica durante la mañana (8 a 10 a. m.), si ambos resultados indican niveles reducidos (Testosterona total <300ng/dL o testosterona libre

<5 a 9 ng/dL), se realizan estudios complementarios para identificar hipogonadismo secundario (Ver capítulo 231).

En caso de resultados de testosterona normal baja y con síntomas cínicos positivos, se indican pruebas para evaluar la testosterona libre o biodisponible:

- ✓ Globulina transportadora de hormonas sexuales.
- ✓ Albumina.

Administración de la terapia de reemplazo hormonal masculino

Objetivo: normalización de los niveles de testosterona totales combinada con la mejoría de los signos y síntomas.

Recomendaciones generales

Evite andrógenos 17-alfa-alquilados y formulaciones orales metiladas por riesgo de hepatotoxicidad. El tratamiento inicial, debe constar de formulaciones de acción corta para interrupción rápida en caso de efectos adversos. Se recomienda recetar productos de testosterona fabricados comercialmente evitando el uso de la testosterona compuesta, no obstante, si se prescriben estas preparaciones, realice un seguimiento adicional y ajuste de dosis para asegurar que los niveles terapéuticos sean apropiados. Realice evaluaciones hematológicas periódicas: Antes del tratamiento (incluyendo Hemoglobina/hematócrito) A los 3, 6 y 12 meses después de iniciado el tratamiento y luego anualmente. Cuando deba realizar ajustes de dosis o cambio de preparación.

Consideraciones de las formulaciones

Los geles transdérmicos y las inyecciones musculares, son las opciones

principales.
Formas de administración:
Oral.
Bucal.
Transdérmica (gránulo, solución, gel, parche).
Intramuscular
Las tabletas y cápsulas orales de testosterona, no deben ser utilizadas para el tratamiento de deficiencias de testosterona debido a efectos adversos hepáticos probables y reducción de la eficacia terapéutica.
Las formulaciones bucales no deben ser tragadas o masticadas.
La administración de un gel de testosterona, debe ser aplicada en el hombro, parte superior de los brazos o en el abdomen. No debe ser aplicado en e escroto.
El gel de testosterona nasal, se administra tres veces al día.
El lugar de aplicación del parche de testosterona recomendado es en la espalda, abdomen, muslo o parte superior del brazo.
Los gránulos de testosterona subcutánea se colocan cada 3 a 6 meses en la grasa subdérmica de las nalgas, el muslo o la pared abdominal.
Las inyecciones intramusculares de testosterona (con cipionato de testosterona o enantato de testosterona), deben ser administradas en dosis recomendadas de 50 a 100 mg por semana, o 100 a 200 mg cada dos semanas.
Actualmente se encuentra aprobada una forma de inyección intramuscular de acción extralarga (undecanoato de testosterona), la cual puede ser administrada a dosis de 750 mg seguida de otra dosis a las 4 semanas luego de la administración inicial y las dosis posteriores cada 10 semanas.

Efectos adversos asociados a las formulaciones

Presentación de testosterona	Efecto adverso
Comprimidos bucales	Irritación de las encías y mucosa oral.
Geles de testosterona	Transferencia a niños o mujeres que entren en contacto con el gel.

Parches	Reacciones cutáneas
Inyectables	Fluctuaciones en el estado de ánimo, libido y energía.
Todas	Aumentan el riesgo cardiovascular. Eritrocitosis (incremento del riesgo detromboembolismo venoso). Aumento de niveles de PSA (debe descartarse el cáncer de próstata antes de iniciar la terapia, debido a que puede agravar el proceso de la enfermedad).

Contraindicaciones

PSA elevado >4 ng/ml. Nódulo prostático palpable no diagnosticado. Antecedente de cáncer de mama. Cáncer de próstata. Infarto de miocardio o accidente cerebrovascular (en los últimos 6 meses). Insuficiencia cardíaca incontrolable. Apnea obstructiva del sueño no tratada. Hombres planificando fertilidad. Hematocrito superior a 48%. Incremento de nivel de PSA suprior a 3vng/ml en pacientes con riesgo elevado (afroamericanos, antecedente de familiar de primer grado de cáncer de próstata).

Estrategias del seguimiento

Un mes luego de iniciar el tratamiento, debe ser valorado el nivel de testosterona matutino.

Luego un año de tratamiento, los próximos3 a 6 meses debe ser solicitado el nivel de testosterona matutino, así como otros estudios como LFT, PSA, perfil de lípidos, DRE, estradiol, hemoglobina, hematócrito, presión arterial.

Anualmente luego de un año, se mide nuevamente el perfil de lípidos, DRE, estradiol, PSA, Hgb y Hct y la presión arterial.

Referencias bibliográficas

1. Park, H. J., Ahn, S. T., & Moon, D. G. (2019). Evolution of Guidelines for Testosterone Replacement Therapy. Journal of clinical medicine, 8(3), 410. https://doi.org/10.3390/jcm8030410
2. Zitzmann M. Hormoners atz therapie des Mannes [Hormone Replacement Therapy in Males]. Dtsch Med Wochenschr. 2018 Sep;143(19):1405-1416. German. doi: 10.1055/s-0043-118752. Epub 2018 Sep 19. PMID: 30231287.
3. Sizar O, Pico J. Reemplazo de andrógenos. [Actualizado el 24 de mayo de 2020]. En: StatPearls [Internet]. Treasure Island (FL): Stat Pearls Publishing; 2020 enero-. Disponible en: https://www.ncbi.nlm.nih.gov/books/NBK534853/
4. Osterberg, E. C., Bernie, A. M., & Ramasamy, R. (2014). Risks of testosterone replacement therapy in men. Indian journal of urology : IJU : journal of the Urological Society of India, 30(1), 2–7. https://doi.org/10.4103/0970-1591.124197

Tópicos Claves en la Endocrinología

Resúmenes

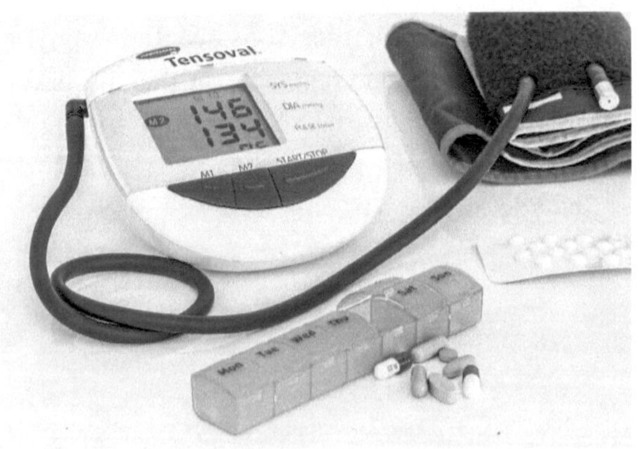

1986

I. Síntomas y signos clínicos sospechosos de enfermedad endocrina

Debido a que las glándulas endocrinas son inaccesibles en la exploración física habitual (a excepción de la glándula tiroides y las gónadas), el médico debe realizar una historia clínica exhaustiva y completa, e interrogar apropiadamente acerca de los signos y síntomas endocrinos por aparatos y sistemas, antecedentes familiares, personales, evolución de la pubertad, menarquía, desarrollo y maduración sexual, alteraciones en la piel, manifestaciones neurológicas, entre otras, a fin de orientar el examen físico de la manera más enriquecedora para identificar y diagnóstica las patologías endocrinas.

Signo/ síntoma	Definición/ Descripción	Diagnósticos probables
	Alteración del peso corporal	
Delgadez	Peso corporal inferior al promedio estimado para su sexo, talla y edad en la comunidad en la que reside.	Idiopático, desnutrición, trastornos del patrón alimenticio (anorexia nerviosa, etcétera), hipertiroidismo, uso de fármacos adelgazantes, infecciones crónicas, trastornos psiquiátricos, neoplasias malignas, feocromocitoma, diabetes con glucosuria, enfermedad de Addison, Hipercalcemia.
Adelgazamiento	Individuo con peso anterior superior al actual.	
Desnutrición	Consecuencia de una alimentación deficiente en calorías, proteínas y nutrientes durante un período prolongado.	
Aumento de peso (sobrepeso, obesidad, obesidad mórbida)	Ganancia de tejido adiposo. Aumento de peso como consecuencia de un incremento excesivo del depósito de grasa corporal. Excede al 20% del peso deseable, mientras que la	Sobrealimentación, sedentarismo. Síndrome de Cushing (patrón de obesidad central) Acromegalia. Hipotiroidismo. Diabetes mellitus tipo 2.

	obesidad mórbida se considera cuando ha excedido el 40% del peso corporal.	Síndrome metabólico. Edema cíclico o indeterminado. Predisposición genética, Hipogonadismo hipogonadotrópico. Lipomastia.
Obesidad central o androide	Depósito graso subcutáneo a predominio en la región abdominal.	
Obesidad ginecoide	Depósito adiposo subcutáneo gluteofemoral. Patrón de obesidad típicamente femenino.	
	Alteraciones del crecimiento	
Enanismo	Defecto de crecimiento consistente en un retraso en la talla. Corresponde a una talla inferior al 40% de la media para la edad y sexo en el grupo poblacional del sujeto. Cuando la reducción de la talla es del 20% se habla de sujeto de talla pequeña.	Craneofaringioma. Infecciones crónicas. Síndrome de Down. Enfermedad celíaca. Hipotiroidismo infantil. Raquitismo. Síndrome de Turner.
Gigantismo	Crecimiento de la estatura que sobrepasa la altura normal. En adultos se estima gigantismo cuando la talla es superior a 203 cm, mientras que en niños es 3 desviaciones estándar por encima de la talla normal para su sexo y edad.	Acromegalia. Hipogonadismo. Hipertiroidismo.
	Alteraciones de piel y anexos	
Piel gruesa	Manifestación de piel rugosa, dura y gruesa.	Gigantismo. Acromegalia. Hipotiroidismo.
Piel fina	Evidencia de piel fina, caliente y húmeda con sudoración y fácil dermografismo.	Hipertiroidismo.
Estrías violáceas	Especialmente aparecen en la región anterolateral e	Síndromes corticosuprarrenales con

	inferior del abdomen, las nalgas, las mamas y la parte superior de los brazos y muslos.	incremento del cortisol plasmático (síndrome de Cushing).
Acné	Comedones abiertos frecuentes entre los jóvenes sanos de ambos sexos durante la etapa puberal.	Fisiológico Hiperfunción corticosuprarrenal Tumor ovárico productor de andrógenos. Síndrome de ovarios poliquísticos.
Alopecia	Pérdida significativa del cabello provocada por motivos, físicos, químicos o predisposición genética.	Desnutrición, genética, tiña del cuero cabelludo, quemaduras lesiones mecánicas o químicas, tricotilomanía, lupus discoide, tumores, ictiosis ligada al cromosoma X, hipoparatiroidismo, hipopituitarismo, hipotiroidismo.
Efluvio telógeno	Rápida caída del pelo en todo el cuero cabelludo, a menudo reversible que resulta de alteraciones en el ciclo del pelo normal.	Enfermedades sistémicas causantes de alopecia, embarazo, estrés emocional intenso, pérdida brusca de peso.
Alopecia androgénica	Condición que combina predisposición genética y acción de las hormonas androgénicas. Puede ocurrir en hombres y en mujeres.	Predisposición genética.
Hipertricosis	Aumento exagerado del vello normal en la mujer en áreas donde existen de acuerdo al patrón femenino (piernas y antebrazos)	Predisposición genética.
Hirsutismo	Patrón masculino de crecimiento del pelo en la mujer. Es desencadenado generalmente por una	Enfermedad de Cushing, enfermedad de ovarios poliquísticos, deficiencias de 21-hidroxilasa, 3 beta

	excesiva producción de andrógenos.	hidroxiesteroide deshidrogenasa isomerasa, 11 beta-hidroxilasa, tumores suprarrenales, uso de fármacos (diazóxido, minoxidil, difenilhidantoína, glucocorticoides), otros estados asociados a hiperandrogenismo.
Alteración del ánimo		
Astenia	Sensación de cansancio o agotamiento previa a realizar alguna actividad extenuante.	Puede asociarse a casi cualquier patología. Cuando se acompaña con modificaciones del peso corporal puede asociarse a síndrome de Addison e hipertiroidismo (disminución de peso corporal), síndrome de Cushing e hipotiroidismo (aumento de peso)
Alteraciones de los ojos		
Exoftalmos	Es la protrusión de los globos oculares fuera de la cavidad orbitaria como resultado del incremento del tejido retro-orbitario. Generalmente es bilateral, y presenta aumento de la apertura palpebral y con mirada fija.	Hipertiroidismo tipo Graves-Basedow
Cataratas	Opacidad del cristalino	Hipoparatiroidismo. Diabetes mellitus
Hemianopsia	Ceguera o falta de visión que afecta solo a la mitad del campo visual.	Compresión del quiasma óptico (tumor hipofisario)
Alteraciones olfatorias		
Anosmia / Hiposmia	Ausencia o disminución de la capacidad olfativa.	Hipogonadismo hipogonadotrópico
Hiperosmia	Alteración donde se ve incrementada la	Embarazo Enfermedad de Graves-

	sensibilidad olfatoria.	Basedow
	Alteraciones de la lengua	
Macroglosia	Incremento del tejido de la lengua por lo cual esta se hace más grande de lo normal.	Acromegalia Hipotiroidismo congénito. Síndrome de Down. Síndrome de Beckwith-Wiedermann
	Alteraciones en el cuello	
Bocio	Aumento del tamaño de la glándula tiroides	Bocio congénito. Hipotiroidismo. Hipertiroidismo. Bocio multinodular. Neoplasia maligna tiroidea.
Estrumitis	Procesos inflamatorios que han sido instaurados en un bocio.	Procesos inflamatorios
Tiroiditis	Inflamación de la glándula tiroides. Puede ser aguda, subaguda y crónica de acuerdo a la evolución.	Infecciones tiroideas secundarias a infección respiratoria superior.
	Alteraciones de las mamas	
Ginecomastia	Incremento del tamaño de las glándulas mamarias en el varón, puede ser unilateral o bilateral. Aumenta el estroma mamario y tejido glandular.	Fisiológico (neonatal, puberal, senil). Hiperprolactinemia. Realimentación. Resistencia a acción de andrógenos. Aumento de la producción de estrógenos (tumor en células de Leydig secretantes de estrógenos, neoplasias adrenocorticales feminizantes). Tumor de células de Sertoli. Obesidad. Enfermedad de Graves-Basedown. Cirrosis hepática. Hipogonadismo hipogonadotrópico.

		Síndrome de Klinefelter. Anorquia congénita. Prolactinoma.
Galactorrea	Eliminación de secreciones a través de la mama, secreciones lactescentes en una mujer no lactante o luego de 6 meses del posparto en una mujer que no amamanta. Esta puede ser unilateral o bilateral.	Fisiológica. Craneofaringiomas. Prolactinomas. Adenomas mixtos. Sarcoidosis. Disgerminomas. Hipotiroidismo primario. Síndrome de Nelson. Enfermedad de Addison. Hipotiroidismo primario. Fármacos (benzodiacepinas, reserpina, antidepresivos tricíclicos, opiáceos, cimetidina, cocaína, benzodiacepinas, entre otros). Quiste de la bolsa de Rathke.
	Alteraciones musculares	
Atrofia muscular	Desgaste, pérdida o disminución del músculo esquelético, el cual puede presentarse con o sin alteraciones de la sensibilidad. Es la reducción de la masa muscular.	Diabetes mellitus descompensada de larga duración. Enfermedad de Cushing. Insuficiencia corticosuprarrenal. Acromegalia. Hipogonadismo masculino por eunucoidismo o castración.
Hipertrofia muscular	Aumento del tamaño del músculo debido al aumento de la cantidad de miofibrillas.	Pubertad precoz. Hipotiroidismo o mixedema marcado. Primeros estadios de la acromegalia. Síndromes adrenogenitales
Espasmos /Tetania	Se trata de una serie de contracciones de un músculo o grupo muscular. Por su parte, la tetania se	Hipocalcemia Hipomagnesemia. Deshidratación. Hipopotasemia.

	define como la contracción más prolongada o continua, la cual, puede ocasionar posición alterada o limitarse a un movimiento pequeño.	Embarazo. Fármacos Hipoparatiroidismo.
	Alteraciones óseas	
Osteoporosis	Disminución de la densidad mineral ósea que incrementa el riesgo de fracturas patológicas o por compresión.	Síndrome de Cushing. Hipertiroidismo. Envejecimiento.
Osteomalacia	Síndrome caracterizado por el reblandecimiento óseo causado por carencia de vitamina D.	Deficiencia de vitamina D. Celiaquía.
Osteodistrofia	Atrofia ósea con gran actividad osteoclástica y con sustitución del hueso por tejido fibroso. Signos radiológicos similares al hiperparatiroidismo primario (resorción subperiosteal de las falanges, quistes óseos, pérdida de la lámina dura de los dientes, entre otros)	Hiperparatiroidismo secundario.
	Alteraciones del volumen urinario	
Poliuria	Eliminación de orina mayor a 3 litros en 24 horas.	Diabetes insípida Hiperaldosteronismo. Hiperparatiroidismo. Diabetes mellitus. Polidipsia primaria.
	Alteraciones menstruales	
Amenorrea	Ausencia de menstruación durante 6 meses consecutivos en mujeres que previamente han tenido menstruaciones o ausencia de la menarquia a los 16 años de edad.	Síndrome de Turner, Síndrome de Kallmann, anovulación hipotalámica, hipotiroidismo, hipertiroidismo, hiperandrogenemia, defectos anatómicos, galla ovárica

		primaria (disgenesia gonadal, mosaicismos cromosómicos, entre otros).
Oligomenorrea	Sangrado menstrual cada 35 días o más.	Síndrome de ovarios poliquísticos. Anticonceptivos orales. Obesidad
	Alteraciones neurológicas	
Parestesias	Sensación anormal de cosquilleo, sensaciones punzantes, hormigueo, frío o calor, que pueden experimentar en la piel sujetos con alteraciones nerviosas o circulatorias.	Neuropatía diabética. Hipotiroidismo Deficiencia de vitaminas (grupo B). Desnutrición.
Temblores	Se trata de movimientos rítmicos como sacudidas involuntarias en una o más partes del cuerpo. Ocurre debido a contracciones musculares.	Hipertiroidismo. Feocromocitoma. Secreción excesiva de catecolaminas. Ansiedad o pánico. Fármacos (cafeína, corticoides, anfetaminas, otros).
Hiperreflexia osteotendinosa	Aumento o exaltación de los reflejos osteotendinosos.	Hipertiroidismo.
Reflejos lentos	Lentitud en la velocidad de respuesta al estimular los reflejos y con una fase de recuperación retardada.	Hipotiroidismo.
Convulsiones	Contracciones tónico clónicas involuntarias, violentas y patológicas.	Crisis hipoglucémica. Hipocalcemia Neoplasia cerebral Infecciones cerebrales. Fenilcetonuria.
Coma	Alteración del estado de consciencia caracterizado por un estado de inconsciencia profundo. Ocasiona una incapacidad de respuesta a los estímulos	Coma hiperosmolar. Cetoacidosis diabética Hipoglucemia severa. Insuficiencia renal (nefropatía diabética). Hiperparatiroidismo severo

	externos o necesidades internas.	Deshidratación Hemoconcentración Nefrolitiasis Nefrocalcinosis. Enfermedad de Cushing complicada por manifestaciones ateroescleróticas renales. Insuficiencia corticosuprarrenal aguda
	Alteraciones sexuales	
Disminución de la libido	Reducción del interés por el sexo o por las relaciones sexuales tanto en iniciativa, frecuencia e intensidad las respuestas frente a os estímulos eróticos. Puede ocurrir tanto en hombres como en mujeres.	Hipogonadismo Depresión Menopausia Diabetes mellitus. Fármacos (betabloqueantes, clonidina, diuréticos, metildopa, anticonceptivos orales, benzodiacepinas). Cáncer de próstata. Enfermedad renal crónica.
Impotencia	También llamada disfunción sexual eréctil. Se trata de la falla para lograr una erección o mantenerla con la suficiente firmeza que permita la relación sexual.	Obesidad. Enfermedad cardíaca. Diabetes mellitus. Síndrome metabólico. Esclerosis múltiple Factores psicológicos Fármacos (propanolol, ketoconazol, espironolactona, finasterida, otros). Trastornos testiculares primarios. Hiperprolactinemia. Hipopituitarismo.

Referencias bibliográficas

1. Shlomo Melmed, Richard J. Ahúchas, Alison B. Golfines, Ronald J. Konin, Lifford Rosen. Williams Text book of Endocrinology 14Th edition. ELSEVIER, 2020.
2. Argente. Álvarez. Semiología Médica. Fisiopatología, Semiotecnia y Propedéutica. Enseñanza basada en el paciente. 6ta edición. Editorial Panamericana, 2011.
3. Raimundo Llanio Navarro, Gabriel Perdomo González. Propedéutica clínica y Semiología Médica. Editorial Ciencias Médicas, 2003.
4. Yu J. (2014). Endocrine disorders and the neurologic manifestations. Annals of pediatric endocrinology & metabolism, 19(4), 184–190. https://doi.org/10.6065/apem.2014.19.4.184

II. Rol de las pruebas dinámicas en el diagnóstico de las endocrinopatías

En gran medida, el diagnóstico y tratamiento apropiado de la endocrinología, depende del uso y la interpretación correcta de las pruebas diagnósticas. Las pruebas dinámicas endocrinas proveen al médico una perspectiva amplia del estado funcional de las glándulas endocrinas para que, en conjunto con la correlación clínica y laboratorios basales, llegar al diagnóstico y tratamiento oportunos para el paciente.

Glándula hipófisis

Pruebas dinámicas de la pituitaria anterior

Prueba	Indicación	Contraindicación	Interpretación
Prueba de tolerancia a la insulina	Evaluación de reserva de ACTH y cortisol Evaluación de reserva de GH en niños con retraso de crecimiento. Diferenciación entre síndrome de Cushing de la depresión. Respuesta de GH en adultos.	Epilepsia. Hipotiroidismo no tratado. Cortisol sérico inferior a 100 nmol/L. Enfermedad isquémica del corazón.	La respuesta de GH adecuada es el incremento mayor a 6 mcg/L. En adultos, esto puede indicar hipopituitarismo. En niños una respuesta normal es considerada en aumentos mayores a 12 mcg/L. En el síndrome de Cushing se presentará un incremento de menos 170 nmol/L superior de las fluctuaciones del nivel de cortisol. La respuesta correcta de cortisol es superior a 170 nmol a más de 500 nmol. La prueba no puede interpretarse a menos que se obtenga una hipoglucemia <2,2 mmol/L.
Prueba de glucagón	Evalúa la reserva de la GH y la ACTH/cortisol, principalmente cuando se induce por la insulina la hipoglucemia	Feocromocitoma. Insulinoma. Inanición durante más de 48 horas. Enfermedades por almacenamiento de glucógeno. Hipocortisolemia	La respuesta adecuada de cortisol es el aumento superior de 170 nmol/L a más de 500 nmol/L. El aumento adecuado de GH es valores superiores a 6 mcg/L.

	se contraindica.	grave (nivel <55 nmol/L a las 09:00 horas). Deficiencia de tiroxina (puede reducir respuesta de cortisol y GH).	
Prueba de hormona liberadora de Tirotrofina (TRH)	Evalúa la reserva de TSH. Diagnóstico diferencial de las causas hipofisarias e hipotalámicas de la deficiencia de TSH.	Los pacientes deben de dejar el medicamento con tiroxina durante 3 semanas antes de la prueba. Por esta razón, rara vez es utilizada en personas en tratamiento con tiroxina.	El resultado normal de TSH es el incremento superior de 5 mU/L con valor de 30 minutos superando el valor de 60 min. Cuando la muestra de 60 minutos excede el valor de los 30 minutos, es indicativo de enfermedad hipotalámica primaria. En el hipertiroidismo la TSH permanece suprimida. En el hipotiroidismo ocurre una respuesta exagerada.
Prueba de hormona liberadora de gonadotropina GnRH/LHRH	Confirma pubertad precoz. Investiga deficiencias posibles de gonadotropinas.		Los picos normales ocurren a los 30 o 60 minutos. La LH debe superar los 10 U/L, mientras que la FDH debe ser superior a los 2U/L. Una indicación de hipopituitarismo temprano es una respuesta inadecuada. La deficiencia de gonadotropinas es diagnosticada e niveles basales más que en la respuesta dinámica. En varones es basado en niveles bajos de testosterona sin gonadotropinas basales elevadas. En femeninas, bajo nivel de estradiol sin gonadotropinas basales elevadas sin respuesta al clomifeno. Los pre-púberes no deben tener respuesta de FSH o LH a LHRH. Si hay esteroides sexuales presentes, la hipófisis responderá a LHRH.
Prueba combinada de función pituitaria	Examina todos los componentes de la función hipofisaria anterior, particularmente	Epilepsia. Hipotiroidismo no tratado (daña la respuesta de cortisol y GH). Enfermedad isquémica	*Actualmente no se utiliza* En el protocolo "Split" puede observarse la respuesta de prolactina y GH a TRH. En la respuesta normal, aumenta la prolactina en un 100% a su nivel basal, mientras que en

	utilizados en tumores hipofisarios o luego del tratamiento de neoplasias.	cardíaca.	los prolactinomas se presenta una respuesta subnormal. En personas normales, ocurre una disminución de GH con TRH, y en personas con acromegalia aumenta en un 80%. El protocolo "dividido", la pérdida de incremento paradójico de TRH en la acromegalia es un buen indicador de tratamiento exitoso.
Prueba de supresión de dexametasona en dosis baja	Detección de Síndrome de Cushing. Diagnóstico diferencial entre SOP, CAH y secreción autónoma de neoplasias de andrógenos	Personas que tomen inductores de enzimas. Embarazo. Precaución en DM y pacientes psicológicamente inestables.	Si el valor de cortisol a las 09:00 es inferior a 50 nmol/L, el paciente muestra supresión. No conseguir la supresión, se observa en pacientes con secreción autónoma de cortisol. En la virilización de SOP o CAH parcial, habrá supresión completa /parcial de testosterona.
Prueba de ejercicio	Niños con retraso del crecimiento. De preferencia, según la evaluación de velocidad de crecimiento reducida y GH aleatoria inferior a 15 mU/L.		Una respuesta normal de GH superior a 15 mU/L, absuelve cualquier investigación de deficiencia de GH y excluye la necesidad de otras pruebas. Una respuesta de GH inferir a 15 mU/L, indica que el niño podría requerir una prueba formal o una prueba de ejercicio repetida.
Prueba de estimulación de arginina	Niños con retraso de crecimiento definido y GH por debajo de lo normal en prueba de estimulación (<15 mU/L).		Una respuesta de GH superior a 15 mU/L excluye deficiencia de GH. Una respuesta de GH entre 7 a 15 mU/L indica deficiencia parcia de GH (debe ser investigada por una segunda prueba de estimulación formal). Una respuesta de GH menor a 7 mU/L debe ser confirmada con una segunda prueba, aunque si existen hallazgos clínicos y auxiliares compatibles, puede considerarse la terapia de reemplazo. Niños con retraso de

			crecimiento puberal pueden mostrar una respuesta de GH inferior a lo normal si no se realiza preparación de hormonas sexuales.
Prueba de tolerancia a la glucosa oral para acromegalia	Sospecha clínica de acromegalia		Las personas sanas, presentan un descenso de los niveles de GH después de la glucosa oral. Al menos una de las muestras durante la prueba debe presentar niveles de GH indetectables (<0,6 mcg/L). La falta de supresión o un incremento paradójico de GH indica acromegalia.

Pruebas dinámicas de la pituitaria posterior

Prueba	Indicaciones	Contraindicaciones	Interpretación
Prueba de privación de agua	Principio: deshidratar hasta que la secreción de ADH concentre la orina. Diabetes insípida. Polidipsia primaria.	Excluir otras causas de poliuria (hipopotasemia, hipercalcemia, insuficiencia renal crónica, diuréticos, hiperglucemia). Deficiencia de las hormonas pituitarias anteriores.	Normal: con deshidratación, ocurre una concentración del plasma, pero inferior a 300 mosmol/kg. La orina se concentra a más de 600 mosm/kg. Polidipsia primaria o diabetes insípida parcial: inicia con una osmolaridad baja del plasma, la cual se concentra has la normalidad durante la etapa I. La orina e concentra aunque puede ser una respuesta subnormal. Diabetes insípida central (DIC): concentración excesiva (superior a 300 mosmol/kg) con orina hipotónica inadecuada. Después de DDAVP, el paciente con DIC y deficiencia de ADH, puede concentrar la orina a más del 150% del valor más alto anterior.

Glándula tiroides

Prueba	Indicación	Contraindicación	Interpretación
Prueba de Pentagastrina para el carcinoma de tiroides	Sospecha de carcinoma medular de tiroides. Sospecha de	Alergia o anafilaxia en administración repetida.	CT estimulada entre 30 a 100 ng/l: recomiende cribado de seguimiento. Pacientes con CT estimulada entre 100 a

medular	MEN2. Cribado de familias con carcinoma medular de tiroides. Personas con CT basal superior a 22,1 ng/L en hombres o >10,8 ng/L en mujeres.		200 ng/L: hiperplasia de células C o MTC temprano probable. CT estimulada >200 ng/L: MTC probable.
Prueba de calcio para cáncer medular de tiroides	Sospecha de acalcitoninemia. Sospecha de carcinoma medular de tiroides. Sospecha de MEN2.	Trastornos hemorrágicos	En el carcinoma medular de tiroides, con frecuencia hay un incremento de la calcitonina sérica en ayunas (>90 ng/L), aunque puede estar en rango normal. Las pruebas provocativas mejoran la sensibilidad a la medición de la calcitonina. El rango normal para el pico de la calcitonina luego de la infusión de calcio oscila entre los 100 a 200 ng/L.
Prueba de captación de yodo radiactivo	Diferenciar entre tipos de hipertiroidismo de alta y baja captación. Enfermedad de Graves no evidente.		Normal: promedio para prueba de RAIU de 24 horas son del 8 al 25%. RAIU alta: enfermedad de Graves, Bocio multinodular tóxico, adenoma tóxico. Toxicosis de Hashimoto, Coriocarcinoma. RAIU baja: tiroiditis subaguda, indolora, enfermedad de Graves con carga de yodo aguda, hipertiroidismo inducido por yodo, carcinoma tiroideo funcionante metastásico.

Glándulas paratiroides

Patología	Prueba	Resultado (ejemplos)
Hipercalcemia hipocalciúrica familiar	Calcio en orina Creatinina en orina Creatinina plasmática. Calcio plasmático	1,0 mmol/L 6,3 mmol/L 130 umol/L 2,65 mmol/L
Hiperparatiroidismo primario	Calcio en orina Creatinina en orina Creatinina plasmática Calcio plasmático	2,2 mmol/L 1,4 mmol/L 74 umol/L 3,3 mmol/L
Aclaramiento de calcio	*Fórmula* [Calcio en orina (mmol / l) x volumen de orina (ml)] / [Calcio en plasma (mmol / l) x 1440]	
Aclaramiento de creatinina	*Fórmula* [Creatinina en orina (mmol / l) x volumen de orina (ml)] / [Creatinina plasmática (mmol / l) x 1440]	

Glándulas suprarrenales

Prueba	Indicación	Contra-indicada	Interpretación
Prueba corta de Synacthen	Hipoadrenalismo debido a hipofunción pituitaria. Función de las suprarrenales luego de un curso prolongado de corticoesteroides o después de la supresión por Síndrome de Cushing, luego de extirpación de adenoma adrenal. Diagnóstico y caracterización de deficiencia de 21-hidroxilasa y otras causas de hiperplasia adrenal. Diagnóstico de hiperplasia adrenal congénita no clásica (mujer hiperandrogénica si 17-hidroxiprogesterona basal de fase folicular es superior a 6,0 nmol/L).	Cortisol superior a 550 nmol/L. Cortisol aleatorio superior a 450 nmol/L.	Respuesta normal (prueba realizada a las 09:00h): cortisol plasmático estimulado superior a 550 nmol/L y aumento incremental de al menos 170 nmol/L. Respuesta de cortisol alterada y ACTH superior a 200 ng/L, indica insuficiencia suprarrenal primaria. Si ACTH es menor a 10 ng/L, indica diagnóstico de insuficiencia suprarrenal secundaria. Respuesta de 17-OH progesterona en sospecha de deficiencia de 21-hidroxilasa (no clásica): ocurre un maraco aumento luego de la estimulación con ACTH superior a 30 nmol/L, el cual varía de acuerdo a si el paciente esté heterocigoto u homocigoto.
Prueba larga de Synacthen	Diferencia hipoadrenalismo		Respuesta normal: cortisol basal superior a 170

	primario y secundario. Confirmación del diagnóstico de hipoadrenalismo.		nmol/L con aumento a más de 900 nmol/L (pico). Muestras de las 09:00, 09:30 y 10:00 pueden interpretarse como la prueba corta de Synacthen. Poca o ninguna respuesta ocurre en la insuficiencia suprarrenal primaria. En la insuficiencia suprarrenal secundaria algunos pacientes muestran incremento del cortisol, la cual puede retrasarse. Una respuesta subnormal no excluye esto. Debe ser medido ACTH.
Aldosterona plasma y actividad de renina plasmática: Prueba de infusión salina	Hipertensión acelerada. Hipertensión resistente a fármacos. Hipertensión ce incidentaloma arenal. Hipertensión con hipopotasemia.		Niveles de aldosterona plasmática luego de la infusión menor a 140 pmol/L indican diagnóstico de hiperaldosteronismo improbable. Niveles superiores a 280 pmol/L son un signo probable de hiperaldosteronismo. Valores entre 140 a 280 pmol/L son resultados indeterminados.
Prueba de supresión de pentolinio	Prácticamente obsoleta Excluye diagnóstico de feocromocitoma con hipertensión.	En pacientes frágiles y/o con enfermedades coronarias o carotídeas graves, así como enfermedades vasculares, debe realizarse con cuidado.	Normal: adrenalina y noradrenalina plasma inicialmente elevada, pero dentro del rango normal con pentolinio. En feocromocitoma la secreción autónoma no se suprime.
Prueba de supresión de clonidina	Excluye diagnóstico de feocromocitoma.	Paciente frágil con antecedentes de hipotensión o enfermedad coronaria o carotídea severa.	Normal: supresión de catecolaminas plasmáticas a =50% de su valor inicial y a = 2,96 nmol/L. Los pacientes con feocromocitoma no deben suprimir y se indica el diagnóstico.

Páncreas endocrino

Prueba	Indicación	Contra-indicada	Interpretación
Prueba de tolerancia a la glucosa	Sospecha de diabetes mellitus (no se requiere cuando la glucemia venosa en ayunas es superior a 7,0 mmol/L o glucemia aleatoria superior a 11,1mmol/L). Acromegalia (establecer el diagnóstico y realizar seguimiento luego del tratamiento). Sospecha de hipoglucemia reactiva.		DM: > 7,0 mmol/L (rápido) o > 11,1 mmol/L (2 horas luego de la carga de glucosa). Intolerancia a la glucosa: >7,8 a 11,0 mmol/L (2 horas después de cargas de glucosa). Glucosa alterada en ayunas: superior a 6,1 a 7.0 mmol/L (rápido). Normal: 6,1 mmol/l (rápido) y 7,8 mmol/L (2 horas después de la carga de glucosa).
Pruebas de funcionamiento autonómico	Sospecha de neuropatía autonómica diabética. Síndrome de Shy-Drager. Sospecha de falla autonómica por otras causas.	Pacientes con retinopatías proliferativas (no realizar maniobra de Valsalva). Fibrilación auricular (pruebas no interpretables).	Pruebas Relación de Valsalva Normal = 1,21 Límite 1,11 a 1,20 Anormal =1,10 HR(max – min): Normal >15 Límite 11 a 14 Anormal < 10 Relación 30 :15 Normal >1,04 Límite: 1,01 a 1,03 Anormal = 1,00 Caída en BP: Normal = 10 Límite: 11 a 29 Anormal = 30

Referencias bibliográficas

1. Lavin N, editor. Manual of endocrinology and metabolism. 4th ed. Philadelphia: Wolters

Kluwer/Lippincott Williams & Wilkins Health; 2009. 837 p.

2. Andrew Hattersley Marla Barnard John Wilding Stephen Gilbey Peter Hammond, et al. Endocrine Unit. Imperial College Healthcare NHS. Trust Charing Cross, Hammersmith and St. Mary's Hospitals Endocrinology Handbook. March 2010.

III. Interacción y derivación del endocrinólogo con otros especialistas

Principalmente, la función que tiene un equipo multidisciplinario, consiste en reunir a un grupo de médicos especializados en diversos campos de la salud, para determinar un plan de tratamiento y seguimiento específico para cada paciente.

La interacción entre diversas áreas de la medicina, comprende la cooperación con el objetivo de mejorar la eficiencia del tratamiento, mejorar la calidad de vida y abarcar todas las posibles alteraciones ocasionadas por una patología en común de acuerdo a los aparatos y sistemas afectados.

Recepción de referencias de especialidades médicas principales

Nutricionista clínico

La nutrición clínica consiste en una disciplina que permite realizar un abordaje a partir del estado nutricional de las personas, correlacionando aspectos biológicos, psicológicos y sociales. Esta rama puede abarcar tanto la prevención de problemas nutricionales más frecuentes, como orientar al paciente en el tratamiento de la enfermedad asociadas a la alimentación y sus complicaciones.

Motivos de referencias más frecuentes desde el nutricionista clínico hacia endocrinología

Los nutricionistas clínicos, pueden identificar signos y síntomas asociados a trastornos endocrinos subyacentes o identificar el factor de riesgo de una persona para el desarrollo de ciertas patologías endocrinas.

El nutricionista clínico, puede derivar a sus pacientes a la consulta de endocrinología cuando sospeche alguna de las siguientes patologías o cuando considere oportuna una valoración de pesquisa en pacientes de riesgo:

- ✓ Obesidad.
- ✓ Síndrome metabólico.
- ✓ Prediabetes.
- ✓ Diabetes mellitus.
- ✓ Paciente con hipoglucemias.
- ✓ Niño con delgadez.
- ✓ Niño con obesidad.
- ✓ Enfermedad celíaca.
- ✓ Paciente con acantosis nigricans.
- ✓ Paciente con trastornos en el patrón alimenticio (anorexia nerviosa, bulimia).
- ✓

Nefrología

La nefrología, subespecialidad de la medicina interna especializada en el tratamiento de patologías renales, colabora en el tratamiento de problemas renales también asociados a trastornos endocrinos como, por ejemplo, las complicaciones renales de la diabetes mellitus. No obstante, el nefrólogo puede indicar referencia al médico endocrino en las siguientes condiciones:

- ✓ Diabetes insípida central.
- ✓ Diabetes mellitus tipo 1 y 2.

Cardiología

Las enfermedades cardiovasculares, en conjunto con las endocrinas, constituyen las patologías crónicas de mayor morbilidad y, asociadas a mayores tasas de mortalidad en toda la población mundial.

Además, las enfermedades cardiovasculares representan la principal causa de morbilidad y mortalidad entre los pacientes diabéticos tipo 2, siendo esta uno de los más importantes motivos de consulta en las consultas de endocrinología.

Los trastornos endocrinos, pueden influir en diversas formas al aparato cardiovascular. Un cardiólogo experimentado, puede observar rasgos clínicos entere sus pacientes que simulen enfermedades cardiovasculares de etiología endocrina o que esta coexista con una enfermedad propiamente del sistema cardiovascular.

Entre las patologías de referencia más comunes se encuentran:

- ✓ Prediabetes.
- ✓ Obesidad.
- ✓ Diabetes mellitus.
- ✓ Hipertiroidismo.
- ✓ Hipotiroidismo.
- ✓ Hipertensión arterial refractaria al tratamiento.
- ✓ Aldosteronismo primario.
- ✓ Síndrome de Cushing.
- ✓ Feocromocitoma.

Ginecología y obstetricia

La endocrinología, juega un papel fundamental en diversos trastornos ginecológicos y reproductivos adquiriendo una importancia práctica considerable en las consultas de estas áreas de la medicina. Se estima que alrededor del 40% de los pacientes en la práctica clínica ginecológica, presentan algún problema asociado a trastornos endocrinológicos, bien sea problemas de planificación familiar, rasgos de virilización femenino, trastornos menstruales, infertilidad, terapia de reemplazo hormonal en la menopausia, entre otros.

Algunas de las indicaciones que podrían considerar un médico ginecólogo u obstetra para derivar a endocrinología son:

- ✓ Reemplazo hormonal.
- ✓ Hirsutismo.
- ✓ Amenorrea.
- ✓ Galactorrea.
- ✓ Síndrome de Sheehan.
- ✓ Infertilidad femenina.
- ✓ Abortos recurrentes.
- ✓ Síndrome de ovarios poliquísticos.
- ✓ Síndrome de Turner.
- ✓ Hipogonadismo hipogonadotrópico.

Pediatría

Constituye en el área de la medicina encargada del estudio y/o evaluación de los pacientes durante sus primeros estadios evolutivos del desarrollo y maduración. Cronológicamente, abarca edades de pacientes desde el momento del nacimiento hasta la edad de la adolescencia, la cual, de acuerdo al país, puede ser hasta los 18 o 21 años de edad.

En esta etapa pediátrica, son manifiestas diversas patologías endocrinas, entre las cuales, destaca las de etiología genética y/o autoinmune como, por ejemplo, la diabetes mellitus tipo 1, aunque con más frecuencia se ven casos de diabetes mellitus tipo 2 así como otros trastornos endocrinos asociadas a la edad adulta debido a factores ambientales coexistentes con una susceptibilidad genética.

Las patologías endocrinológicas en la edad pediátrica no son infrecuentes y pueden diagnosticarse desde el momento del nacimiento distintos tipos de trastornos. Entre los más frecuentes motivos de derivación se encuentran:

- ✓ Criptorquidia.
- ✓ Diabetes mellitus tipo 1.
- ✓ Pubertad precoz.
- ✓ Pubertad retardada.
- ✓ Insuficiencia suprarrenal.
- ✓ Síndrome de Turner.
- ✓ Síndrome de Klinefelter.
- ✓ Genitales ambiguos.
- ✓ Deficiencia de 21-hidroxilasa.
- ✓

Genetistas

La medicina genética consiste en el estudio de la herencia, es decir, el proceso mediante el cual un padre le transmite ciertos genes a su descendencia, incluyendo los rasgos asociados a sus capacidades mentales, de desarrollo, probabilidad de contraer ciertas enfermedades, entre otros.

Diversas enfermedades de origen genético, pueden alterar la función endocrina en diversos niveles. Por esta razón, los motivos de derivación a endocrinología, pueden ser diversos. Algunos de ellos se encuentran en la *Tabla 363 – 1.*

Principales situaciones clínicas que el endocrino debe derivar a especialidades médicas

Cada paciente puede presentar una amplia variedad de manifestaciones clínicas propias de diversas áreas de especialidades médicas. Es fundamental para el médico, realizar una oportuna identificación de las situaciones clínicas subyacentes y realizar una derivación oportuna.

Las referencias a cualquier especialidad médica, debe contemplar, además de la patología endocrina de base, los factores de riesgos asociados al estilo de vida, antecedentes familiares, personales, entre otras variables.

Especialidad médica	Descripción	Motivo de referencia
Nutricionista clínico	El tratamiento de patologías principalmente de base metabólica y nutricional, debe ser tratado en conjunto con un nutricionista clínico o nutricionista dietista, de modo que pueda establecerse un plan de tratamiento más eficiente para el paciente. El médico tratante debe realizar la derivación a nutrición en las siguientes condiciones.	Diabetes tipo 1. Diabetes tipo 2. Diabetes gestacional. Nefrolitiasis. Complicaciones de la diabetes. Pacientes con intestino irritable. Obesidad. Pacientes con cirugía metabólica o bariátrica. Intolerancia a la lactosa. Deficiencias nutricionales. Pareja infértil. Embarazadas. Enfermedad celíaca. Ancianos con sarcopenia. Niño con delgadez o delgadez extrema. Síndrome metabólico. Paciente prediabético.
Medicina genética	Todo médico debe considerar remitir a sus pacientes a la especialidad genética, cuando sospecha que su paciente se encuentra en riesgo de tener un trastorno genético,	Pacientes con uno o más miembros en la familia con discapacidad del desarrollo, retraso mental o defecto congénito común. Muertes prematuras en uno o más miembros de la familia debido a afecciones médicas conocidas o

	o que se encuentre afectado por él en la consulta actual.	desconocidas. Inicio de enfermedades endocrinas más temprano del esperado para la misma. Padres con descendencia confirmada de enfermedad genética. Parejas consanguíneas cercanas. *Patologías más frecuentes que el endocrino debe referir a medicina genética:* Diabetes mellitus: monogénica, LADA, MODY. Tiroiditis crónica de Hashimoto. Hipotiroidismo congénito. Enfermedad de Graves Basedow. Carcinoma tiroideo. Síndrome Di George. Enfermedad de Paget ósea (cuando han sido excluidas otras causas). Síndrome de resistencia de ACTH. Hiperplasia suprarrenal congénita. Neoplasia endocrina múltiple 1 y 2. Craneofaringiomas. Síndrome de Turner. Síndrome de Klinefelter. Síndrome de Noonan. Síndrome de Kallmann. Genitales ambiguos. Abortos recurrentes.
Psicología /psiquiatría	Aunque el médico endocrino pueda tratar el desbalance hormonal ocasionado por estos trastornos, el tratamiento de base va encaminado hacia la resolución de los factores psicológicos subyacentes, por lo que no debe excluirse la referencia a la unidad de salud mental.	Anorexia nerviosa. Bulimia.
Nefrología	Los trastornos endocrinos que requieren valoración por el servicio de nefrología, a menudo comprenden realizar una valoración, indicación de	Diabetes mellitus tipo 2 no controlado. Nefropatía diabética. Nefrolitiasis. Diabetes insípida nefrogénica. Tormenta tiroidea. Síndrome de Turner.

	tratamiento conjunto y seguimiento a largo plazo de manera coordinada.	
Cardiología	La derivación de cardiología es común en pacientes ingresados a unidad hospitalaria por causas no cardíacas. Por otro lado, patologías endocrinas de diversas etiologías, pueden ocasionar alteraciones en el funcionamiento cardiovascular, mientras que otras de etiología genética, pueden presentarse con malformaciones cardiacas subyacentes.	Diabetes mellitus. Hipertiroidismo. Crisis hipocalcémicas. Tormenta tiroidea. Síndrome de Turner. Síndrome de Klinefelter. Síndrome de Noonan
Oncología	El tratamiento efectivo de las neoplasias en glándulas endocrinas, debe ser establecido a partir de un equipo multidisciplinario.	Metástasis de glándulas suprarrenales. Carcinoma papilar de tiroides. Carcinoma folicular de tiroides Carcinoma medular de tiroides. Carcinoma anaplásico de tiroides. Neoplasias endocrinas.
Oftalmología	La referencia al servicio de oftalmología, es útil para el diagnóstico de la evolución de patologías y sus complicaciones asociadas a la retina, compresión de los nervios oculares y otras, a fin de establecer una terapéutica y/o reducir el riesgo de evolución del daño visual.	Neoplasias hipotalámicas, selares, hipofisarias y pituitarias. Orbitopatía tiroidea. Retinopatía diabética. Síndrome de Turner.
Anatomía patológica	Principalmente, se realiza la derivación diagnóstica para analizar muestras de tejido sospechoso de malignidad a fin de establecer el tratamiento más apropiado en función del comportamiento de la lesión sospechosa.	Neoplasias neuroendocrinas. Neoplasias tiroideas. Neoplasias adrenales. Otros.

Medicina nuclear	Útil para el estudio y la administración de tratamientos con I^{131} y Tc^{99}	Trastornos tiroideos. Trastornos paratiroideos. Otros.
Cirugía: Neurocirugía, Cirugía estética, Otras.	Muchas de las patologías endocrinas comprenden intervenciones quirúrgicas tanto diagnósticas como terapéuticas.	Clitoromegalia. Genitales ambiguos. Tumores endocrinos. Alteraciones anatómicas congénitas. Acromegalia. Hipotiroidismo central. Insuficiencia suprarrenal central. Enfermedad de Cushing.

Tabla 363 – 1.

Referencias bibliográficas

1. Genetic Alliance; The New York-Mid-Atlantic Consortium for Genetic and Newborn Screening Services. Understanding Genetics: A New York, Mid-Atlantic Guide for Patients and Health Professionals. Washington (DC): Genetic Alliance; 2009 Jul 8. CHAPTER 6, INDICATIONS FOR A GENETIC REFERRAL.
2. Taberna, M., Gil Moncayo, F., Jané-Salas, E., Antonio, M., Arribas, L., Vilajosana, E., Peralvez Torres, E., & Mesía, R. (2020). The Multidisciplinary Team (MDT) Approach and Quality of Care. Frontiers in oncology, 10, 85. https://doi.org/10.3389/fonc.2020.00085
3. Shlomo Melmed, Richard J. Auchus, Allison B. Goldfine, Ronald J. Kowning, Clifford Rosen. Williams Text book of Endocrinology 14Th edition. ELSEVIER, 2020.

IV. Epidemiología de las enfermedades endocrinas según las etapas de la vida

Las enfermedades de tipo endocrino metabólicas, se encuentran actualmente entre los problemas de salud humana, más comunes en distintas poblaciones, responsables de causar morbilidad y mortalidad importante en distintos grupos étnicos.
Definir la epidemiología de las patologías, más comunes es fundamental para la estimación de riesgo y probabilidad de incidencia de patologías endocrinas en la población. De igual manera, la identificación de factores de riesgo y abordaje para su corrección, puede retrasar o impedir el desarrollo de las patologías endocrinas de riesgo.

Trastornos de la hipófisis		
	Grupo de edad	Factores de riesgo
Deficiencia de GH	*Neonato y niñez:* Prevalencia 1 por cada 40000 a 1 por cada 10.000. Reversible en alrededor del 25 al 65% de los pacientes.	No modificables: Antecedentes familiares de hipopituitarismo. Antecedente de tumor cerebral. Exposición de 30 Gy de radiación a nivel craneal. Antecedente de alteración hipofisaria orgánica.
	Adolescencia: Entre el 15al 20% ocurre en la transición de niño a adulto.	
	Adulto 1 de cada 100.000 personas al año. Al menos 6000 diagnósticos ocurren cada año.	No modificables: Antecedente de cáncer. Antecedente familiar de deficiencia de GH. Radioterapia craneal.
Tumores hipofisarios	*Niños y adolescentes* 3,5 a 8,5% son diagnosticados antes de los 20 años. Incidencia anual en niños es de 0,1 a 4,1 por cada 100.000 niños.	Neoplasia endocrina múltiple tipo 1 (MEN1). Complejo de Carney. Acromegalia familiar.
	Adultos Prevalencia aproximada de 1 caso	

	por cada 1000 personas.	
	Embarazo Representan el 10 al 20% de los tumores intracraneales.	
	Adulto mayor Su prevalencia en personas mayores de 65 años es de 0,16%.	
Trastornos tiroideos		
Hipotiroidismo	*Neonatos* El hipotiroidismo congénito ocurre en 1 de cada 3000 recién nacidos vivos. La relación es mujeres a hombres 2:1. Más común en poblaciones hispanas.	Embarazo múltiple. Género femenino. Enfermedad tiroidea materna autoinmune. Retraso del crecimiento intrauterino. Edad materna avanzada
	Niños y adolescentes La prevalencia global de hipotiroidismo en menores de 21 años es de 0,135%. En el grupo de 11 a 18 años es del 0,113%.	Exposición a la radiación. Sobrevivientes de enfermedad de Hodgkin. Antecedentes de LUPUS, enfermedad de Addison, enfermedad celíaca, vitíligo, otros.
	Adultos Aunque puede ocurrir a cualquier edad, el hipotiroidismo primario principalmente ocurre entre los 40 a 60 años. La incidencia de hipotiroidismo autoinmune es 80 por cada 100.000 hombres y al menos 350 casos por cada 100.000 mujeres.	
	Embarazadas Al menos un 30 a 60% de las embarazadas hipotiroideas tienen TPOAb o TgAb. En poblaciones con buen aporte de yodo, la principal causa es Tiroiditis de Hashimoto.	
	Adultos mayores La prevalencia se incrementa con la edad. El 15% de las mujeres ancianas y en el 17% de los hombres ancianos no habían sido	

	diagnosticados de hipotiroidismo previamente. Entre el 7 al 12% de los adultos mayores hospedados en hogares de anciano tienen hipotiroidismo.	
Nódulo tiroideo	*Niños y adolescentes* Prevalencia del 5%	No modificables Susceptibilidad genética. Factores modificables. Factores ambientales. Factores demográficos.
	Adultos Predomina en mujeres con una incidencia del 6,4% que en hombres con un 1,5%. Prevalencia de nódulos palpable del 2,33%. Incidencia del 21,1 por 100 sujetos.	
Hipertiroidismo	*Neonatal* Más del 95% de los recién nacidos de madres con enfermedad de Graves, tienen síntomas hipertiroideos en el primer mes de vida.	Antecedente de enfermedad autoinmune. Antecedente familiar de enfermedad tiroidea. Antecedente materno de enfermedad de Graves.
	Niños La enfermedad de Graves ocurre poco en niños, aunque representa más del 95% de hipertiroidismo en niños.	
	Adolescentes Baja tasa de remisión a pesar de tratamiento. 15% de remisión ocurre en prepúberes y 30% de remisión en púberes. En mayores de 12 años la prevalencia es del 1,3%.	
	Adultos Prevalencia global es del 4,6 por cada 1000 mujeres. Hispanos tienen tasas más bajas de incidencia (1,3%).	Hipertiroidismo severo. Antecedente de enfermedad de Graves. Tratamiento previo con radioyodo.
	Embarazadas Ocurre entre el 0,5 al 1% de las mujeres en edad fértil. 0,1 al 0,2% de las mujeres gestantes tienen enfermedad de Graves.	
	Adulto mayor Ocurre en el 10% de los mayores	No modificable: Antecedente de enfermedad

	de 80 años. 1,3% de los mayores de 65 años tienen hipertiroidismo clínico. Otro grupo de 2,1% presenta hipertiroidismo subclínico.	autoinmune. Antecedente de enfermedad de Graves, Antecedente de bocio nodular no toxico. Modificable: Uso de amiodarona.
Tiroiditis linfocítica (posparto)	*Mujeres posparto* Incidencia de 11,3% durante 1,4 meses.	
Tiroiditis aguda	*Niños y adolescentes* 15% de incidencia en niños sometidos a cirugía de fístula sinusal piriforme.	Enfermedad autoinmunitaria. Estado de inmunosupresión. Tratamientos con quimioterapia.
	Adultos 1% de los pacientes post radiación.	
Tiroiditis subaguda	*Niños y adolescentes* Raro.	Positivo HLA-Bw35. Antecedente de enfermedad respiratoria alta.
	Adultos Más frecuente en mujeres que en hombres con proporción 4 a 1.	
Tiroiditis de Hashimoto	*Niños y adolescentes* Causa de bocio no endémico.	Diabetes tipo 1. Antecedente familiar de enfermedad autoinmune. LUPUS.
	Adultos Prevalencia mayor a los 45 a 64 años. 0,3 a 0,5 casos al año por cada 1000 personas. Causa común de hipotiroidismo en regiones deficientes de yodo.	
Trastorno óseo metabólicos y del calcio		
Hipercalcemia	*Niños y adolescentes* Prevalencia del 0,4 al 1,3%. *Población general* Prevalencia de 1 a 2%	Cáncer. Susceptibilidad genética.
Hiperparatiroidismo primario	*Niños y adolescentes* Rara vez ocurre antes de los 15 años.	Antecedente de radiación al cuello o cabeza. Antecedente familiar de hiperparatiroidismo primario.
	Adultos Más frecuente en mujeres que en hombres. Incidencia de 66 casos por 100.000 mujeres y 36 casos por	

	100.000 hombres.	
	Adulto mayor Incidencia máxima en la sexta década de vida entre los 65 y 74 años.	
Osteoporosis y osteopenia	*Adultos* La incidencia se incrementa con la edad.	Modificables: Aumento de peso. Tabaquismo. Sedentarismo. Alcoholismo. No modificables: Raza blanca. Menopausia precoz. Antecedente familiar de osteoporosis
	Adulto mayor Más del 70% de los adultos mayores de 80 años tienen osteoporosis. Es más común en mujeres que en hombres.	
Páncreas endocrino		
Diabetes mellitus (DM)	*Niños y adolescentes* Es infrecuente que ocurra antes del primer año de vida. La incidencia de DM tipo 1, aumenta hasta los 12 a 14 años de edad. En Europa y Estados Unidos menos del 10% de los niños no hispanos tienen diabetes tipo 1 A. La diabetes monogénica representa entre el 1 al 5% de todas las diabetes en jóvenes. La diabetes monogénica ocurre en 1 de cada 100.000 a 500.000 recién nacidos vivos.	Susceptibilidad genética
	Adultos La DM tipo 2, representa l 90% de los casos de diabetes. La prevalencia es diferente para cada origen étnico: 8,5% en caucásicos no hispanos. 10,2% no hispanos asiáticos. 13,6% hispanos. 13,9% afrodescendientes.	Modificables: Sobre peso y obesidad. Sedentarismo. Hipercolesterolemia. Hipertrigliceridemia. Resistencia a la insulina o prediabetes. No modificables: Antecedente de síndrome de ovario poliquísticos. Raza o etnia hispana, indoamericana,

		afrodescendiente o asiática.
	Embarazadas La diabetes gestacional ocurre entre el 3 al 10% de los embarazos. La prevalencia de diabetes gestacional es del 7,5%.	Modificables: Obesidad o sobrepeso materno. No modificables: Antecedente de macrosomía fetal. Antecedente obstétrico deficiente. Mujeres de grupos étnicos de alto riesgo. Mujeres de mayor edad.
	Adulto mayor En personas mayores de 70 años, la prevalencia de la diabetes fue del 24,2%. La prevalencia de la diabetes aumenta con la edad. Se estima que ¼ de los mayores de 65 años tienen diabetes.	Susceptibilidad genética. Factores modificables (tabaquismo, sobrepeso y obesidad, alcoholismo, otros).
	Trastornos suprarrenales	
Feocromocitoma	*Niños y adolescentes* Son inusuales en este grupo de edad, aunque su presencia podría indicar trastorno hereditario subyacente. *Población general* La incidencia global es de 0,8 por 100.000 personas durante 30 años. Ocurre principalmente entre la 3era y 5ta década de vida.	Antecedente familiar de feocromocitoma.
	Otros trastornos endocrinos	
Enfermedad de ovarios poliquísticos	Ocurre entre el 5 al 10% de las mujeres en edad reproductiva. Puede heredarse hasta en un 70% de los casos. Alrededor del 40% de mujeres con síndrome de ovarios poliquísticos, sufren infertilidad. La prevalencia general es del 6,6% y es mayor en mujeres	Modificables: Obesidad. Síndrome metabólico. No modificables: Edad reproductiva. Antecedente familiar de síndrome de ovarios poliquísticos.

	afrodescendientes en un 8%, mientras que en mujeres caucásicas e s del 5%.	

Referencias bibliográficas

1. Shlomo Melmed, Richard J. Auchus, Allison B. Goldfine, Ronald J. Kowning, Clifford Rosen. Williams Text book of Endocrinology 14Th edition. ELSEVIER, 2020.
2. Golden, S. H., Robinson, K. A., Saldanha, I., Anton, B., & Ladenson, P. W. (2009). Clinical review: Prevalence and incidence of endocrine and metabolic disorders in the United States: a comprehensive review. The Journal of clinical endocrinology and metabolism, 94(6), 1853–1878. https://doi.org/10.1210/jc.2008-2291
3. L. Audí, M. Bueno. R. Calzada, et al. Pombo. Tratado de endocrinología pediátrica. Mc Graw Hill, 4ta edición. 2009.

V. Endocrino: Especialista en nutrición, metabolismo, hormonas y reproducción

La endocrinología se trata de una disciplina científica y médica que tiene un enfoque único en las hormonas y que presenta un enfoque multidisciplinario para la comprensión sobre la producción y acción normal y patológica de las hormonas, así como las enfermedades asociadas a la señalización hormonal anormal.

Puntos clave de la endocrinología

- ✓ Los sistemas endocrino y paracrino difieren de importantes aspectos que ilustran aquellas presiones evolutivas obre estas distintas estrategias de señalización entre las células.
- ✓ Las hormonas en la circulación, con frecuencia se encuentran asociadas a proteínas de unión para mejorar su solubilidad.
- ✓ El control de la secreción de las hormonas, implica entradas integradas de múltiples objetos distantes, así como entrada de factores paracrinos y autocrinos locales y del sistema nervioso, los cuales conducen a patrones complejos de secreción circadiana, secreción pulsátil, secreción impulsada por estímulos homeostáticos estímulos que conducen a cambios seculares en la esperanza de vida.
- ✓ Los trastornos o enfermedades endocrinas, son clasificadas de acuerdo al comportamiento hormonal en sobreproducción o subproducción de hormonas, la respuesta tisular alterada a las hormonas o tumores que surgen del tejido endocrino.
- ✓ Tanto las hormonas como las moléculas sintéticas, diseñadas para interactuar con los receptores

hormonales, pueden administrarse para el diagnóstico y tratamiento de trastornos endocrinos

¿A qué se dedica el médico endocrinólogo?

Un médico endocrinólogo o endocrino, se trata de un médico especializado en el diagnóstico y tratamiento de los trastornos hormonales, metabólicos y endocrinos. El endocrino, aplica el conocimiento en bioquímica, biología celular y genética directamente en la atención al paciente.

Entre las áreas de competencia que un médico endocrino interviene, se encuentra la evaluación, el diagnóstico y el tratamiento de las personas con diabetes, enfermedades tiroideas, osteoporosis, trastornos de las glándulas pituitarias, y suprarrenales, infertilidad y, también se encarga de los trastornos que afectan el crecimiento, el desarrollo y el metabolismo de un individuo.

Los elementos de abordaje que un médico endocrino emplea para la práctica clínica consisten en la evaluación clínica del paciente, el uso de pruebas de laboratorio, muestreo de tejidos, análisis genéticos, así como imágenes médicas de alta resolución. También es frecuente la realización de pruebas endocrinas dinámicas para examinar el funcionamiento de las glándulas endocrinas in vivo, para ello estimulan o inhiben vías hormonales a fin de interpretar los resultados y diagnosticar diversas patologías funcionales endocrinas.

Asimismo, el médico endocrino, puede llevar a cabo e interpretar apropiadamente, las pruebas de densidad mineral ósea en la evaluación de las personas con enfermedades óseas y metabólicas.

De igual manera, entre sus competencias destacan la realización de estudios imagenológicos especializados para la evaluación ecográfica de la glándula tiroides, así como la toma de muestras mediante aspiración con aguja dina guiadas por ultrasonido para biopsia, en pacientes que requieren evaluaciones tiroideas sospechosas de malignidad.

Ambiente de trabajo del endocrino

El médico endocrino, frecuentemente se encuentra en medios ambulatorios o entorno propiamente urbanos mediante el servicio de consultas. Sin embargo, también algunos pueden realizar consultas en pacientes hospitalizados, aunque en general, en la práctica clínica, existen pocas emergencias hospitalarias que requieran la presencia de un médico endocrino, aunque estos se encuentran bien preparados para solucionar tales circunstancias en caso de presentarse.

Esto le permite al médico endocrino tener más opciones para trabajar en diversos entornos de atención médica, entre los que se incluye los hospitales, centros médicos académicos, clínicas y consultorios privados de manera simultánea.

Debido a que las patologías endocrinas, a menudo, son trastornos crónicos, el seguimiento a los pacientes se realiza a largo plazo, de modo que, pueden mantener relaciones cercanas y prolongadas con sus pacientes, a diferencia de otras especialidades médicas.

Consultas más frecuentes:

Motivos de consulta	Observaciones
Diabetes	Enfermedad crónica asociada a la insuficiencia pancreática de producción de insulina o a la resistencia de tejidos periféricos a la insulina. El número de pacientes diabéticos aumento de 108 millones en 1980 hasta 422 millones para el año 2014. La prevalencia mundial de diabetes en adultos se incrementó de 4,7% (1980) a 8,55% (2014). La diabetes es una de las principales causas de ceguera, insuficiencia renal, infarto al miocardio, amputación de miembros inferiores y accidente cerebrovascular. La diabetes puede tratarse, evitarse o retrasar sus consecuencias mediante consultas endocrinológicas con exámenes periódicos, seguimiento de dieta, actividad física y medicación apropiada.
Enfermedades tiroideas	La tiroides es un componente del eje hipotalámico-pituitario-tiroideo, el cual, permite mantener niveles normales de hormonas. Se estima que los problemas tiroideos son la segunda causa más frecuente de consulta en Estados Unidos. Por cada 1000 personas 8 tienen hipotiroidismo y otros 130 tienen hipotiroidismo subclínico. Por cada 1000 personas al menos 5 tienen hipertiroidismo y otros 4 tienen hipertiroidismo subclínico. Para el año 2006, en los Estados Unidos, se realizaron 92,931 tiroidectomías, 39% más de las registradas para el año 1996.
Obesidad	La obesidad es frecuentemente asociada a diversas alteraciones endocrinas, que sufren del eje hipotalámico-hipofisario. Además del papel de almacenamiento de energía, el tejido adiposo tiene importantes funciones mediadas a través de hormonas y/o sustancias liberadas por los adipocitos. La obesidad se ha triplicado a nivel mundial desde el año 1975. Para el año 2016, alrededor de 1900 millones de adultos tenían sobrepeso, de los cuales al menos 650 millones eran obesos. 38 millones de niños menores de 5 años tenían obesidad de sobrepeso en el 2019.

	La obesidad se puede prevenir.
Dislipidemias	Ocurre debido a la presencia de cantidades anormales de lípidos en la sangre. Esto representa un importante factor de riesgo para enfermedad cardiovascular. La dislipidemia puede originarse por factores genéticos, ambientales o una combinación de estos. La dislipidemia está asociada a más de 4 millones de muertes al año a nivel mundial.
Síndrome de ovarios poliquísticos.	Se trata de un de los problemas hormonales más comunes entre las mujeres en edad fértil. Consiste, además, en una de las principales causas de infertilidad y además, incrementa el riesgo de diabetes mellitus tipo 2 y diabetes gestacional. Hasta el 80% de las mujeres con síndrome de ovarios poliquísticos tienen resistencia a la insulina. Afecta entre el 6 al 12% de las mujeres estadounidenses en edad reproductiva. Esto representa alrededor de 5 millones de mujeres y esta cifra puede incrementarse a nivel mundial.

Distintos orígenes de las endocrinopatías

El sistema endocrino está conformado por un complejo y extenso conjunto de elementos que interactúan entre sí para el correcto funcionamiento de la secreción y regulación de hormonas. Una gran cantidad de estas hormonas secretadas por el sistema endocrino, intervienen en muchas funciones del cuerpo, entre las que se incluye el crecimiento, desarrollo, metabolismo, equilibrio de electrolitos, reproducción, entre otros.

Es por esta razón, que el desarrollo de las endocrinopatías puede tener su origen en diversos niveles, entre los que destacan, los orígenes genéticos, nutricionales, trastornos del metabolismo, patologías de comportamiento autoinmune, resistencia periférica en los receptores a sus hormonas correspondientes, desarrollo de neoplasias, trastornos degenerativos, hipersecreción de hormonas, entre otros.

Ejemplos de las más comunes y conductas generales del manejo

Origen	Ejemplos	Conductas generales del manejo
Genética	Enfermedad de Wilson. Síndrome de Turner. Síndrome de Klinefelter.	Prevención de baja estatura. Abordaje temprano para la prevención del déficit intelectual. Prevención y corrección de aspectos asociados a la alteración en el desarrollo puberal.
Nutricionales	Niño con delgadez. Deficiencias. Hipertrigliceridemia. Hipercolesterolemia. Hipercalcemia.	Orientación y correcciones dietéticas específicas. Control y tratamiento específico para la afectación metabólica. Inicio de terapia específica en caso de afectación hormonal detectada. Imagen corporal a través de modificación del estilo de vida.
Metabólicas	Obesidad. Dislipidemias. Síndrome metabólico. Hiperinsulinemia. Diabetes mellitus tipo 2. Hígado graso no alcohólico.	Prevención del riesgo cardiovascular y otras complicaciones. Medidas asociadas al estilo de vida (dieta, actividad física). Tratamiento médico específico.
Autoinmunes	Diabetes mellitus tipo 1. Tiroiditis de Hashimoto. Enfermedad celíaca. Síndrome poliendocrino autoinmune tipo 1 o 2. Enfermedad de Addison.	Estabilización del paciente a través de reanimación y terapia de reemplazo hormonal específica, cuando se requiera. Inicio de terapia preventiva a largo plazo. Indicación de interconsultas específicas a especialidades médicas. Establecer controles de seguimiento a largo plazo. Tratamiento de las consecuencias o complicaciones presentes en el

		paciente al momento del diagnóstico.
Resistencias	Resistencia a la insulina. Síndrome de resistencia a la hormona tiroidea.	Modificación del estilo de vida iniciando terapia de ejercicio y dieta para el tratamiento específico requerido (bajar de peso u otro). Indicar tratamiento específico de acuerdo a la condición del paciente.
Tumorales	Carcinoma tiroideo. Neoplasias hipofisarias.	Radioterapia. Quimioterapia. Escisión quirúrgica.
Excesos hormonales **Déficits hormonales**	Hipertiroidismo. Hiperandrogenismo. Síndrome de Cushing. Hipotiroidismo. Hipogonadismo. Hipoparatiroidismo	Indicar terapias generales como cambios de estilo de vida para la corrección específica del trastorno. Establecer medidas preventivas del desarrollo de complicaciones. Indicar terapia de reemplazo hormonal específica al trastorno. Terapias de radioyodo o escisión quirúrgica según se necesite.
Degenerativas	Sarcopenia.	Evaluar estados subyacentes metabólicos que aceleren el proceso degenerativo. Relación con la edad, sus molestias, potencial invalidez
Sexuales o reproductivas	Infertilidad femenina. Síndrome de ovarios poliquísticos. Amenorrea. Disfunciones sexuales. Disforias de género.	Referencia a la especialidad médica específica (cirugía, psicólogo, ginecología u otra), para establecer equipo multidisciplinario a fin de indicar el tratamiento más oportuno para las peculiaridades del paciente y deseos de fertilidad o no.

Referencias bibliográficas

1. Shlomo Melmed, Richard J. Auchus, Allison B. Goldfine, Ronald J. Kowning, Clifford Rosen. Williams

Text book of Endocrinology 14Th edition. ELSEVIER, 2020.

2. Lavin N, editor. Manual of endocrinology and metabolism. 4th ed. Philadelphia: Wolters Kluwer/Lippincott Williams & Wilkins Health; 2009. 837 p.
3. Sidhu S, Parikh T, Burman KD. Endocrine Changes in Obesity. [Updated 2017 Oct 12]. In: Feingold KR, Anawalt B, Boyce A, et al., editors. Endotext [Internet]. South Dartmouth (MA): MDText.com, Inc.; 2000-. Available from: https://www.ncbi.nlm.nih.gov/books/NBK279053/

Consideraciones finales

El volumen III de Endocrinología 360, cierra con la discusión de dos secciones claves en el estudio de esta especialidad médica, tal es el caso del Hipotálamo, la Hipófisis, y de los Ovarios y testículos.

En la parte VII de este libro hemos hecho un repaso por las glándulas que estimulan, controlan y regulan la secreción de otras glándulas endocrinas, además de cumplir con diversas funciones en la homeostasis del organismo, se trata del hipotálamo y la hipófisis.

Hipotálamo-hipófisis constituyen el eje endocrino que es responsable por iniciar y regular la función de otras glándulas. El hipotálamo, una región especializadas en el diencéfalo, produce y secreta péptidos liberadores e inhibidores, que actuando sobre la hipófisis, inducen la secreción y liberación de hormonas destinadas a regular la función tiroidea (TSH), crecimiento del cuerpo (GH), la función adrenal (ACTH), y los ovarios y testículos (FSH, LH), así como la lactancia (prolactina y oxitocina).

Luego de hacer una revisión por los aspectos anatómicos, embriológicos y fisiológicos, se presentan las patologías y condiciones que afectan la función de esta glándula, considerando situaciónes congénitas, neoplasias, o condiciones sistémicas como trastornos vasculares que pueden llegar a comprometer la función hipotálamo-hipofisaria, recordando que los efectos serán vistos en varios aparatos y sistemas del organismo, tales como tiroides, adrenales y gónadas, cuya función endocrina es regulada por esta dupla.

Se traen a discusión métodos diagnósticos y alternativas terapéuticas actualizadas, abarcando aspectos clínicos y quirúrgicos, junto con recomendaciones para el seguimiento de dichos casos.

Finalizamos este texto con la sección VIII, dedicada a contemplar los aspectos relacionados a la endocrinología sexual, considerando aspectos anatómicos, fisiológicos, patológicos y terapéuticos de los ovarios y testículos. Los capítulos transitan por temas que inician en el desarrollo y diferenciación sexual, abarcando su función en la maduración del ser humano tanto física como psíquica, presentando para discusión la idendidad de género, la disforia sexual, y las terapias actuales para feminización y masculinización.

Además, la última sección discute sobre síndromes genéticos congénitos que afectan la maduración y el desarrollo sexual, condiciones ambientales que afectan la regulación de los ejes hipotálamo-hipófisis gonadal, y considera temas relacionados a la fertilidad, el embarazo y la lactancia.

Culminamos de esta manera el viaje de 360° alrededor de la Endocrinología, revisando sus siete grandes áreas, llevando consideraciones anatómicas, fisiológicas, patológicas y terapéuticas, fundamentadas en las evidencias más fuertes y actualizadas, con el propósito de ampliar los conocimientos del profesional de salud, ya sea médico general o especialista, incluso de otras áreas de actuación en salud.

Dr. Mario Vega Carbó

Endocrinólogo

ENDOCRINOLOGÍA 360

Índice General

Volumen I. Dietética, Nutrición, Metabolismo y Diabetes mellitus

Parte I. Dietética

25. Dieta para el control del colon irritable
26. Dieta en esteatiosis y cirrosis hepática
27. Dieta en las enfermedades tiroideas
28. Dieta baja en calcio y fósforo
29. Dieta en la osteopenia y la osteoporosis
30. Dieta y síndrome de ovario poliquístico
31. Dieta apropiada para la pareja infértil
32. Dieta para prevenir y enlentecer la sarcopenia
33. Dietas hipercalóricas en la delgadez
34. Dieta en la enfermedad celíaca
35. Dieta e intolerancia a la lactosa
36. Dieta antiinflamatoria
37. Dieta y fenilcetonuria

Parte II. Nutrición y metabolismo

38. Disruptores endocrinos
39. Hormonas, ejercicios y atletas
40. Nutrición preconcepcional
41. Niño con delgadez
42. Delgadez extrema
43. Anorexia nerviosa
44. Bulimia
45. Enfermedad celíaca
46. Sarcopenia
47. Lipodistrofia y endocrinopatías
48. Riesgo cardiovascular
49. Obesidad del adulto
50. Dislipidemias secundárias
51. Dislipidemia aterogénica
52. Hipercolesterolemia
53. Hipertrigliceridemia
54. Colesterol HDL bajo
55. Transaminasas elevadas
56. Hígado graso no alcohólico

Parte III. Diabetes mellitus

89. Diabetes LADA
90. Diabetes secundaria
91. Diabetes y alcohol
92. Diabetes y glucocorticoides
93. Prediabetes gestacional
94. Diabetes neonatal
95. Hijo de madre diabética
96. Hiperinsulinemia y resistencia a la insulina
97. Obesidad y diabtes
98. Diabetes en adultos mayores
99. Diabetes tipo 2 en pediatria
100. Hipoglicemia diabética
101. Estado hiperglucemico hiperosmolar
102. Cetoacidosis diabetica
103. Ácidosis láctica
104. Corazón y diabetes
105. Pie diabético
106. Neuropatía periférica diabética
107. Neuropatía autonómica diabética
108. Enfermedad renal diabética
109. Retinopatía diabética
110. Edulcorantes y diabetes
111. Control del paciente diabético
112. Automonitoreo de la glucosa
113. Hemoglobina A1c
114. Monitoreo continuo de la glucosa
115. Antihiperglucemiantes
116. Tratamiento con insulinas
117. Análogos de la insulina
118. Insulinas inhaladas
119. Bombas de insulina
120. Páncreas de reemplazo
121. Células madres y diábetes
122. Cirugía en la persona con diabetes
123. Remisión de la diabetes

Parte V. Paratiroides, osteología y minerales

Parte VI. Adrenales, neuroendocrinos y electrolitos

218.	Uso de mineralocorticoides
219.	Enfermedad de Addison
220.	Enfermedad de Addison y embarazo
221.	Crisis adrenal aguda
222.	Incidentaloma adrenal
223.	Síndrome de Cushing
224.	Hipercortisolismo cíclico
225.	Síndrome de Cushing y embarazo
226.	Feocromocitoma
227.	Feocromocitoma y embarazo
228.	Hiperaldosteronismo primario
229.	Hiperaldosteronismo y embarazo
230.	Metástasis de glándulas suprarrenales
231.	Síndrome poliglandular autoinmune
232.	Neoplasia endocrina múltiple tipo 1
233.	Neoplasia endocrina múltiple tipo 2
234.	Pruebas dinámicas
235.	Imagenología adrenal
236.	Adrenalectomia
237.	APUD
238.	Tumores neuroendocrinos
239.	Síndrome carcinoide
240.	Insulinoma
241.	Gastrinoma
242.	Vipoma
243.	Glucagonoma
244.	Somatostinoma
245.	Cirugía de tumores endócrinos
246.	Deshidratación
247.	Hiponatremia
248.	Hipernatremia
249.	Hipopotasemia
250.	Hiperpotasemia

Volumen III. Hipotálamo, Hipófisis, Ovarios y Testículos

Parte VIII. Afecciones gonadales

315. Hirsutismo
316. Acné
317. Alopecia androgénica
318. Clitoromegalia
319. SHBG
320. Antiandrógenos
321. Anticoncepción hormonal
322. Infertilidad femenina
323. Reserva ovárica y antimulleriana
324. Anovulación
325. Inductores de la ovulación
326. Endometriosis
327. Abortos recurrentes
328. Inseminación artificial
329. Fertilización in vitro
330. Ajustes hormonales del embarazo
331. Disfunción sexual femenina
332. Condición fibroquística de mama
333. Tumores funcionales de ovario
334. Síndrome climatérico
335. Falla ovárica prematura
336. Remplazo hormonal femenino
337. Adolescente transgénero
338. Mujer transgénero
339. Hombre transgénero
340. Andrologia
341. Los testículos
342. Esteroides anabólicos
343. Genitales ambiguos
344. Hipogonadismo masculino prepuberal
345. Micropene
346. Criptorquidia
347. Síndrome de Kallman
348. Síndrome de Klinefelter
349. Síndrome de Noonan
350. Tumor funcional de testículo
351. Infertilidad femenina

Sección Especial: Tópicos claves en la endocrinología. Resúmenes

Epílogo

Endocrinología 360
Una trilogía para el estudio de esta subespecialidad médica

Endocrinología 360 es el resultado de toda una vida de estudio, preparación, trabajo y experiencia en el campo de esta subespecialidad médica, sintetizada en tres volúmenes que abarcan las ocho grandes ramas de la endocrinología; se presentan 360 capítulos de los tópicos que son necesarios dominar para el ejercicio clínico.

Se trata de una colección de textos única que presenta de manera esquemática y resumida, las evidencias más recientes y de mayor impacto acerca de los últimos estudios realizados sobre fisiopatología y terapéutica de todas las áreas de estudio de las enfermedades endocrinas.

La jornada comienza revisando los conocimientos sobre fisiología y *metabolismo*, a los fines de entender las bases de la fisiopatología y comprender mejor la terapéutica. Con el primer volumen, además de explorar el metabolismos, aprendemos sobre *dietética y nutrición, exponiendo alternativas terapéuticas que demuestran, con suficiente evidencia científica, cómo el acompañamiento nutricional y los planes dietéticos específicos pueden mejorar el curso de las enfermedades endocrino-metabólicas, así como de otros aparatos y sistemas del organismo, ofreciendo una motivación mayor para el cambio saludable de los hábitos de alimentación y el estilo de vida en general.*

Se plantean las recomendaciones dietéticas más utilizadas como tratamiento complementar nutricional indicado para

enfermedades específicas, trastornos de la alimentación, los errores innatos del metabolismo, entre otras condiciones.
Seguidamente, se revisan los conceptos fisiológicos y patológicos que llevan al desarrollo de la *diabetes mellitus,* analizando las medidas terapéuticas tradicionales y los grandes avances y consensos internacionales para su manejo, con la introducción de la terapia génica, la cirugía pancreática y las nuevas presentaciones de insulina en bombas de infusión e inhaladas.
La segunda estación del viaje en el estudio de la endocrinología abarca el conocimiento del sistema hormonal que activa el metabolismo de todas las células del cuerpo y mantiene el equilibrio iónico e hídrico del medio interno. Se trata de la función de las glándulas *tiroides, paratiroides y suprarrenales*, órganos cuya función mantiene la homeostasis del organismo, regulando los niveles de iones como sodio, potasio, calcio, cuya concentración es imprescindible para mantener el potencial de membrana de las células. Además, estas hormonas regulan el metabolismo celular, controlando los procesos de respiración y producción de ATP (tiroides), así como el mantenimiento del sistema óseo (paratiroides), y el control de carbohidratos, líquidos y electrolitos y procesos inmunológicos por medio de la secreción de hormonas suprarrenales.
Esta revisión de temas sobre enfermedades tiroideas, sus causas y tratamientos, el metabolismo del calcio, las enfermedades de las glándulas adrenales, trastornos hidroelectrolíticos y ácido básicos, sintetiza las guías de tratamiento y abordaje más recientes para la práctica.

Culminamos el estudio de la endocrinología estudiando los procesos de diferenciación sexual y la salud reproductiva, al explorar la función del eje *hipotálamo-hipófisis-gonadal (ovarios y testículos)*; se abordan los nuevos enfoques de la neuroendocrinología para revisar el desarrollo sexual fisiológico o "normal" en ambos sexos, y detectar en cuales puntos de este eje se presentan diferentes tipos de alteraciones que conducen a trastornos del desarrollo sexual, problemas de la fertilidad y la hormonización, planteando las influencias de otras condiciones de salud y metabolismo sobre la función sexual; e inclusive, tratando temas relacionados a la identidad personal y las "disforias" de género.

Endocrinología 360 representa una síntesis de conocimiento y experiencia académica, clínica y práctica dirigida a todo profesional de la salud para complementar su formación en un área tan extensa e influyente como lo es esta subespecialidad.

Dr. Mario Vega Carbó
Endocrinólogo

2048

Sobre el autor

Dr. Mario Vega Carbó
Médico- Endocrinólogo

- ✓ Médico cubano graduado en 1994.
- ✓ Especialista en Endocrinología y Medicina Familiar.
- ✓ Máster en Longevidad y Ultrasonografista.
- ✓ Profesor de Fisiopatología Médica.
- ✓ Amante de hacer el bien, la familia y la naturaleza.

Otros libros

1. Una apuesta a la endocrinología natural.
2. Respondo 1.500 preguntas sobre: Hormonas, metabolismo y nutrición.
3. Donde reina hormona...ficción basada en casos clínicos.
4. S.O.S Tóxicos hormonales.
5. Develando mitos: Metabolismo, Endocrinología y Reproducción.
6. Hormonas, glándulas y enfermedades endocrinas. Su historia.
7. Café, tabaco y alcohol: Sus trastornos metabólicos y hormonales.
8. Alertas endocrinas.
9. Manual del nuevo coronavirus.
10. Endocrinología 360

Presencia online:

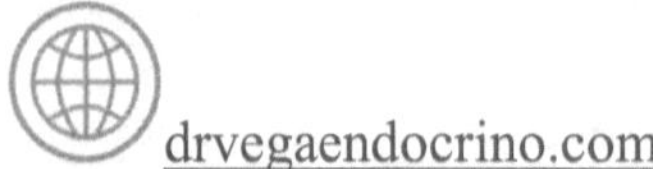
drvegaendocrino.com

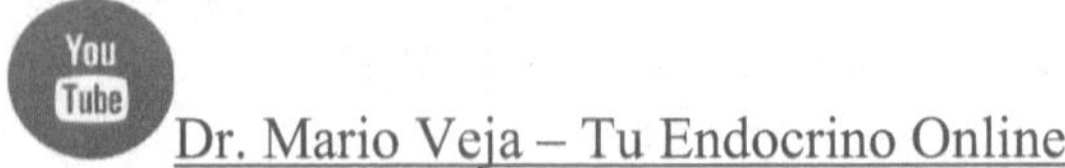
Dr. Mario Veja – Tu Endocrino Online

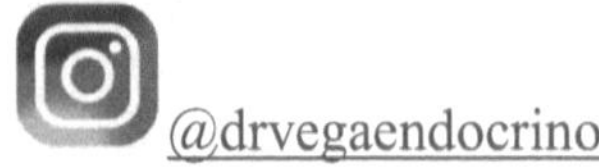
@drvegaendocrino

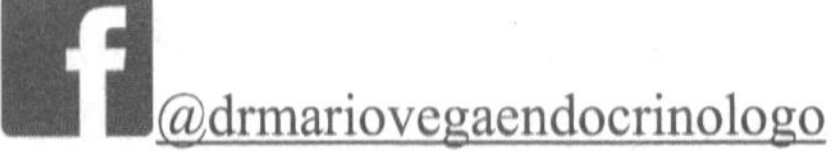
@drmariovegaendocrinologo

Endocrinología 360

Una trilogía para estudiar esta subespecialidad médica

Una nueva colección de textos actualizados que inicia con 5 resúmenes introductorios, agrupados 8 partes, un total 360 capítulos, a su vez divididos en tres volúmenes que abarcan todas las áreas de estudio de las enfermedades endocrinas.

Dietética, Nutrición, Metabolismo y Diabetes mellitus, abordando los tipos de dietas más utilizadas como tratamiento médico nutricional indicado para enfermedades específicas, trastornos de la alimentación, los errores innatos del metabolismo, y todo sobre la diabetes, incluyendo los más recientes avances y consensos internacionales al respecto.

Tiroides, Paratiroides y Calcio, y Suprarrenales, presenta temas como las enfermedades tiroideas, sus causas y tratamientos, el metabolismo del calcio, las enfermedades de las glándulas adrenales, así como el equilibrio hidroelectrolítico y ácido básico del organismo.

Hipotálamo-Hipófisis, Ovarios y Testículos presenta los tópicos relacionados con la neuroendocrinología, el desarrollo sexual en ambos sexos, los trastornos de la fertilidad y la hormonización en las conocidas "disforias" de género.

Disponible en 10 idiomas, es una herramienta imprescindible que pretende para mejorar el aprendizaje, el resultado clínico y satisfacción de paciente que acude al médico endocrino. Esta vez, dirigidos a estudiantes de medicina, médicos generales, residentes de clínica médica, endocrinólogos y otros especialistas a fines, cuya máxima es sintetizar las mejores guías diagnósticas y las evidencias más robustas. Aquí su autor, el ***Dr. Mario Vega Carbó,*** *graduado hace más de 25 años, nos invita hacer un viaje con la máxima profundidad, a manejar con seguridad todo el campo de la **"Endocrinología 360"**.*

www.ingramcontent.com/pod-product-compliance
Lightning Source LLC
LaVergne TN
LVHW101915220826
846093LV00009B/254

* 9 7 9 8 5 8 1 5 6 3 9 2 2 *